U0285873

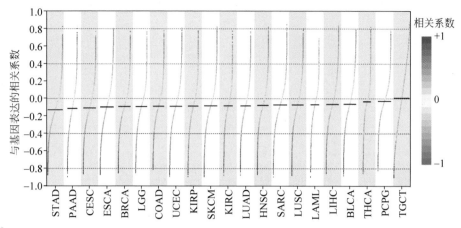

图 3.12 每种癌症的启动子区 DNA 甲基化与基因表达的相关性

在每种癌症类型中,将启动子区 CpG 位点按照它们的甲基化水平与基因表达水平在所有肿瘤样本中的斯皮尔曼相关系数排序。点的颜色代表该"CpG 位点-基因对"在 21 种癌症中相关系数的中值。黑色短线标记了每种癌症中所有"CpG 位点-基因对"的相关系数的中值,癌症种类也是按此排序的

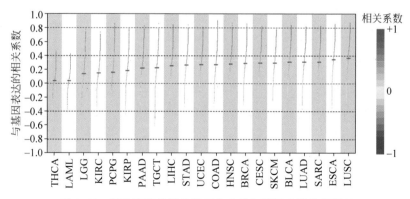

图 3.13 每种癌症的拷贝数目多态性与基因表达的相关性

在每种癌症中,将基因按照它们的拷贝数目多态性与基因表达水平在所有肿瘤样本中的斯皮尔曼相关系数排序。点的颜色代表该基因在 21 种癌症中相关系数的中值。红色短线标记了每种癌症中所有基因的相关系数的中值,癌症种类也是按此排序的

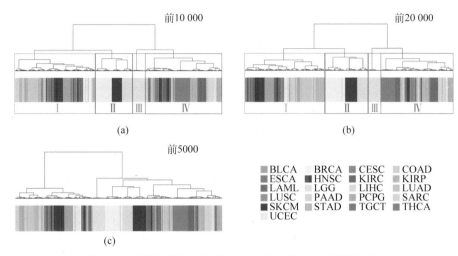

图 4.4　不同数目的高变异 CpG 位点集的样本间聚类结果

在所有癌症种类的所有样本中变异程度最大的 10 000 个(a)、20 000 个(b)和 5000 个(c)CpG 位点的甲基化谱样本间聚类结果的系统树图和癌症种类颜色条码,图(a)和(b)中的同样标号的框展示了两个结果的相似性

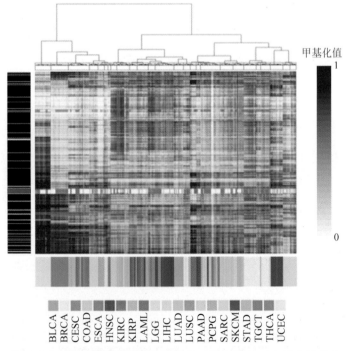

图 4.5　泛癌症甲基化谱聚类结果中 X 染色体上 CpG 位点的分布

在所有癌症种类的所有样本中变异程度最大的 10 000 个 CpG 位点的甲基化谱聚类结果。上方为样本聚类的系统树图,中间为热图,每行代表一个 CpG 位点,每列代表一个样本,下方为癌症种类颜色条码;左侧指示条展示了 CpG 位点是否属于 X 染色体,常染色体是黑色,X 染色体是红色,红色越深表示 CpG 位点越聚集

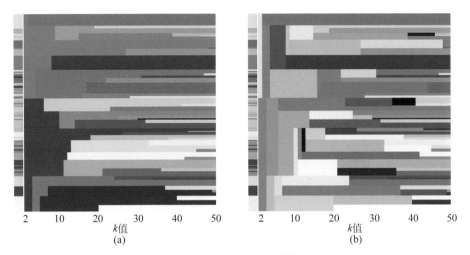

图 4.13　使用分裂图来可视化聚簇划分过程

将每个样本按照其所在的聚簇来标记颜色,每行为一个样本,每列为一次划分(也即 k 的不同取值)。图(a)中簇的颜色按照其在下一步所分的两个簇中样本较多的那个簇的颜色来标记,图(b)中被划分的簇会指定一种新的颜色。两张图中,左侧的有色短线均指示样本来源的癌症种类

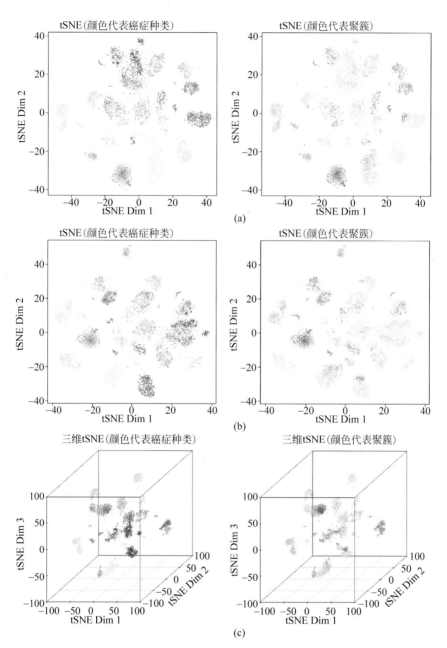

图 4.23 t 分布随机邻域嵌入方法降维后的样本散点图

对启动子区 DNA 的泛癌症甲基化谱用 t 分布随机邻域嵌入方法进行降维,每个点代表一个样本。
图(a)、(b)分别是指定降成二维的两次结果,图(c)是指定降成三维的结果。左栏里每个样本点的
颜色表示其来源的癌症种类,右栏里每个样本点的颜色表示其所属的聚簇

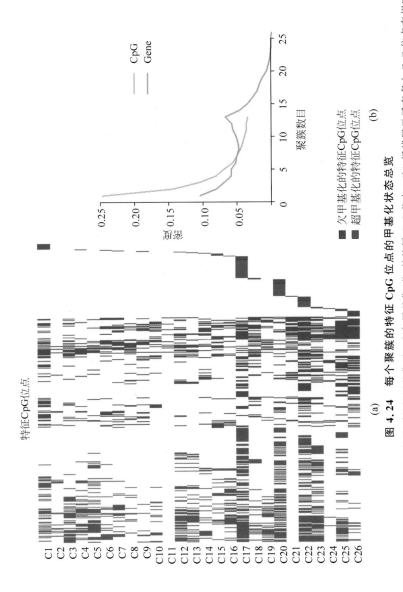

图 4.24 每个聚簇的特征 CpG 位点的甲基化状态总览

（a）泛癌症甲基化组聚类所得的 26 个聚簇分别的超甲基化（红）和欠甲基化（蓝）的特征 CpG 位点，红线展示了有多少基因其启动子区 CpG 位点在相应数目的聚簇中被鉴别为特征 CpG 位点；（b）绿线展示了有多少 CpG 位点在相应数目的聚簇中被鉴别为特征位点

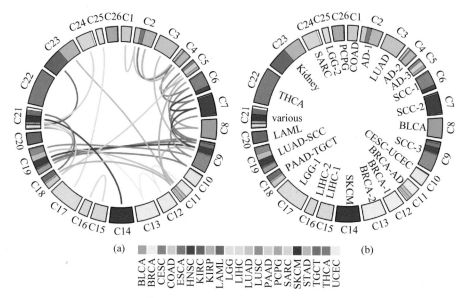

图 4.28　每个聚簇中肿瘤的癌症来源的 Circos 图表示

26 个聚簇的不同癌症种类组成的 Circos 图表示,每个区的大小与相应聚簇中的肿瘤样本的数目成正比;每个聚簇被不同颜色所填充,其中每个色块大小表示不同癌症中肿瘤的数目,颜色表示癌症种类。(a)圆心区域用曲线连接同一种癌症来源的聚簇色块;(b)圆心区域标记每个聚簇的主要癌症种类

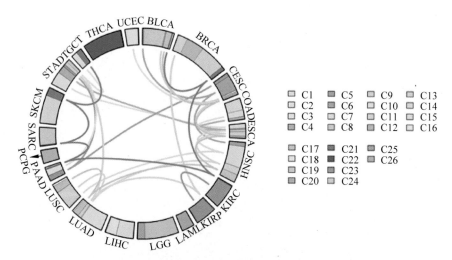

图 4.30　每种癌症中肿瘤的聚簇组成的 Circos 图表示

泛癌症聚类(图 4.5)所定义的 21 种癌症的潜在亚型的 Circos 图表示。在聚类分析中,每种癌症的肿瘤被分配到不同的聚簇中,而此图中每种癌症由代表不同聚簇的色块组成,色块代表潜在癌症亚型,其大小与其亚型中所包含的肿瘤的数目成正比,颜色表示聚簇。圆心区域中两个或两个以上癌症之间的连线表示一个聚簇同时包含这些不同癌症的肿瘤

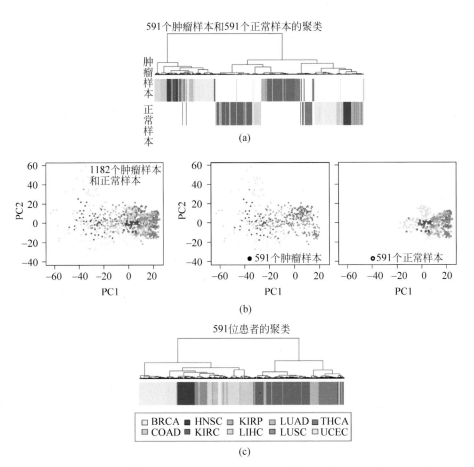

图 5.7 肿瘤组织和正常组织的聚类与降维分析

(a) 10 种癌症的所有肿瘤样本和正常样本的启动子区 DNA 甲基化组的层次聚类,肿瘤样本和正常样本的颜色指示癌症种类;(b) 591 对配对样本的主成分分析(左),x 轴和 y 轴分别展示了 2 个主成分(PC1 和 PC2),实心圆点代表肿瘤样本,空心圆圈代表正常样本,两者的颜色都代表对应癌症种类,为了展示肿瘤组织和正常组织在主成分分析中的差异,将结果展示在两幅分开的图片中,一幅是肿瘤组织的样本(中),另一幅是正常组织的样本(右);(c) 591 位患者的 CpG 位点甲基化差异的层次聚类,颜色代表患者的癌症种类

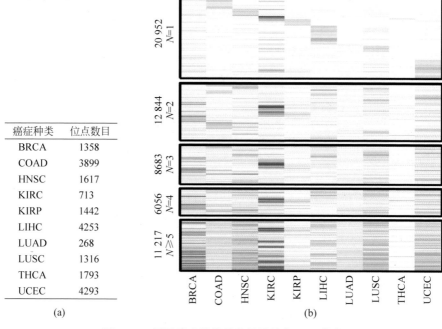

癌症种类	位点数目
BRCA	1358
COAD	3899
HNSC	1617
KIRC	713
KIRP	1442
LIHC	4253
LUAD	268
LUSC	1316
THCA	1793
UCEC	4293

(a)

(b)

图 5.13　不同癌症种类的差异甲基化 CpG 位点

（a）每种癌症中鉴别出的差异甲基化 CpG 位点的数目；（b）对差异甲基化位点按照出现在癌症种类的数目进行分组（N 代表癌症种类数目），分别以热图形式展示，左边数字为每一组中的 CpG 位点数目。每行为一个 CpG 位点，每列为一种癌症；红色短线表示在肿瘤组织比正常组织中超甲基化，蓝色短线表示在肿瘤组织比正常组织中欠甲基化，颜色深浅表示矫正 P 值（对数空间）与甲基化差值中值的乘积

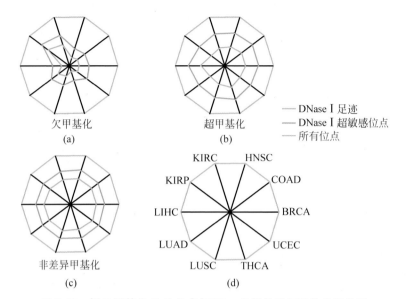

图 5.15 差异甲基化 CpG 位点与 DNaseⅠ超敏感区域的位置关系

雷达图展示了每种癌症的甲基化 CpG 位点与 DNaseⅠ超敏感位点和 DNaseⅠ足迹的重合关系。(a) 欠甲基化 CpG 位点；(b) 超甲基化 CpG 位点；(c) 非差异甲基化 CpG 位点；(d) 指示每一根辐射线所代表的癌症种类。以圆心开始计算，辐射线上的前两个点分别表示启动子区 CpG 位点与 DNaseⅠ足迹重合的比例和与 DNaseⅠ超敏感位点重合的比例，最远端的点表示全部启动子区域的位点，也即累积到 100%

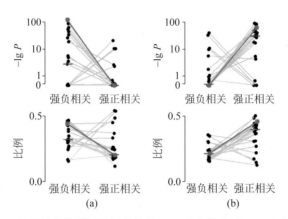

图 6.9　与基因表达呈不同相关性的 CpG 位点与典型 CpG 岛的关系

每种癌症(黑色圆点)及在一半以上癌症中(蓝色圆点)与基因表达呈强负相关与强正相关的 CpG 位点对于在典型 CpG 岛和在 CpG 海中的两群 CpG 位点的富集(−lg P)和比例。(a) CpG 岛；(b) CpG 海

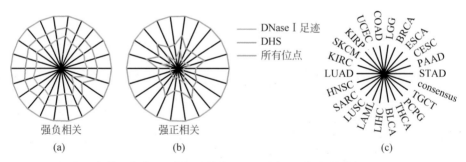

图 6.15　与基因表达呈不同相关性的 CpG 位点与 DNaseI 超敏感位点的重合性

在每种癌症中和在一半以上的癌症中(consensus)与基因表达呈(a)强正相关和(b)强负相关的 CpG 位点在 DNaseⅠ足迹、DNaseⅠ超敏感位点区域(DHS)以及 DHS 区域外(所有位点)的累积百分比的雷达图；(c)图指示每一根辐射线所代表的癌症种类。以圆心开始计算，辐射线上的前两个点分别表示启动子区 CpG 位点与 DNaseⅠ足迹重合的比例和与 DNaseⅠ超敏感位点重合的比例。最远端的点表示全部启动子区域的位点，也即累积到 100%

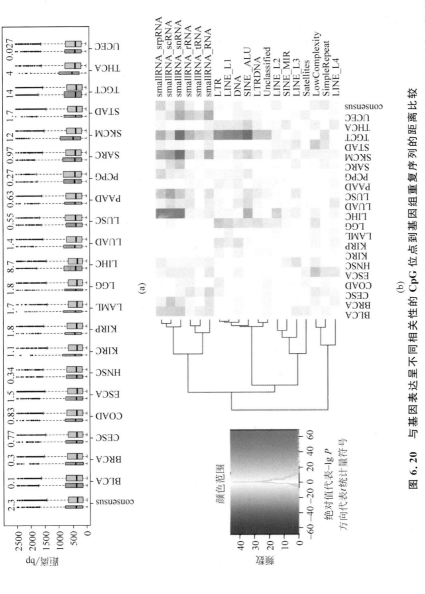

图 6.20 与基因表达呈不同相关性的 CpG 位点到基因组重复序列的距离比较

(a) 每种癌症和超过一半以上的癌症中(consensus)与基因表达呈强正相关的 CpG 位点到最近的相关的重复序列的距离分布的箱线图。每种癌症的两组距离的统计学差异(−lg P)是由威尔克森秩和检验推断,并由目标记在箱线图的上方。箱线图的宽度与该组中观测值数目的平方根成正比;(b) 不同的重复序列家族到两组 CpG 位点距离的统计检验结果比较。统计检验的方向由学生氏 t 检验的正负,统计量的符号指定

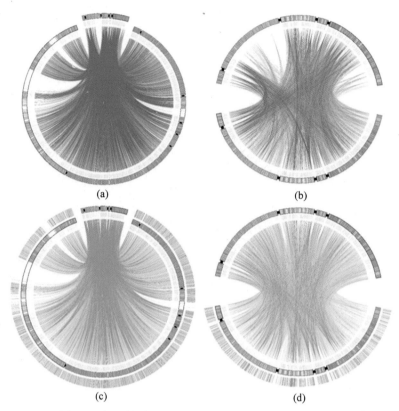

(a)   (b)

(c)   (d)

图 6.30　两种调控网络中转录因子与靶基因的调控关系

（a）直接转录调控网络，靶基因是非转录因子；（b）直接转录调控网络，靶基因也是转录因子；（c）CpG 位点介导的转录调控网络，靶基因是非转录因子；（d）CpG 位点介导的转录调控网络，靶基因也是转录因子，转录调控网络的 Circos 可视化，针对靶基因本身是否也是转录因子，两种网络分别画了两个子图，并对转录因子按照结构进行分组（详见表 2.12），对靶基因按照其功能进行分组（详见表 2.13）

清华大学优秀博士学位论文丛书

泛癌症启动子区DNA 甲基化组的深度整合分析

刘阳（Liu Yang）著

Insights from Multidimensional Analyses of the Pan-cancer Promoter DNA Methylome

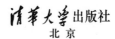

清华大学出版社
北 京

内 容 简 介

启动子区DNA甲基化标记在基因表达的转录调控中有着重要地位,本书根据TCGA的21种癌症的肿瘤组织和配对正常组织的DNA甲基化谱,以及其他支持性的组学数据,在单CpG位点分辨率下系统性地探究癌症背景依赖的DNA甲基化紊乱、肿瘤甲基化组异质性,以及启动子区DNA甲基化和基因表达的关系。本书可供高校和科研院所分子生物学相关专业的科研人员、学生以及相关行业的工程技术人员阅读和参考。

图书在版编目(CIP)数据

泛癌症启动子区DNA甲基化组的深度整合分析 / 刘阳著. -- 北京:清华大学出版社,2025.2. --(清华大学优秀博士学位论文丛书). -- ISBN 978-7-302-67962-2

Ⅰ. R730.231

中国国家版本馆CIP数据核字第20257JT742号

责任编辑:王 倩
封面设计:傅瑞学
责任校对:王淑云
责任印制:杨 艳

出版发行:清华大学出版社
    网 址:https://www.tup.com.cn,https://www.wqxuetang.com
    地 址:北京清华大学学研大厦A座 邮 编:100084
    社 总 机:010-83470000   邮 购:010-62786544
    投稿与读者服务:010-62776969,c-service@tup.tsinghua.edu.cn
    质量反馈:010-62772015,zhiliang@tup.tsinghua.edu.cn
印 装 者:三河市东方印刷有限公司
经 销:全国新华书店
开 本:155mm×235mm 印 张:15.5 插 页:6 字 数:276千字
版 次:2025年3月第1版   印 次:2025年3月第1次印刷
定 价:99.00元

产品编号:100477-01

一流博士生教育
体现一流大学人才培养的高度（代丛书序）①

人才培养是大学的根本任务。只有培养出一流人才的高校，才能够成为世界一流大学。本科教育是培养一流人才最重要的基础，是一流大学的底色，体现了学校的传统和特色。博士生教育是学历教育的最高层次，体现出一所大学人才培养的高度，代表着一个国家的人才培养水平。清华大学正在全面推进综合改革，深化教育教学改革，探索建立完善的博士生选拔培养机制，不断提升博士生培养质量。

学术精神的培养是博士生教育的根本

学术精神是大学精神的重要组成部分，是学者与学术群体在学术活动中坚守的价值准则。大学对学术精神的追求，反映了一所大学对学术的重视、对真理的热爱和对功利性目标的摒弃。博士生教育要培养有志于追求学术的人，其根本在于学术精神的培养。

无论古今中外，博士这一称号都和学问、学术紧密联系在一起，和知识探索密切相关。我国的博士一词起源于 2000 多年前的战国时期，是一种学官名。博士任职者负责保管文献档案、编撰著述，须知识渊博并负有传授学问的职责。东汉学者应劭在《汉官仪》中写道："博者，通博古今；士者，辩于然否。"后来，人们逐渐把精通某种职业的专门人才称为博士。博士作为一种学位，最早产生于 12 世纪，最初它是加入教师行会的一种资格证书。19 世纪初，德国柏林大学成立，其哲学院取代了以往神学院在大学中的地位，在大学发展的历史上首次产生了由哲学院授予的哲学博士学位，并赋予了哲学博士深层次的教育内涵，即推崇学术自由、创造新知识。哲学博士的设立标志着现代博士生教育的开端，博士则被定义为独立从事学术研究、具备创造新知识能力的人，是学术精神的传承者和光大者。

博士生学习期间是培养学术精神最重要的阶段。博士生需要接受严谨的学术训练，开展深入的学术研究，并通过发表学术论文、参与学术活动及博士论文答辩等环节，证明自身的学术能力。更重要的是，博士生要培养学术志趣，把对学术的热爱融入生命之中，把捍卫真理作为毕生的追求。博士生更要学会如何面对干扰和诱惑，远离功利，保持安静、从容的心态。学术精神，特别是其中所蕴含的科学理性精神、学术奉献精神，不仅对博士生未来的学术事业至关重要，对博士生一生的发展都大有裨益。

独创性和批判性思维是博士生最重要的素质

博士生需要具备很多素质，包括逻辑推理、言语表达、沟通协作等，但是最重要的素质是独创性和批判性思维。

学术重视传承，但更看重突破和创新。博士生作为学术事业的后备力量，要立志于追求独创性。独创意味着独立和创造，没有独立精神，往往很难产生创造性的成果。1929 年 6 月 3 日，在清华大学国学院导师王国维逝世二周年之际，国学院师生为纪念这位杰出的学者，募款修造"海宁王静安先生纪念碑"，同为国学院导师的陈寅恪先生撰写了碑铭，其中写道："先生之著述，或有时而不章；先生之学说，或有时而可商；惟此独立之精神，自由之思想，历千万祀，与天壤而同久，共三光而永光。"这是对于一位学者的极高评价。中国著名的史学家、文学家司马迁所讲的"究天人之际，通古今之变，成一家之言"也是强调要在古今贯通中形成自己独立的见解，并努力达到新的高度。博士生应该以"独立之精神、自由之思想"来要求自己，不断创造新的学术成果。

诺贝尔物理学奖获得者杨振宁先生曾在 20 世纪 80 年代初对到访纽约州立大学石溪分校的 90 多名中国学生、学者提出："独创性是科学工作者最重要的素质。"杨先生主张做研究的人一定要有独创的精神、独到的见解和独立研究的能力。在科技如此发达的今天，学术上的独创性变得越来越难，也愈加珍贵和重要。博士生要树立敢为天下先的志向，在独创性上下功夫，勇于挑战最前沿的科学问题。

批判性思维是一种遵循逻辑规则、不断质疑和反省的思维方式，具有批判性思维的人勇于挑战自己，敢于挑战权威。批判性思维的缺乏往往被认为是中国学生特有的弱项，也是我们在博士生培养方面存在的一个普遍问题。2001 年，美国卡内基基金会开展了一项"卡内基博士生教育创新计划"，针对博士生教育进行调研，并发布了研究报告。该报告指出：在美国和欧洲，培养学生保持批判而质疑的眼光看待自己、同行和导师的观点同样非常不容易，批判性思维的培养必须成为博士生培养项目的组成部分。

对于博士生而言，批判性思维的养成要从如何面对权威开始。为了鼓励学生质疑学术权威、挑战现有学术范式，培养学生的挑战精神和创新能力，清华大学在 2013 年发起"巅峰对话"，由学生自主邀请各学科领域具有国际影响力的学术大师与清华学生同台对话。该活动迄今已经举办了 21 期，先后邀请 17 位诺贝尔奖、3 位图灵奖、1 位菲尔兹奖获得者参与对话。诺贝尔化学奖得主巴里·夏普莱斯(Barry Sharpless)在 2013 年 11 月来清华参加"巅峰对话"时，对于清华学生的质疑精神印象深刻。他在接受媒体采访时谈道："清华的学生无所畏惧，请原谅我的措辞，但他们真的很有胆量。"这是我听到的对清华学生的最高评价，博士生就应该具备这样的勇气和能力。培养批判性思维更难的一层是要有勇气不断否定自己，有一种不断超越自己的精神。爱因斯坦说："在真理的认识方面，任何以权威自居的人，必将在上帝的嬉笑中垮台。"这句名言应该成为每一位从事学术研究的博士生的箴言。

提高博士生培养质量有赖于构建全方位的博士生教育体系

一流的博士生教育要有一流的教育理念，需要构建全方位的教育体系，把教育理念落实到博士生培养的各个环节中。

在博士生选拔方面，不能简单按考分录取，而是要侧重评价学术志趣和创新潜力。知识结构固然重要，但学术志趣和创新潜力更关键，考分不能完全反映学生的学术潜质。清华大学在经过多年试点探索的基础上，于 2016 年开始全面实行博士生招生"申请-审核"制，从原来的按照考试分数招收博士生，转变为按科研创新能力、专业学术潜质招收，并给予院系、学科、导师更大的自主权。《清华大学"申请-审核"制实施办法》明晰了导师和院系在考核、遴选和推荐上的权力和职责，同时确定了规范的流程及监管要求。

在博士生指导教师资格确认方面，不能论资排辈，要更看重教师的学术活力及研究工作的前沿性。博士生教育质量的提升关键在于教师，要让更多、更优秀的教师参与到博士生教育中来。清华大学从 2009 年开始探索将博士生导师评定权下放到各学位评定分委员会，允许评聘一部分优秀副教授担任博士生导师。近年来，学校在推进教师人事制度改革过程中，明确教研系列助理教授可以独立指导博士生，让富有创造活力的青年教师指导优秀的青年学生，师生相互促进、共同成长。

在促进博士生交流方面，要努力突破学科领域的界限，注重搭建跨学科的平台。跨学科交流是激发博士生学术创造力的重要途径，博士生要努力提升在交叉学科领域开展科研工作的能力。清华大学于 2014 年创办了"微沙龙"平台，同学们可以通过微信平台随时发布学术话题，寻觅学术伙伴。3 年来，博士生参与和发起"微沙龙"12 000 多场，参与博士生达 38 000 多人次。"微沙龙"促进了不同学科学生之间的思想碰撞，激发了同学们的学术志趣。清华于 2002 年创办了博士生论坛，论坛由同学自己组织，师生共同参与。博士生论坛持续举办了 500 期，开展了 18 000 多场学术报告，切实起到了师生互动、教学相长、学科交融、促进交流的作用。学校积极资助博士生到世界一流大学开展交流与合作研究，超过 60% 的博士生有海外访学经历。清华于 2011 年设立了发展中国家博士生项目，鼓励学生到发展中国家亲身体验和调研，在全球化背景下研究发展中国家的各类问题。

在博士学位评定方面，权力要进一步下放，学术判断应该由各领域的学者来负责。院系二级学术单位应该在评定博士论文水平上拥有更多的权力，也应担负更多的责任。清华大学从 2015 年开始把学位论文的评审职责授权给各学位评定分委员会，学位论文质量和学位评审过程主要由各学位分委员会进行把关，校学位委员会负责学位管理整体工作，负责制度建设和争议事项处理。

全面提高人才培养能力是建设世界一流大学的核心。博士生培养质量的提升是大学办学质量提升的重要标志。我们要高度重视、充分发挥博士生教育的战略性、引领性作用，面向世界、勇于进取，树立自信、保持特色，不断推动一流大学的人才培养迈向新的高度。

清华大学校长

2017 年 12 月

丛书序二

以学术型人才培养为主的博士生教育，肩负着培养具有国际竞争力的高层次学术创新人才的重任，是国家发展战略的重要组成部分，是清华大学人才培养的重中之重。

作为首批设立研究生院的高校，清华大学自 20 世纪 80 年代初开始，立足国家和社会需要，结合校内实际情况，不断推动博士生教育改革。为了提供适宜博士生成长的学术环境，我校一方面不断地营造浓厚的学术氛围，一方面大力推动培养模式创新探索。我校从多年前就已开始运行一系列博士生培养专项基金和特色项目，激励博士生潜心学术、锐意创新，拓宽博士生的国际视野，倡导跨学科研究与交流，不断提升博士生培养质量。

博士生是最具创造力的学术研究新生力量，思维活跃，求真求实。他们在导师的指导下进入本领域研究前沿，汲取本领域最新的研究成果，拓宽人类的认知边界，不断取得创新性成果。这套优秀博士学位论文丛书，不仅是我校博士生研究工作前沿成果的体现，也是我校博士生学术精神传承和光大的体现。

这套丛书的每一篇论文均来自学校新近每年评选的校级优秀博士学位论文。为了鼓励创新，激励优秀的博士生脱颖而出，同时激励导师悉心指导，我校评选校级优秀博士学位论文已有 20 多年。评选出的优秀博士学位论文代表了我校各学科最优秀的博士学位论文的水平。为了传播优秀的博士学位论文成果，更好地推动学术交流与学科建设，促进博士生未来发展和成长，清华大学研究生院与清华大学出版社合作出版这些优秀的博士学位论文。

感谢清华大学出版社，悉心地为每位作者提供专业、细致的写作和出版指导，使这些博士论文以专著方式呈现在读者面前，促进了这些最新的优秀研究成果的快速广泛传播。相信本套丛书的出版可以为国内外各相关领域或交叉领域的在读研究生和科研人员提供有益的参考，为相关学科领域的发展和优秀科研成果的转化起到积极的推动作用。

　　感谢丛书作者的导师们。这些优秀的博士学位论文,从选题、研究到成文,离不开导师的精心指导。我校优秀的师生导学传统,成就了一项项优秀的研究成果,成就了一大批青年学者,也成就了清华的学术研究。感谢导师们为每篇论文精心撰写序言,帮助读者更好地理解论文。

　　感谢丛书的作者们。他们优秀的学术成果,连同鲜活的思想、创新的精神、严谨的学风,都为致力于学术研究的后来者树立了榜样。他们本着精益求精的精神,对论文进行了细致的修改完善,使之在具备科学性、前沿性的同时,更具系统性和可读性。

　　这套丛书涵盖清华众多学科,从论文的选题能够感受到作者们积极参与国家重大战略、社会发展问题、新兴产业创新等的研究热情,能够感受到作者们的国际视野和人文情怀。相信这些年轻作者们勇于承担学术创新重任的社会责任感能够感染和带动越来越多的博士生,将论文书写在祖国的大地上。

　　祝愿丛书的作者们、读者们和所有从事学术研究的同行们在未来的道路上坚持梦想,百折不挠! 在服务国家、奉献社会和造福人类的事业中不断创新,做新时代的引领者。

　　相信每一位读者在阅读这一本本学术著作的时候,在汲取学术创新成果、享受学术之美的同时,能够将其中所蕴含的科学理性精神和学术奉献精神传播和发扬出去。

清华大学研究生院院长

2018 年 1 月 5 日

摘　要

启动子区 DNA 甲基化标记在基因表达的转录调控中有着重要地位，参与了很多生物学过程。一些大型癌症队列项目（如 TCGA 等）中已经有多种癌症的包括 DNA 甲基化谱在内的多组学数据，也有一些研究将 DNA 甲基化组体系结构以泛癌症的形式进行整合分析，然而深度和广度还很有限。

本书根据 TCGA 的 21 种癌症的肿瘤组织和配对正常组织的 DNA 甲基化谱，以及其他支持性的组学数据，在单 CpG 位点分辨率下系统性地探究癌症背景依赖的 DNA 甲基化紊乱、肿瘤甲基化组异质性，以及启动子区 DNA 甲基化和基因表达的关系。

首先，对每种癌症中启动子区 DNA 甲基化谱的分析发现，转录因子基因倾向于比其他基因有更大的变异程度，这种表观遗传改变可能是癌症中转录异质性的潜在来源。基因表达水平的两种决定因素——启动子区 DNA 甲基化和拷贝数目多态性，是相互补充并在一定程度上相互排斥的。

其次，对高度异质性的泛癌症甲基化组进行了聚类分析，发现相同类型（腺癌或鳞状细胞癌）的不同种类癌症的甲基化组是相似的，也发现了新的癌症亚型，这些亚型能够指示预后差异。

再次，对肿瘤组织和配对正常组织的比较结果说明，癌症 DNA 甲基化组的异质性与其来源组织有关，但不是完全由来源组织决定，而更有可能是癌症种类相关的大规模代谢失调的产物。

最后，对 DNA 甲基化组与转录组的整合分析发现了数目可观的与基因表达呈正相关的非典型启动子区 CpG 位点，这些 CpG 位点在 CpG 岛定位、转录因子结合位点、开放染色质区域、部分甲基化区域和组蛋白修饰图谱中的分布模式与负相关 CpG 位点显著不同，并且无法用与之前报道的关于甲基化状态的 CpG 位点依赖的转录因子结合导致的转录激活的机制来完全解释。

　　总之,本研究在泛癌症背景下深入挖掘高度异质性的 DNA 甲基化组数据,为癌症中启动子甲基化组的分布和功能提供了更全面、细致的理解,为癌症基因组和表观遗传组提供了一系列数据和进一步探索的猜想。

关键词:泛癌症分析;DNA 甲基化;多组学分析;肿瘤异质性;转录调控

Abstract

Promoter DNA methylation marks play critical roles in transcriptional regulation of gene expression, thereby involved in many biological processes. Although multiple "omics" profiles have been available in large cancer cohorts such as TCGA, integrative analysis of the DNA methylome architectures in a pan-cancer manner remains limited.

In this study, based on the tumor and normal DNA methylation profiles of 21 cancers and other supportive multi-omics data, we systematically interrogated the DNA methylation dysregulations, the tumor methylome heterogeneities, and the associations between promoter DNA methylation and gene expression.

First, TF genes tend to bear more dynamic promoter DNA methylation profiles than other genes, which serves as a potential source of transcriptome heterogeneity in cancers. The two major factors determining the gene expression levels, DNA methylation and CNV, are complementary and, at some level, mutually exclusive.

Next, a clustering analysis of the highly heterogeneous DNA methylomes revealed convergence of cancer types such as adenocarcinomas or squamous cell carcinomas, and meanwhile, provided new classifications of the cancer subtypes. Examples showed that such reclassifications of the tumors are often associated to prognostic differences.

Thirdly, the comparisons between paired tumor and adjacent normal tissues suggest that the cancer DNA methylomes are associated to, but not directly determined by the tissues of origin. The cancer context-specificity of the DNA methylomes are rather products of largely cancer type dependent dysregulations.

Finally, we found unanticipated significant numbers of the non-canonical promoter CpG sites that are positively correlated with the gene expression. Distribution patterns of these CpG sites in CpG islands, TF binding sites，open chromatin regions，Partially Methlated Domains and histone modification landscapes suggested against a pervasive mechanism of transcriptional activation due to mCpG-dependent binding of TFs.

In summary，our deep mining of the highly heterogeneous DNA methylome data in a pan-cancer context generated novel insights into the architecture of cancer epigenetics and provided a series of resources for further investigations.

Key words：pan-cancer analysis；DNA methylome；multi-omics integration analysis；tumoral heterogeneity；transcriptional regulation

主要符号对照表

AD   腺癌(adenocarcinoma)

BLCA   膀胱尿路上皮癌(bladder urothelial carcinoma)

BRCA   浸润性乳腺癌(breast invasive carcinoma)

CESC   宫颈鳞状细胞癌和宫颈腺癌(cervical squamous cell carcinoma and endocervical adenocarcinoma)

CGI   CpG 岛(CpG island)

ChIP   染色质免疫共沉淀(chromatin immunoprecipitation)

CNV   拷贝数目多态性(copy number variation)

COAD   结肠腺癌(colon adenocarcinoma)

COCA   聚类分配的聚类(cluster of cluster assignments)

DE   差异表达(differential expression)

DNase I   脱氧核糖核酸酶 I(Deoxyribonuclease I)

DHS   DNase I 超敏感位点(DNase I hypersensitive site)

DM   差异甲基化(differential methylation)

DMV   DNA 甲基化谷(DNA methylation valley)

ENCODE   DNA 元素百科全书(Encyclopedia of DNA Elements)

ESCA   食管癌(esophageal carcinoma)

FDR   假发现率(false discovery rate)

GO   基因本体(Gene Ontology)

HC   层次聚类(hierarchical clustering)

Hi-C   高通量染色体构象捕获技术(high-throughput chromosome conformation capture)

HNSC   头颈鳞状细胞癌(head and neck squamous cell carcinoma)

NA   不适用(not available/not applicable)

KIRC   肾透明细胞癌(kidney renal clear cell carcinoma)

KIRP   肾乳头状细胞癌(kidney renal papillary cell carcinoma)

LAD　　　　核纤层关联结构域(lamina-associated domain)

LAML　　　急性髓细胞白血病(acute myeloid leukemia)

LGG　　　　脑低级别胶质瘤(brain lower grade glioma)

LIHC　　　肝细胞癌(liver hepatocellular carcinoma)

LUAD　　　肺腺癌(lung adenocarcinoma)

LUSC　　　肺鳞状细胞癌(lung squamous cell carcinoma)

MB　　　　髓母细胞瘤(medulloblastoma)

mCpG　　　甲基化 CpG 位点(methyl-CpG/methylated CpG)

MI　　　　互信息(mutual information)

OR　　　　比值比(odds ratio)

PAAD　　　胰腺癌(pancreatic adenocarcinoma)

PCA　　　　主成分分析(principal component analysis)

PCPG　　　嗜铬细胞瘤和副神经节瘤(pheochromocytoma and paraganglioma)

PMD　　　　部分甲基化区域(partial methylated domain)

SARC　　　肉瘤(sarcoma)

SCC　　　　鳞状细胞癌(squamous cell carcinoma)

SD　　　　标准差(standard deviation)

SKCM　　　皮肤黑色素瘤(skin cutaneous melanoma)

STAD　　　胃腺癌(stomach adenocarcinoma)

TAD　　　　拓扑关联域(topologically associating domain)

TCGA　　　癌症基因组图谱(The Cancer Genome Atlas)

TF　　　　转录因子(transcription factor)

TGCT　　　睾丸生殖细胞肿瘤(testicular germ cell tumors)

THCA　　　甲状腺癌(thyroid carcinoma)

TRN　　　　转录调控网络(transcriptional regulatory network)

tSNE　　　t 分布随机邻域嵌入(t-distributed stochastic neighbor embedding)

TSS　　　　转录起始位点(transcription start site)

UCEC　　　子宫内膜癌(uterine corpus endometrial carcinoma)

UTR　　　　非翻译区域(untranslated region)

目 录

第 1 章 引 言

1.1 问题的提出

多态性 CpG 位点的 DNA 甲基化是基因表达的潜在调控物,与正常生理学功能以及肿瘤等疾病的发生发展都有密不可分的关系。全基因组 DNA 甲基化谱被应用于多种癌症亚型的分子标志鉴别研究中,然而,对甲基化组的更加深入、细致的泛癌症定量描述与分析还较有限。启动子区 DNA 甲基化组是相对稳定的还是变异程度很高的? 高变异的启动子区 CpG 位点有没有生物学意义? 启动子区 DNA 甲基化和拷贝数目多态性这两个基因表达的重要决定因素,它们之间的关系是相互加强的还是减弱的? 如果将多种癌症的 DNA 甲基化谱放在一起进行聚类分析,同一种癌症的所有肿瘤是会完全聚在一起亦或有多大程度的混杂? 聚类得到的不同聚簇有什么异同以及这些差异是否有生物学意义? 与正常组织相比,肿瘤组织的启动子区 DNA 甲基化组有什么特点? 肿瘤之间的异质性在多大程度上与来源组织有关,又有多大程度是由癌症的调节紊乱导致的? 肿瘤组织相对于正常组织的差异甲基化 CpG 位点有什么特征?

启动子区域的 DNA 甲基化通常被认为是基因沉默的标志,也有研究报道 CpG 位点甲基化可以通过招募特异性结合蛋白质来促进转录。那么启动子区 CpG 位点甲基化与基因表达的相关性分布究竟如何呢? 对于那些强正相关或者强负相关的"CpG 位点-基因对",与 CpG 位点的固有特征有关系吗? 对于与基因表达呈不同相关性的 CpG 位点,它们到各种基因组特征的距离有差异吗? 与多个基因组区域的重合度或者共定位相似吗? 另外,与 CpG 位点甲基化呈不同相关性的基因,与这些基因的表达水平有什么关系? 这两类基因有什么功能差异呢? 启动子区 CpG 位点甲基化在转录因子对基因表达的调控过程中可能会起到什么作用? 诸如此类的细节问题,是本研究所要了解和深入挖掘的。

1.2　选题背景及意义

CpG 二核苷酸位点的 DNA 甲基化标记在多潜能性、发育和多种疾病中都扮演重要的角色(Robertson，2005；Smith et al.，2013)。多项证据表明，启动子区 CpG 位点的甲基化状态改变能够驱动很多癌症相关基因的表达失调，因此是肿瘤发生和发展过程中的主要驱动因素之一(Chatterjee et al.，2012；Jones，2012)。全基因组 DNA 甲基化谱被广泛用于多种癌症亚型的分子标志物中，包括乳腺癌(The Cancer Genome Atlas Research，2012b)、肺癌(The Cancer Genome Atlas Research，2012a，2014)和卵巢癌(The Cancer Genome Atlas Research，2011)等。然而，对于 DNA 甲基化组的更加细致的泛癌症定量分析还很有限。之前有研究开发了一种二重聚类的数据整合策略(cluster of cluster assignments，COCA)，用于 12 种癌症的泛癌症多组学数据聚类，发现了大规模的癌症的汇聚(Hoadley et al.，2014)。然而，尽管 DNA 甲基化组在这个数据整合分析中被使用了，却不是研究的重点，也没有起到不可或缺的作用(Hoadley et al.，2014)。

癌症基因组图谱(The Cancer Genome Atlas，TCGA)是由美国国家癌症研究所(National Cancer Institute，NCI)和美国国家人类基因组研究所(National Human Genome Research Institute，NHGRI)合作的项目，提供了 33 种癌症种类的外显子组、单核苷酸多态性、甲基化、RNA 表达、小RNA 和临床诊断数据，极大便利了癌症研究团体对于癌症的预防、诊断和治疗，也使得泛癌症的比较、整合分析成为可能。因为有配对肿瘤组织和正常组织的大样本规模、癌症类型覆盖广泛、可靠、一致的高通量数据处理流程以及患者的生存数据，TCGA 提供了一个价值很高的资源，使研究者可以在泛癌症水平上设计特定的大数据分析，从而挖掘有生理学意义的生物学洞见。

肿瘤组织的 DNA 甲基化模式面临着大规模的紊乱，这种失调反映在甲基化谱和其他组学数据里，进而被 TCGA 等项目所测定。本研究即是在TCGA 项目提供的甲基化组、转录组、基因组、生存资料等公开数据的基础上，结合 DNA 元素百科全书(Encyclopedia of DNA Elements，ENCODE)项目、基因表达综合数据库(Gene Expression Omnibus，GEO)等其他层次的数据，通过整合分析的手段了解 DNA 甲基化组在癌症中的角色。通过在泛癌症上下文中探究肿瘤间 DNA 甲基化的异质性，发现了新的癌症种类汇聚和癌症亚型分类。启动子区 CpG 位点甲基化的多态性富集在转录因子基因中,提示了转录异质性的可能的来源。"CpG 位点-基因对"的关联性分析发掘出与前人的假设相反的、非典型的基因激活通路。总之,本研究对癌症中启动子区 DNA 甲基化水平进行了综合全面的研究,针对癌症基因组和表观遗传组产生了一系列有洞见的资源,是进一步探究肿瘤发生和发展的基因表达调控的基础。

1.3　文　献　综　述

1.3.1　基因组 DNA 甲基化模式

核苷酸甲基化是一种可逆性地标记基因组 DNA 的分子途径。原核生物可以通过甲基化胸腺嘧啶或胞嘧啶来识别和降解入侵 DNA、追踪错配修复和基因组重复事件(Arber et al. ,1962；Wion et al. ,2006)。而在真核生物中,DNA 甲基化只能发生在胞嘧啶残基。本研究是关于人类癌症的整合组学项目,因此本书只介绍胞嘧啶甲基化模式。

1.3.1.1　CpG 位点甲基化

DNA 甲基化可以改变调控区域的功能状态,但是无法改变"沃森-克里克"(Watson-Crick)碱基配对,因此是典型的"表观遗传"标记。"CpG"这个标记指的是从 DNA 序列的 5'端到 3'端,分别是胞嘧啶和鸟嘌呤,中间被一个磷酸基团相连,同时也能与 C∶G 配对区分开来。1975 年,两篇关键文献独立地提出 CpG 二核苷酸上下文中胞嘧啶残基的甲基化可以作为脊椎动物的表观遗传标记(Holliday et al. ,1975；Riggs,1975)。这些文献指出,序列可以被从头(de novo)甲基化,甲基化可以通过体细胞分裂而遗传(需要一种识别半甲基化 CpG 回文序列的酶),甲基基团的存在可以被 DNA 结合蛋白质解读等,这些基本知识到现在仍然是认识 DNA 甲基化功能的框架。很多进化枝都会有基因组的甲基化,不过在其中脊椎动物是最特别的,因为它们的胞嘧啶甲基化是发生在整个基因组的,仅有启动子区域处于非甲基化状态。图 1.1 比较了典型的非脊椎动物和脊椎动物基因组中甲基化状态的胞嘧啶碱基的分布。

基因组中分布广泛的、默认状态的 DNA 甲基化,导致了不充分碱基切除修复,以及随后的 CpG 位点缺失,并且是随着进化时间而越发严重的。

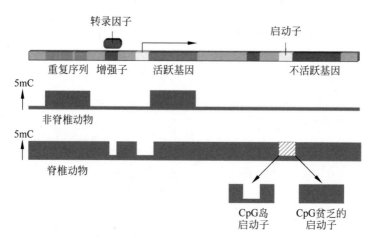

图 1.1　典型的非脊椎动物和脊椎动物基因组中胞嘧啶甲基化的分布（Schubeler，2015）
示例的基因组区域包括具有近端（启动子）和远端（增强子）调控区域的活跃基因和不活跃基因。灰色条棒的高低指示了每个区域观察到的 DNA 甲基化的相对比例。CpG 岛通常与启动子区域重合，一般是非甲基化状态的，而 CpG 贫乏的启动子在不激活时是甲基化状态的。5mC：5-甲基胞嘧啶

具体来说，胞嘧啶自发脱氨基后变成尿嘧啶，能够被尿嘧啶 DNA 糖苷酶（uracil-DNA glycosylase，UDG）高效地去除，这样维持了 DNA 稳定。但是，处于甲基化状态的胞嘧啶脱氨基得到胸腺嘧啶，这是正确的基因组碱基，不过会造成 T：G 错配。细胞中存在胸腺嘧啶 DNA 糖苷酶（thymine-DNA glycosylase，TDG）和具有甲基 CpG 结合结构域的 MBD4 蛋白质（methyl-CpG-binding domain protein 4），能够靶向这种特殊的错配并去除胸腺嘧啶（Cortazar et al.，2011）。然而，这个矫正机制的效率不够高，而 T：G 错配能很快地导致突变，产生 C 到 T 的转换（transition）。这种转换是人类疾病中以及亲缘关系近的哺乳动物中最常见的突变，佐证了基因组 DNA 甲基化的代价是突变负荷的增加。除哺乳动物以外，其他脊椎动物（如鱼和非洲爪蟾）中，基因组的 CpG 位点的缺失就没有那么明显了（Long et al.，2013b）。

在脊椎动物中，可遗传的甲基化只发生在 CpG 二核苷酸上。CpG 序列的对称性使得这种甲基化标记可以在细胞分裂中传递（Song et al.，2011）。其他序列的甲基化广泛存在于植物和某些真菌中（Cokus et al.，2008；Rountree et al.，1997），在哺乳动物中也有一些报道（Lister et al.，2009）。人的干细胞中也发现了 CHG 位点和 CHH 位点（H 代表 A、C 或

T)的甲基化,它们富集在与基因表达直接相关的基因体区,而在蛋白质结合位点和增强子区缺失(Lister et al.,2009)。非 CpG 甲基化的水平在分化过程中下降,在诱导多潜能干细胞中恢复,说明其在多潜能状态的起源与维持中的关键角色(Laurent et al.,2010;Lister et al.,2009),不过这种非 CpG 甲基化的机制仍然不清楚(Laurent et al.,2010),只是有观察表明,非 CpG 岛甲基化比 CpG 岛甲基化的动态性更强、更有组织特异性(Portela et al.,2010)。

1.3.1.2 CpG 岛及含有 CpG 岛的启动子

1.3.1.1 节中提到,DNA 甲基化几乎只存在于 CpG 二核苷酸中。而 CpG 二核苷酸在全基因的分布有两个特点:第一非常稀少,比例约为 1%,远低于根据 CC 含量所计算出的预期比例;第二分布不均匀,倾向于以成簇的形式出现,被称为"CpG 岛"(CpG island,CGI),剩下的部分则缺失 CpG 位点。CpG 岛是一段超过 200 个 bp、大约 1 kb 长的区域,其中 G+C 含量至少 50%,并且 CpG 频率的观察值与统计学期望值的比至少为 0.6。因为甲基胞嘧啶可以自发地被酶催化脱氨基化,因此基因组 CpG 的缺失应当是由生殖细胞系中甲基化序列的脱氨基导致的;CpG 岛的存在则意味着它们可能在生殖细胞系中从不或者仅仅瞬时地甲基化(Smallwood et al.,2011)。大约 60% 的人类基因启动子与 CpG 岛有关联(Jones,2012),也有人认为这个比例低至 55%(Han et al.,2011)或高达 75%(Bestor et al.,2015)。通常 CpG 岛在正常细胞中是非甲基化的,其中又有约 6% 在发育或者分化过程中有组织特异性的甲基化模式(Straussman et al.,2009)。而尽管这个甲基化的密度有双峰的分布,具有中间甲基化状态的区域同样存在(Takai et al.,2002)。

大部分研究聚焦在转录起始位点(transcription start site,TSS)处的 CpG 岛。当 CpG 岛启动子(指启动子区域包含 CpG 岛,下同)基因处于激活状态的时候,它们的启动子通常具有核小体缺失区域(nucleosome-depleted region,NDR)(指 DNA 没有缠绕成核小体,而是相对游离存在)的特征,并且核小体缺失区域通常被包含组蛋白变体 H2A.Z 的核小体包围,具有 H3K4me3 的组蛋白修饰标记(Kelly et al.,2010)。CpG 岛启动子可以被多种机制抑制,例如多梳蛋白质(Polycomb proteins)介导的抑制:编码胚胎发育的主要调控因子的基因,例如 *MYOD*1(myogenic differentiation 1)基因或 *PAX*6(paired box 6)基因,在胚胎干细胞和分化细胞中都被多梳复合物抑制而不被表达；它们的转录起始位点处有核小体，被 H3K27me3 标记，这些通常都与非激活基因相关(Taberlay et al.,2011)。

虽然 DNA 甲基化会阻碍 CpG 岛启动子的转录起始，使得所连锁的基因稳定地被抑制，如图 1.2(a)所示；然而，一些被抑制的基因的启动子区 CpG 岛并没有甲基化。甲基化状态的 CpG 岛通常只位于处于长期稳定的抑制状态的基因，例如印记(imprinting)基因(基因组印记是指两个亲代等位基因中的一个被过甲基化，导致只有一个等位基因表达)(Kacem et al.,2009；Li et al.,1993)、X 染色体失活基因(X-chromosome inactivation)(雌性哺乳动物体细胞的两条 X 染色体中的一条被稳定地沉默，从而实现剂量补偿)(Jaenisch et al.,2003；Reik et al.,2005)，以及只在生殖细胞中表达、在体细胞中很有可能不应当表达的基因。CpG 岛的 DNA 甲基化带来的稳定的抑制可以持续超过 100 年，并且对 CpG 岛的存在没有影响，因为体细胞中这段区域中的脱氨基事件不会通过生殖细胞传递到下一代。

另外，DNA 甲基化不是仅仅出现在 CpG 岛中。术语"CpG 海滨"(CpG island shores)指的是距离 CpG 岛极近的(2 kb 以内)、有较低的 CpG 密度的区域。CpG 海滨的甲基化与转录的失活密切相关，大多数组织特异性的 DNA 甲基化看起来不是发生在 CpG 岛，而是发生在 CpG 海滨(Doi et al.,2009；Irizarry et al.,2009)，如图 1.2(b)所示。差异甲基化的 CpG 海滨在人与小鼠中保守，能够区分特异性的组织。此外，重编程中 70% 的差异甲基化区域是与 CpG 海滨有关联的(Doi et al.,2009；Ji et al.,2010)。

1.3.1.3　非 CpG 岛及 CpG 贫乏启动子

基因组中除了成簇存在的 CpG 岛，还有些 CpG 位点是分散存在的。除了 CpG 岛启动子，人类基因组中剩下的启动子的 CpG 位点相对贫乏，因此称为"CpG 贫乏启动子"(CpG-poor promoter)，也有研究称之为"非 CpG 岛启动子"(non-CGI promoters)。虽然在所有基因中，含有 CpG 贫乏启动子的比例不到一半，但是 CpG 岛启动子主要出现在很多组织的看家基因(housekeeping gene)中，而在组织特异性表达的基因中，CpG 贫乏启动子的比例超过了一半(Saxonov et al.,2006)。也有研究发现，组织特异性 RNA 聚合酶经常结合到 CpG 贫乏启动子上(Barrera et al.,2008)，这些都说明了 CpG 贫乏启动子在终末分化组织中起到表观遗传调控的重要作用。

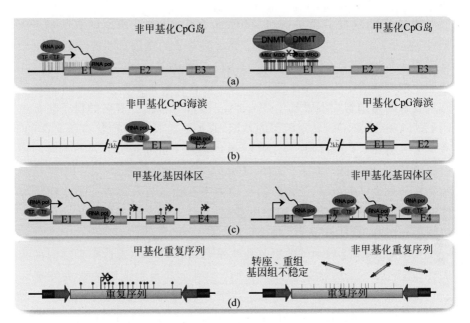

图 1.2 基因组 DNA 甲基化模式（Portela et al. ,2010）

基因组不同的区域都有 DNA 甲基化,甲基化模式的改变会导致疾病,左栏和右栏分别是正常状态下和失调状态下的模式。(a) 基因启动子上的 CpG 岛在正常状态下是非甲基化的,能够允许转录,异常的超甲基化导致转录失活;(b) 在 CpG 海滨处的甲基化模式与 CpG 岛是类似的;(c) 当甲基化发生在基因体区时,促进了转录,阻止了可疑的转录起始;在疾病中,基因体区被去甲基化,使得转录在不正确的位置起始;(d) 重复序列一般是高甲基化的,阻止了内寄生序列的激活;在疾病中这个模式被改变,造成染色质不稳定、转位和基因断裂。TF:转录因子;RNA pol:RNA 聚合酶;DNMT:DNA 甲基转移酶;MBD:具有甲基化 CpG 结合结构域的蛋白质;E1,E2,E3,E4:外显子

CpG 贫乏启动子在很多特性上与 CpG 岛启动子迥然不同（Deaton et al.,2011）,例如,在起始转录方面,CpG 贫乏启动子内包含更多的 TATA box,转录起始位点周围有更多的转录因子结合模体（Baek et al.,2007）;系统性地鉴别哺乳动物转录本的 5'端,发现在 CpG 岛启动子处的转录倾向于从一个宽泛的区域起始,而在 CpG 贫乏启动子处的起始形成一个尖锐的峰（Carninci et al. ,2006）。在染色质组织方面,CpG 贫乏启动子需要 SWI/SNF 染色质重塑复合物来激活（Ramirez-Carrozzi et al. ,2009）,具有 H3K36me2 组蛋白修饰标记（Blackledge et al. ,2010）,且与 H3K27me3 标记没有关联（Mikkelsen et al. ,2007;Mohn et al. ,2008）。更细致的比较见文献 Vavouri et al.（2012）。

相对于 CpG 岛启动子,CpG 贫乏启动子的甲基化水平的波动是可观的(Nagae et al.,2011)。具有 CpG 贫乏启动子的基因如果是在原生生殖细胞中表达的,那么在其转录起始位点处是非甲基化状态;而如果是只在胚胎干细胞或者组织特异性表达的基因,通常在精子中甲基化,但在卵母细胞或表达的体细胞中不甲基化(Farthing et al.,2008)。著名的例子包括编码 OCT4 和 NANOG 转录因子的基因,它们是维持干细胞状态所必需的,有研究表明,*OCT4* 基因和 *NANOG* 基因启动子可能经历了 AID 胞嘧啶核苷脱氨基酶(Bhutani et al.,2010;Popp et al.,2010)和/或 TET3 甲基胞嘧啶双加氧酶(Gu et al.,2011)的主动去甲基化。另外还有一类组织特异性的基因在精子和胚胎干细胞中甲基化,而且只在这些基因有表达的特定组织中去甲基化(Han et al.,2011)。

关于 CpG 贫乏启动子的甲基化水平与所在基因的表达水平之间的相关性,结论还不是特别确切。最开始,一项全基因组范围的研究发现非 CpG 岛的甲基化与表达不存在反相关性(Weber et al.,2005);后来另一项研究重新分析了数据,认为基因表达与甲基化之间的负相关在整个基因组中都是非常明显的(Gal-Yam et al.,2008)。随后的研究表明,对于 CpG 岛启动子,DNA 甲基化是基因失活的充分不必要条件,而对于 CpG 贫乏启动子,DNA 甲基化不阻碍表达(Weber et al.,2007)。针对在 CpG 贫乏的启动子区的 DNA 甲基化丢失和转录激活的相关性,Bestor 等认为这只是反映了转录激活的结果而非原因(Bestor et al.,2015),因为这与 Sp1 等转录因子结合之后周边的甲基化丢失的报道是一致的(Brandeis et al.,1994;Macleod et al.,1994;Matsuo et al.,1998;Mummaneni et al.,1998)。因此,他们提出的假设是,CpG 岛启动子在所有表达状态下都是非甲基化的;而 CpG 贫乏的启动子在漫长的非激活状态下漂变(drift)为部分甲基化状态,而在转录激活的时候去除了甲基化,这便是转录诱导的去甲基化假设(Bestor et al.,2015)。

CpG 岛之外的基因体区甲基化的功能是沉默逆转录病毒、LINE1 元件、Alu 元件以及其他 DNA 重复元件的主要机制(Yoder et al.,1997)。甲基化阻碍了这些元件的转录起始,同时允许宿主基因的转录通过 CpG 岛之外的基因体区甲基化,如图 1.2(d)所示。另外,重复元件中的 CpG 位点深度甲基化能够阻止造成染色质不稳定、转位和基因断裂的内部寄生序列的重新激活,从而维护染色体稳定性(Esteller,2007a)。最后,基因体区的甲基化对于引发癌症的体细胞和生殖细胞系突变也有贡献(Rideout et al.,1990)。

1.3.2　DNA甲基化的设定、维持和去除

1.3.2.1　DNA甲基化的设定

DNA甲基化是由DNA甲基转移酶催化介导的、将甲基基团从S-腺苷蛋氨酸转移到DNA的过程。DNA甲基转移酶的全称是DNA methyltransferase,简称DNMT(DNA MTase)。哺乳动物中DNA甲基转移酶家族有5个成员,分别是DNMT1、DNMT2、DNMT3A、DNMT3B和DNMT3L,但是只有DNMT1、DNMT3A和DNMT3B有甲基转移酶的活性。其中DNMT3A和DNMT3B能够从头甲基化DNA,而DNMT1的作用是维持甲基化(图1.3)。

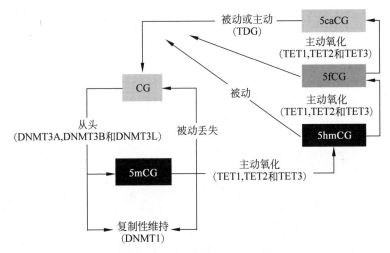

图1.3　胞嘧啶甲基化的设定、维持和去除机制(Schubeler,2015)

CpG二核苷酸不同的甲基化状态以及设定、维持和去除标记的生物学通路。DNMT:DNA甲基转移酶;TDG:胸腺嘧啶DNA糖基化酶;TET:甲基胞嘧啶双加氧酶;CG:CpG二核苷酸;5mCG:5-甲基CG;5hmCG:5-羟甲基CG;5fCG:5-甲酰CG;5caCG:5-羧基CG

在胚胎干细胞中,DNMT3A和DNMT3B高表达,而在分化细胞中下调,因此被认为是在胚胎发育过程中负责建立甲基化的模式(Esteller,2007b),DNMT3A对于造血干细胞的分化也是必需的(Challen et al.,2012)。DNMT3L是DNMT3A和DNMT3B的无催化活性的同源物,也被证明在建立母体基因组印记中起作用(Bourc'his et al.,2001)。基因组印记发生在配子形成过程中,作为DNMT3A和DNMT3B通用的刺激因子,

DNMT3L 在这时表达,并与它们在细胞核中互作、共定位(Chen et al.,2005;Holz-Schietinger et al.,2010)。另外,DNMT2 包含了具有 DNA 甲基转移酶家族特征的所有催化模体,以往认为它几乎没有任何 DNMT 活性,后来也有报道称它能甲基化 tRNA^{Asp}(Goll et al.,2006)。

需要注意的是,虽然 DNMT3A 和 DNMT3B 诱导了从头甲基化,但是基因沉默的机制是非常复杂的,有很多层次、需要多个酶参与,DNA 甲基化是否其中是最早期的事件,仍然有争议。Ooi 等的工作显示,表达 DNMT3L 的细胞通过两个 DNMT3A 和两个 DNMT3L 分子的四聚复合物获得了从头甲基化的能力,在这个过程中还需要一个核小体。因为活跃的转录起始位点缺失核小体,缺乏从头甲基化的这种底物,因此 DNA 甲基化不能用来起始基因沉默机制(Ooi et al.,2007)。这个发现被另一项研究所验证:使用维甲酸(retinoid acid)来诱导分化的胚胎癌细胞后,*OCT*4 基因的远端增强子和 *NANOG* 基因的启动子处首先出现了一个核小体,接着 DNMT3A 被招募到核小体,随后才是从头甲基化以及 *OCT*4 基因被沉默(You et al.,2011)。尽管在不表达 DNMT3L 的细胞中是否有相似的事件发生还不清楚,这些结果说明至少在一部分细胞中,DNA 甲基化不是基因沉默的初始事件。

1.3.2.2　DNA 甲基化的维持

维持性 DNA 甲基转移酶 DNMT1 是细胞中最丰富的 DNA 甲基转移酶,主要是在细胞周期的 S 期转录;它也有从头甲基化的活性,但是相对而言,对半甲基化状态的 DNA 有 30~40 倍的倾向性,因此可以甲基化半保守 DNA 复制过程中产生的半甲基化位点。在 S 期,DNA 聚合酶处理因子 PCNA 蛋白质(proliferating cell nuclear antigen)可以与 DNMT1 互作,增加其对新合成的 DNA 的亲和性,确保其在复制叉的定位(Chuang et al.,1997)。UHRF1 蛋白质(ubiquitin-like plant homeodomain and RING finger domain-containing protein 1)也可以行使类似的功能,通过有很强半 CpG 结合倾向性的 SET 结构域和 RING 结构域将 DNMT1 拉到半甲基化 DNA 处(Bostick et al.,2007)。

然而,从头甲基化与维持甲基化的工作划分并不总是非常清晰,仅凭 DNMT1 本身并不能够维持在已建立的 DNA 甲基化模式中,也需要 DNMT3A 和 DNMT3B 的持续参与(Jones et al.,2009),它们能够甲基化那些在复制叉处被 DNMT1 漏掉的位点(Jones et al.,2009)。这 3 个 DNA 甲基转移酶中的任何一个都是胚胎和新生儿发育所需要的(Li et al.,1992；Okano et al.,1999)，完全缺失甲基化都会影响体细胞(Jackson-Grusby et al.,2001)和癌症细胞(Chen et al.,2007)的活力，然而不会影响胚胎干细胞的活力(Tsumura et al.,2006)。那么，这些 DNA 甲基化的机制如何被定位到基因组中的特定序列呢？一般认为，是 DNA 甲基转移酶与其他表观遗传因素的互作造成的(Esteve et al.,2009；Jeong et al.,2009；Wang et al.,2009；Zhao et al.,2009)，也有研究描述了 siRNA(small inhibitory RNA)介导的、RNA 导向的 DNA 甲基化(Mosher et al.,2010；Vrbsky et al.,2010)。

1.3.2.3　DNA 甲基化的去除

在基因调控过程中，胞嘧啶甲基化必须要主动地或者被动地去除，从而为随后的基因表达建立许可状态。很久之前，学界就知道 DNA 甲基化可以通过不完美的维持来被动丢失(Chen et al.,2003)，后来随着研究的深入，去甲基化酶的存在(Branco et al.,2012；Wu et al.,2011)慢慢得到了广泛认可。主动去甲基化是一个复杂的过程，首先由 TET 甲基胞嘧啶双加氧酶(ten-eleven translocation)将 5-甲基胞嘧啶(5mC)转换成 5-羟甲基胞嘧啶(5hmC)，又进一步氧化为 5-甲酰胞嘧啶(5fC)和 5-羧基胞嘧啶(5caC)(He et al.,2011；Ito et al.,2011)；接着由 AID 胞嘧啶核苷脱氨基酶(activation-induced cytidine deaminase)去除胞嘧啶和 5-甲基胞嘧啶的氨基基团，再由 TDG 胸腺嘧啶 DNA 糖基化酶(thymine DNA glycosylase)参与 5-甲基胞嘧啶脱氨基造成的 T：G 错配的修复(Bhutani et al.,2010；Cortazar et al.,2011；Cortellino et al.,2011；Inoue et al.,2011；Iqbal et al.,2011；Yu et al.,2012；Zhang et al.,2012)。图 1.3 阐释了这些生物学过程。

主动 DNA 去甲基化可以在大多数细胞类型中发生，因为 TET 蛋白质在不分裂的体细胞中都有或高或低的表达。这个蛋白质家族的 3 个成员在发育、减数分裂、印记的维持和干细胞重编程(Dawlaty et al.,2013；Gu et al.,2011；Yamaguchi et al.,2012)等中都有所参与。例如，缺乏 TET3 导致无法对亲本基因组的 Oct4 或 Nanog 等关键基因去甲基化，从而推迟了胚胎发育(Gu et al.,2011；Wossidlo et al.,2011)；再如，同时敲除 3 种 TET 蛋白质，会导致干细胞中增强子区域的 DNA 甲基化水平提升，以及相连锁的基因的表达发生轻微变化(Ficz et al.,2011)，说明主动去甲基化能够影响远端调控区域的活性状态（Wu et al.,2010）。在基因调控中，CpG岛的非甲基化状态可能也是由 TET1 蛋白质所维持的，后者在大多数高CpG 含量的启动子的转录起始位点都存在（Williams et al.,2012）。这也是对活跃的 CpG 岛抵抗 DNA 甲基化机制的一种解释。

1.3.3　DNA 甲基化与基因调控的关系

得益于全基因组重亚硫酸盐测序（Whole Genome Bisulfite Sequencing，WGBS）等方法，学术界可以在全基因组范围内研究甲基化组，并形成相对一致的看法：甲基化与基因调控的关系取决于其在转录单元中的位置（Jones,2012）。例如，转录起始位点紧邻区域的甲基化阻碍了转录起始，但是基因体区的甲基化没有阻碍，甚至可能刺激了转录延伸[图 1.2(c)]，并且有证据表明，基因体区甲基化有可能对剪切有影响。着丝粒等重复序列的甲基化对于染色体稳定性（如有丝分裂中的染色体分离）很重要（Moarefi et al.,2011），同时有可能抑制可转移元件的表达，因此在基因组稳定性中起到了作用。有数据证实，活跃调控区域和转录序列的羟甲基化水平升高了，这是高周转速率的标志（Feldmann et al.,2013；Song et al.,2013；Stroud et al.,2011），引发了关于甲基化在改变增强子、绝缘子和其他调控元件活性中的角色的研究。

本节首先介绍能够对 DNA 甲基化起到识别作用的蛋白质的特征，接下来分别介绍 DNA 甲基化与基因抑制和激活相关的研究，最后讨论 DNA甲基化与基因调控的因果关系。

1.3.3.1　DNA 甲基化的识别

在相当长的一段时间内，学术界认为具有甲基 CpG 结合结构域（methyl-CpG-binding domain）的蛋白质是仅有的能够识别并结合到甲基化状态的 CpG 二核苷酸的蛋白质（Hendrich et al.,2003；Jaenisch et al.,2003；Wade,2001）。MBD 蛋白质（指含有 MBD 结构域的蛋白质）家族在哺乳动物中已知有 5 个成员，包括 MeCP2（methyl-CpG-binding protein 2）、MBD1、MBD2、MBD3 和 MBD4。除了 MBD3，所有的 MBD 蛋白质都能够非序列特异性地与甲基化状态的 DNA 分子结合（Saito et al.,2002；Zhang et al.,1999），图 1.4(a)展示了这种经典的 MBD 蛋白质在转录因子与 DNA 的互作中所起的作用。对 MBD 蛋白质进行保守性分析，发现几个物种之间在 MBD 基因数量和 MBD 结构域的组成上既有保守，也有不同

（Hendrich et al.，2003；Springer et al.，2005）。有趣的是，基因组甲基化的程度大体上与物种内 MBD 蛋白质的数目是相关的（Hendrich et al.，2003）。MBD 蛋白质的机能失调与人类疾病有关，例如，编码 MeCP2 的基因突变导致了神经发育障碍雷特综合征（Amir et al.，1999）。

近些年来，越来越多的证据表明，哺乳动物中一些没有 MBD 结构域的转录因子也可以与甲基化状态的 DNA 互作，如图 1.4（b）所示。一些研究表明，这些能与 mCpG（methylated CpG）位点结合的转录因子具有序列依赖的活性，这是与 MBD 蛋白质不同的。例如，转录调节物 Kaiso，包括 POZ（pox virus and zinc-finger）和锌指（zinc-finger）结构域，被发现通过它的 C2H2 锌指结构域能够结合到特定的甲基化序列（Prokhortchouk et al.，2001）；含有碱性亮氨酸拉链（basic leucine zipper，bZIP）结构域的 CEBPa

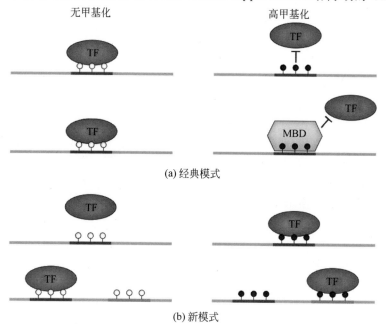

(a) 经典模式

(b) 新模式

图 1.4　DNA 甲基化的识别机制（Zhu et al.，2016）

（a）蛋白质与 DNA 相互作用的经典模式：转录因子通常结合到开放染色质区域的非甲基化状态的 DNA 模体上（左栏），这种互作既可以被 CpG 位点甲基化直接打断（右上），也可以招募与甲基化 CpG 位点亲和力更高的 MBD 蛋白来争夺转录因子的结合位点（右下）；（b）蛋白质与 DNA 相互作用的新模式：DNA 甲基化可以创造出新的转录因子结合位点（上）；转录因子在有或没有 DNA 甲基化的状态下可以识别不同序列（下）。空心圆圈代表非甲基化状态的 CpG 位点，实心圆圈代表甲基化状态的 CpG 位点。TF：转录因子；MBD：具有甲基化 CpG 结合结构域的蛋白质蛋白质(CCAAT/enhancer-binding protein-alpha)、锌指蛋白质 ZFP57 和它的辅因子 KAP1(KRAB-associated protein 1)也能够与特定的甲基化序列互作(Liu et al.,2012；Quenneville et al.,2011)。除了哺乳动物蛋白质,在病毒(Karlsson et al.,2008)、植物(He et al.,2001)中也有类似的发现。

鉴于以上这些发现大多源于偶然,这些能够结合 mCpG 位点的转录因子是否为一类新的 DNA 甲基化的识别者？序列特异性的依赖于 mCpG 的结合活性是广泛存在的现象还是特例？这些问题仍然需要解决。

1.3.3.2　DNA 甲基化与基因抑制

通常来说,CpG 位点甲基化是与基因沉默有关联的。最早的研究发现,体外甲基化的 DNA 转染到非洲爪蟾(*Xenopus laevis*)的卵子中或培养的哺乳动物细胞中会被转录失活(Stein et al.,1982；Vardimon et al.,1982),从此甲基化便被认为是具有抑制基因表达的功能。典型的例子包括1.3.1 节中介绍的基因组印记(Kacem et al.,2009)和女性 X 染色体失活(Reik et al.,2005)。技术的发展带来了新的佐证,当在全基因组范围内检索 DNA 甲基化时,也发现调控序列在激活的时候的确是非甲基化的(Hodges et al.,2011；Hon et al.,2013；Ziller et al.,2013)。

DNA 甲基化可以通过多种机制来抑制基因表达。甲基化状态的 CpG 岛可以促进 MBD 蛋白质的招募,MBD 家族成员反过来招募组蛋白修饰和染色质重塑复合体来将位点甲基化(Esteller,2007b；Lopez-Serra et al.,2008)。将编码 MBD 蛋白质的基因单个敲除掉,不会导致含有 CpG 岛启动子的基因重新激活,因此 MBD 蛋白质被认为是相互冗余的(Schubeler,2015)。DNA 甲基化也可以通过妨碍靶位点招募 DNA 结合蛋白质来直接抑制转录(Kuroda et al.,2009)。与此相反,小鼠实验证实,非甲基化状态的 CpG 岛产生的染色质结构更有利于基因表达,通过招募 Cfp1 以及随后的组蛋白甲基转移酶 Setd1,从而创造出富含 H3K4me3 组蛋白修饰标记的区域(Thomson et al.,2010)。

除了明确的 CpG 位点甲基化对转录的抑制作用,也有另一方向的证据表明,基因表达量越高,则 CpG 岛被从头甲基化的可能性越低。例如,Hitchins 等证明 *MLH*1 基因的一个等位基因的启动子包含一个单核苷酸变体,其转录没有另一个更加常见的等位基因活跃,而这个变体在癌症影响的家族的体细胞中更容易甲基化(Hitchins et al.,2011)。换句话说,不那么活跃的等位基因更容易获得从头甲基化。

1.3.3.3 DNA 甲基化与基因激活

与 MBD 结构域可以维持 CpG 岛甲基化状态相反,CXXC 结构域被认为能够帮助保持非甲基化状态,具体来说,是通过特异性识别非甲基化状态的 CpG 位点,然后靶向蛋白质,例如 CFP1 蛋白质(CXXC finger protein 1)(Thomson et al.,2010)或者组蛋白去甲基化酶 KDM2A 和 KDM2B 对 CpG 岛去甲基化(Long et al.,2013a)。不过,存在有功能的 CXXC 结构域并不是一定能够将蛋白质靶向到非甲基化状态的 CpG 位点,例如 DNMT1 蛋白质中 CXXC 结构域的作用是校读(proofreading)(Song et al.,2011)。

不同于启动子区的 DNA 甲基化与基因表达呈反相关,基因体区的 DNA 甲基化与基因表达呈正相关(Jones,1999)。甲基化状态的 CpG 岛被 H3K9me3 标记,被 MECP2 蛋白质(methyl-CpG-binding protein 2)所包围,这样的染色质特征如果出现在转录起始位点,会导致转录抑制,而在基因体区则不会(Nguyen et al.,2001)。位于基因体区的 CpG 岛可以被广泛甲基化,并且不会阻碍转录延伸。因此,在哺乳动物中,转录的起始对 DNA 甲基化沉默敏感,而转录延伸对其不敏感。有研究者提出,转录延伸的过程本身就能够刺激 DNA 甲基化,并且与转录延伸相关联而与转录起始无关的 H3K36me3 标记可能也参与了 DNA 甲基转移酶的招募(Hahn et al.,2011)。

相应地,大规模整合基因表达谱和 DNA 甲基化谱的分析显示,大量的 DNA 甲基化位点与基因表达呈正相关,这个发现可能是源于高表达基因的基因体区的高水平 DNA 甲基化,因为大部分证据都支持正相关的 CpG 位点是位于转录起始位点下游。然而,也有可能存在一些转录因子能够结合到甲基化状态的调控元件并激活基因表达,因为启动子区域或者增强子的甲基化也被发现与靶基因的转录增加相关(Halpern et al.,2014;Hantusch et al.,2007;Niesen et al.,2005)。与这种假设相契合,有研究发现某些 CpG 位点的甲基化能够促进转录因子结合,从而正向调控基因转录(Feldmann et al.,2013;Hu et al.,2013)。此外,多个研究组正在开展无偏的、高通量的筛选来检索高等真核生物中的这种相关性,包括串联质谱(Tandem mass spectrometry)、功能蛋白质芯片、DNA 芯片、染色质免疫共沉淀重亚硫酸盐测序(ChIP-BS-seq)等(Zhu et al.,2016)。

1.3.3.4　DNA 甲基化与基因调控的因果关系

1.3.3.2 节和 1.3.3.3 节综述了 DNA 甲基化与基因调控的关系,虽然有关于激活基因转录的报道,但是大部分情况下,DNA 甲基化仍然是抑制转录的标志物。在 1.3.2.1 节提到,DNA 甲基化很可能不是基因沉默的起始事件,那么基因沉默和 DNA 甲基化哪个在前?哪个在后呢?Lock 等的实验显示,失活的 X 染色体上的 *Hprt* 基因的甲基化出现在染色体已经被失活以后(Lock et al.,1987),DNA 甲基化的功能更像是把"锁子",能够加强 X 染色体连锁基因的沉默。在癌细胞中全基因组范围的研究支持了这个理论,具有 CpG 岛启动子的基因在已经被多梳复合物沉默的状态下,比其他基因更有可能被甲基化,即沉默状态是在甲基化之前(Gal-Yam et al.,2008;Ohm et al.,2007;Schlesinger et al.,2007;Widschwendter et al.,2007)。反例是 DNMT3A 在造血干细胞的分化中的研究,证明 DNA 甲基转移酶对于这种相当短命的细胞类型的分化是必不可少的,阐释了 DNA 甲基化在起始而非增强沉默中的指导性的意义。

DNA 甲基化除了与基因沉默的因果关系,其与转录因子结合的因果关系也仍然是充满争议的。一些全基因组关联分析比较了具有染色质修饰(Kasowski et al.,2013;Kilpinen et al.,2013;McVicker et al.,2013)和 DNA 甲基化(Gutierrez-Arcelus et al.,2013)的人群队列内部的 DNA 序列差异,发现大部分观察到的组蛋白修饰或 DNA 甲基化差异都可以用遗传变异解释。可能的原因是,调控区域内部的突变影响转录因子的结合,继而又影响 DNA 甲基化和组蛋白修饰。相反,转录因子的突变可能损坏其结合到特定序列的能力,导致甲基化水平提高,这与 20 多年前观察到的转录因子在建立 DNA 甲基化状态中的角色是一致的。由此得出的模型是,DNA 的根本序列通过被转录因子识别可能会影响到 DNA 甲基化、染色质模式,以及它们在个体和细胞类型间的差异(图 1.5)。

近年来,也有例证指出,转录因子的结合能够调控 DNA 甲基化的状态(Blattler et al.,2013),例如,结合甲基化状态的 CpG 贫乏序列,会反过来导致这些区域的去甲基化(Han et al.,2001;Hon et al.,2013)。在这种情景下,DNA 甲基化的改变是在转录因子结合到目标区域之后,因此不是指导性的作用。图 1.6 阐释了转录因子与甲基化状态的 DNA 互作的两种行为模式。一方面,转录因子的结合可以决定结合位点周围的甲基化状态。例如转录抑制因子 CTCF(CCCTC-binding factor)的结合降低了附近的甲基

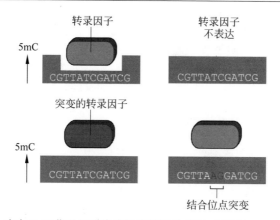

图 1.5　决定 CpG 贫乏区域胞嘧啶甲基化的 DNA 序列（Schubeler，2015）

在一个简化的模型中，转录因子的结合导致结合位点的甲基化水平降低（左上）。在发育或疾病中，这个转录因子的表达丧失会导致甲基化水平增加（右上）。影响转录因子结合能力的突变会影响基因组甲基化谱（左下）。DNA 结合位点处的突变也在有转录因子表达的细胞中破坏结合，显示了个体间的遗传变异会导致甲基化差异（右下）。5mC：5-甲基胞嘧啶

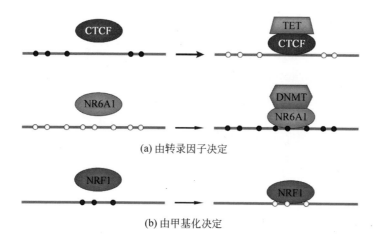

图 1.6　转录因子与甲基化状态的 DNA 互作的两种行为模式（Zhu et al.，2016）

（a）转录因子的结合决定了结合位点周围的甲基化状态；（b）DNA 甲基化状态决定了转录因子的结合活性。实心圆圈代表甲基化状态的 DNA，空心圆圈代表非甲基化状态的 DNA。TET：甲基胞嘧啶双加氧酶；DNMT：DNA 甲基转移酶

化水平，这可能是通过招募 TET 酶来对周边的 CpG 位点进行去甲基化，尽管 CTCF 蛋白质与 TET 蛋白质之间的互作仍有待实验验证；相反，NR6A1 蛋白质（nuclear receptor subfamily 6 group A member 1）的结合通过与 DNA 甲基转移酶的互作来诱导 DNA 甲基化。另一方面，DNA 甲基

化状态也可以决定转录因子结合活性,例如 NRF1 蛋白质(nuclear respiratory factor 1)只有在识别序列没有甲基化时才能结合到 DNA。

1.3.4　DNA 甲基化与其他表观遗传机制的关系

1.3.4.1　组蛋白修饰标记

组蛋白(histone)是表观遗传的重要参与者。核心组蛋白 H2A、H2B、H3 和 H4 组成两个 H2A-H2B 二聚体和一个 H3-H4 四聚体,进一步形成了核小体。DNA 在组蛋白八聚体上缠绕 1.65 圈,长度为 147 bp,而相邻的核小体被大约 50 bp 长的自由 DNA 所间隔,这段 DNA 被称为"连接 DNA"。组蛋白 H1 被称作连接组蛋白(linker histone),它不是核小体的组成部分,但是结合在连接 DNA 上,在 DNA 进入和离开核小体的位置将其密封住(Daujat et al.,2005)。

核心组蛋白基本折叠成球状,除了它们的氮基末端是非结构化的(Kouzarides,2007)。一些翻译后修饰发生在组蛋白尾部,包括乙酰化、甲基化、磷酸化、泛素化、SUMO(Small Ubiquitin-like Modifier)化和 ADP-核糖基化等(Kouzarides,2007;Rando et al.,2009)。组蛋白修饰水平对基因表达是有预测能力的,在转录调控、DNA 修复、DNA 复制、可变剪切和染色体浓缩中起着重要的作用。

根据转录状态,人的基因组可以被粗略分为活跃转录的常染色质(euchromatin)和不活跃转录的异染色质(heterochromatin)。常染色质的特征是高水平的乙酰化和 H3K4、H3K36 以及 H3K79 的三甲基化;而异染色质的特征是低水平的乙酰化和 H3K9、H3K27 以及 H4K20 的甲基化(Li et al.,2007)。活跃转录的基因的特征是启动子区域高水平的 H3K4me3、H3K27ac、H2BK5ac 和 H4K20me1 以及基因体区的 H3K9me1 和 H4K20me1(Karlic et al.,2010)。

组蛋白修饰标记和 DNA 甲基化之间存在相关作用,一个例子是,DNMT3L 特定地与组蛋白 H3 的尾部互作,通过招募 DNMT3A 来诱导从头 DNA 甲基化;然而,这个互作会强烈地被 H3K4me 抑制(Ooi et al.,2007)。另外,多种组蛋白甲基转移酶也可以通过招募 DNA 甲基转移酶来引导特定基因组靶标的 DNA 甲基化(Tachibana et al.,2008;Zhao et al.,2009),帮助设立抑制性组蛋白标记的沉默状态。还有,组蛋白甲基转移酶和去甲基化酶也可以调控 DNA 甲基转移酶的稳定性,从而调控 DNA 甲基化水平(Esteve et al.,2009；Wang et al.,2009)。另一方面,DNA 甲基化也可以引导组蛋白修饰。例如,甲基化状态的 DNA 通过招募 MeCP2 蛋白质(methyl CpG binding protein 2)来介导 H3K9me(Fuks et al.,2003)。

1.3.2.1 节指出,从头 DNA 甲基化未必是基因沉默的起始事件,相应地,从头甲基化不能发生在有 H3K4me2 或 H3K4me3 标记的核小体处(Ooi et al.,2007),这两个标记是与激活的基因相关联的。核小体缺失的转录起始位点周边的核小体通常既包括组蛋白标记 H3K4me3,又包括组蛋白变体 H2A.Z,这两者都与 DNA 甲基化强烈负相关(Conerly et al.,2010；Zilberman et al.,2008)。在小鼠中,H3K4me3 标记可以被 CXXC1 蛋白质(CXXC finger protein 1,又名 CFP1)维持,后者招募 H3K4 甲基转移酶到这个区域,从而确保＋1 和－1 核小体包含与从头 DNA 甲基化相拮抗的标记(Thomson et al.,2010)。因此,这被认为是 CpG 岛保持欠甲基化状态的机制。另外,失活的 CpG 岛启动子基本上没有 DNA 甲基化,而是在H3K27 上被甲基化(H3K27me3),这个标记是由多梳(Polycomb)系统设定的(Lynch et al.,2012；Tanay et al.,2007)。

1.3.4.2　核小体定位

核小体是转录的屏障,能够阻挡激活因子和转录因子靠近 DNA 上的位置,同时也可以通过占用聚合酶来抑制转录本的延伸。DNA 如果包装进核小体,会影响转录的所有阶段,进而调控基因表达。几个大分子复合物能够在 ATP 水解依赖的情况下移动(move)、去稳定(destabilize)、吐出(eject)或者重建(restructure)核小体。这些染色质重塑复合物可以被划分为 4 个家族,SWI/SNF、ISWI、CHD 和 INO80,并且有相似的 ATPase(ATP 酶)结构域,但是在独特亚基的组成上不同(Ho et al.,2010)。

核小体在转录起始位点旁边的精确定位对于转录的起始有着非常重要的影响,只要有 30 bp 以上的核小体移位就能够改变 RNA 聚合酶Ⅱ(RNA polymeraseⅡ)的活性。另外,基因的 5'端和 3'端需要有无核小体的区域来为转录机器的装配和解装配提供空间。转录起始位点的直接上游的核小体丢失与基因激活紧密联系,而转录起始位点被核小体咬合与基因抑制有关(Cairns,2009；Schones et al.,2008)。图 1.7 展示了 DNA 甲基化与核小体定位、开放染色质区域及组蛋白修饰标记的关系。

核小体定位不仅决定了转录因子到目标 DNA 序列的可获得性,也被报道在决定甲基化图景中起重要作用(Chodavarapu et al.,2010)。如

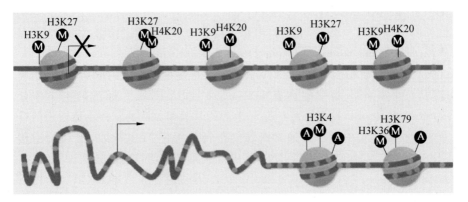

图 1.7　DNA 甲基化与其他表观遗传机制的关系（Portela et al. ,2010）

核小体定位在转录调控中发挥着重要作用。转录起始位点上游的核小体缺失区域对于转录激活
是必需的,没有这段区域会导致转录抑制。DNA 甲基化调控转录,处于甲基化状态的 DNA 浓缩
到定位在"关闭"的染色质区域的核小体中,从而阻止转录;相反,非甲基化状态的 DNA 与"开放"
染色质区域有关,允许转录。图中也反映了组蛋白修饰标记与 DNA 甲基化的重合性和对转录状
态的指示性。A:乙酰化;M:甲基化;H3K9、H3K27、H4K20、H3K4、H3K36、H3K79:不同的
组蛋白修饰标记

1.3.2.1 节所述,从头 DNA 甲基转移酶 DNMT3A 和 DNMT3B 的底物是
核小体 DNA,核小体内组蛋白的修饰严重影响了这些酶诱导从头甲基化的
能力(Ooi et al.,2007)。体内的一些机制也将 DNA 甲基化与染色质重塑
联系起来,例如肿瘤抑制基因 Rb 蛋白质通过超募人体内 SWI/SNF 酶的同
源物 BRG1、组蛋白去乙酰化酶和 DNA 甲基化转移酶来共同发挥作用,而
BRG1 蛋白质的突变会使得 Rb 蛋白质失去抑制肿瘤的作用(Wolffe,
2001)。

1.3.4.3　开放染色质区域与染色质结构

DNA 甲基化和相关蛋白质不仅参与基因转录的顺式调控,也通过参与
细胞核组装以及建立特定染色质领域而起到反式的作用。一个被印记的区
域可以与在一级结构上距离很远的序列甚至不同的染色体上的序列产生物
理互作。这些反式的物理互作可以调控转录,正如 H19 印记控制区域和
Osbpl1a/*Impact* 位点所展示的(Zhao et al.,2006)。其他导致基因组三维
重组(three-dimensional rearrangements)而调控基因表达的表观遗传参与
者的例子有:参与维持核仁区间结构的 DNA 甲基化酶 DNMT1(Espada et
al.,2007)和在 *Dlx*5-*Dlx*6 位点的沉默染色质环的形成所需的具有甲基

CpG 结合结构域的蛋白质 MeCP2（Horike et al.，2005）。

　　结合高通量测序，以下几种方法可以用来测定核小体定位、开放染色质区域以及染色质结构：①DNase-seq 方法（DNase Ⅰ hypersensitive sites sequencing）利用基因组上不同区域对于 DNaseⅠ酶的敏感性来勘察开放或者可触及区域（accessible region）；②FAIRE-seq 方法（formaldehyde-assisted isolation of regulatory elements sequencing）利用与蛋白质结合的 DNA 在双相分离实验中的化学特性来提取基因组上核小体缺失的区域（Luijsterburg et al.，2012）；③ATAC-seq 方法（assay for transposable accessible chromatin sequencing）利用 Tn5 转座酶将转座子整合到基因组的可触及区域，从而使核小体和转录因子的定位显现；④MNase-seq 方法（micrococcal nuclease sequencing）（Buenrostro et al.，2013；Cui et al.，2012）和 MACC-profiling 方法（micrococcal nuclease accessibility profiling）（Mieczkowski et al.，2016）都是利用微球菌核酸酶来鉴别全基因组的核小体定位；⑤3C 方法（chromosome conformation capture）通过推断存在物理互作的基因组位置来判断细胞核中染色质的空间组织。

1.3.5　DNA 甲基化与癌症等疾病的关系

　　表观遗传在维持生物机能和确保正常发育中起到非常重要的作用，当错误类型的表观遗传标记在错误的时间或者错误的地点被引入或添加后，疾病便随之产生（Esteller，2002）。几种疾病，例如脆弱 X 综合征、免疫缺陷、着丝粒不稳定与面部异常综合征，都被报道与 DNA 甲基化有关。癌症表观遗传组的特征是 DNA 甲基化、组蛋白修饰模式和染色质修饰酶表达谱的全局性改变（Esteller，2007a），它们在癌症的发生和发展中发挥重要作用。例如，一些基因的高甲基化（如 p16INK4a，p14ARF 和 MGMT）是肿瘤生成的早期事件，证明 DNA 甲基化在癌症中的非常清晰的因果角色（Esteller，2007a）。

　　本节先介绍癌症中甲基化异常的可能机制，再综述已报道的甲基化异常模式，最后介绍 DNA 甲基化在癌症相关研究中的作用。

1.3.5.1　癌症中 DNA 甲基化异常的机制

　　如 1.3.1.1 节所介绍，胞嘧啶甲基化强烈增加了 C 到 T 的转换速率，因此引发了核苷酸突变。生殖细胞系的致病突变中，大约 1/3 与 DNA 甲基化有关（Cooper et al.，1988）；体细胞中，基因体区甲基化是 TP53 等肿瘤抑制基因的突变的主要原因(Rideout et al.,1990)。一般来说,肿瘤基因组是欠甲基化的,但许多编码肿瘤抑制物的基因,如*RB1*、*MLH1*、*p16* 和 *BRCA*,它们的转录起始位点位于 CpG 岛,在大量肿瘤中被深度甲基化,如视网膜母细胞瘤、结直肠癌、肺癌和卵巢癌,研究证明减弱这些基因表达的因素增强了从头甲基化和不可逆的沉默(Bell et al. ,2011;Hitchins et al. ,2011;Stirzaker et al. ,1997)。在某些情况下,也有报道 DNA 甲基转移酶和组蛋白去乙酰化酶被融合蛋白质招募到特定的目标基因,从而导致异常的 CpG 岛甲基化,例如 PML-RARA 融合蛋白质(promyelocytic leukemia-retinoic acid receptor-alpha)在一些白血病中表达(Di Croce et al. ,2002)。

在 DNA 甲基化的设定、维持和去除中起关键作用的酶如果突变或者缺失,会导致正常生理功能的紊乱,也使癌症等疾病容易发生,例如,TET 甲基胞嘧啶双加氧酶的突变与很多髓性恶性肿瘤有关(Ko et al. ,2010;Ono et al. ,2002);IDH1、IDH2(Figueroa et al.,2010)的突变与白血病有关。DNA 甲基转移酶 DNMT3A 是急性髓细胞性白血病中最频繁突变的基因之一(在 25% 的患病成年人中均突变)(Ley et al. ,2010),随后的研究表明,DNMT3A 的突变发生在血液干细胞中,是白血病病变的早期事件,但是只有与随后的驱动突变(driver mutation)结合才能够导致白血病(Corces-Zimmerman et al. ,2014;Shlush et al. ,2014)。此外,将 DNA 甲基转移酶进行组织特异性缺失,会导致包括基因表达明显改变在内的迥异的表型(Smith et al.,2013),不过尚不清楚这些表型的改变是来自周边的调控区域的差异甲基化,还是来自整体的扰动,包括重复区域以及甲基化的 CpG 岛的重新激活。

1.3.4 节介绍了 DNA 甲基化与其他表观遗传机制的互作,在癌症中,这种相互影响、共同作用的关系也被干扰了。例如,CpG 岛启动子包含拮抗型 H3K4me3(Ooi et al.,2007)和 H2A. Z(Zilberman et al. ,2008)组蛋白修饰标记,并被 TET1 结合,来确保发育所需的基因没有被从头甲基化;这种保护在原癌转化中被破坏了,CpG 岛变得非常容易从头甲基化(Ohm et al. ,2007;Schlesinger et al. ,2007;Widschwendter et al. ,2007)。再例如,CpG 岛启动子的长期失活机制不是 DNA 甲基化,而是在由多梳系统设定的 H3K27me3(Lynch et al. ,2012;Tanay et al. ,2007),但在癌症等疾病状态中,有 H3K27me3 标记的 CpG 岛更容易获得 DNA 甲基化(Mohn et al. ,2008;Ohm et al. ,2007)。

1.3.5.2　癌症中的 DNA 甲基化异常模式

接下来,将分情况介绍癌症中的异常甲基化模式。

(1) CpG 岛超甲基化

与全局 DNA 低甲基化相反的是,特定的 CpG 岛的高甲基化引起了转录失活,影响了主要细胞通路中的基因,其中有:DNA 修复($hMLH1$、$MGMT$、WRN、$BRCA1$)、维生素响应($RARB2$、$CRBP1$)、Ras 信号($RASSFIA$、$NOREIA$)、细胞周期控制($p16^{INK4a}$、$p15^{INK4b}$、RB)、p53 网络($p14^{ARF}$、$TP73$、HIC-1)和细胞凋亡($TMS1$、$DAPK1$、WIF-1、$SFRP1$)基因。高甲基化启动子被认为是新一代的生物标志物,对于临床有巨大的诊断和预测前景(Li et al.,2009)。人类肿瘤的一个特征是总体的 miRNA 下调,而这通常是 miRNA 启动子的高甲基化造成的(Saito et al.,2006)。例如,miR-124a 被高甲基化抑制,介导 $CDK6$ 激活和 Rb 磷酸化(Lujambio et al.,2007)。更进一步,通过高甲基化来失活 miRNA 表达也与肿瘤的远端转移有关。启动子高甲基化造成的对基因 miR-148、$miR34$-b/c 和 miR-9 的抑制更容易发生在肿瘤从原始位置扩散的过程中(Lujambio et al.,2008)。

(2) CpG 岛欠甲基化

特定启动子的低甲基化可以激活原癌基因的异常表达、诱导一些位点丧失印记(loss of imprinting,LOI)。例如,肿瘤抑制基因 $MASPIN$(又名 $SERPINB5$)的低甲基化以及其表达,随着某些癌症细胞的脱分化程度增加而增加(Bettstetter et al.,2005;Futscher et al.,2002)。其他广为研究的在癌症中低甲基化的基因还有胰腺癌中的 $S100P$ 基因、乳腺癌和卵巢癌中的 $SNGG$ 基因、黑色素瘤中的 $MAGE$ 基因(melanoma-associated gene)和 $DPP6$ 基因(dipeptidyl peptidase 6)(Irizarry et al.,2009;Wilson et al.,2007)。最常见的由于低甲基化而丧失印记的是 $IGF2$ 基因(insulin-like growth factor 2),其在乳腺癌、肝癌、肺癌和结直肠癌等癌症类型中被报道(Ito et al.,2008)。

(3) CpG 海滨超甲基化

尽管大多数研究都聚焦于启动子区域的 CpG 岛,也有研究认为,癌症中大多数异常的 DNA 甲基化发生在 CpG 海滨,例如 $HOXA2$ 基因和 $GATA2$ 基因(Portela et al.,2010)。尤其是,约 45%～65% 的 CpG 海滨的改变与在正常组织分化中变得高甲基化的区域有关联(比如 $TGFB1$ 基因

和 *PAX*5 基因)(Doi et al.,2009;Irizarry et al.,2009)。与 CpG 岛一样,CpG 海滨中的 DNA 差异甲基化也与基因表达有相关性(Ji et al.,2010)。

(4)重复序列欠甲基化

全局低甲基化主要发生在重复序列中,促进染色质不稳定性、转位、基因断裂和内寄生序列的重新激活(Gaudet et al.,2003;Goelz et al.,1985)。一个明确的例子是 LINE 家族成员 L1 在很多种癌症中都是低甲基化状态,包括乳腺癌、肺癌、膀胱癌和肝癌(Wilson et al.,2007)。

1.3.5.3 DNA 甲基化在癌症研究中的作用

癌症是一种具有高度异质性的疾病,这种异质性根据产生的原因可以分为遗传异质性和非遗传异质性(Marusyk et al.,2012)。遗传异质性指不同细胞的基因组序列的差异。而非遗传异质性包括两个方面,一种是决定性异质性(deterministic heterogeneity),是由不同细胞类型的表观遗传图景不同而造成的;另一种是随机性异质性(stochastic heterogeneity),是由细胞内生化过程的随机性本质造成的(Marusyk et al.,2012),例如基因调控网络的随机性波动、蛋白质合成和降解的动力学、细胞分裂时物质的不均匀分配、不同步或者不对称的细胞增殖、基因表达等位基因调控,以及细胞外环境中可溶性物质和基质的空间浓度分布等(Wu et al.,2013)。根据尺度的不同,肿瘤异质性可以分为肿瘤间异质性(intertumoral heterogeneity)和肿瘤内部异质性(intratumoral heterogeneity)。从肿瘤内部异质性方面来看,根据肿瘤起源的两大理论(克隆进化论及肿瘤干细胞理论),肿瘤内部异质细胞的组成直接反映了肿瘤细胞的来源、分化、变异、选择等重要的肿瘤发生发展过程(Marusyk et al.,2010;Shackleton et al.,2009);肿瘤内部的异质性被认为是肿瘤治疗后复发及产生耐药性的主要原因之一(Marusyk et al.,2012)。从肿瘤间异质性来看,肿瘤治疗药物的有效性与不同患者肿瘤中异质细胞的基因突变情况、基因表达水平及细胞微环境等因素密切相关。总之,肿瘤异质性是肿瘤发生发展的驱动力与必然产物,对肿瘤异质性的研究可以为许多肿瘤相关过程提出解释。

自 TCGA 数据集发布以来,越来越多的研究工作利用这个数据类型全面、数据量巨大的资源探索靶基因的多态性与癌症的关系。最早的一项工作发表在 2008 年,研究人员整合了 206 个神经胶质母细胞瘤(glioblastoma multiforme,GBM)样本的 DNA 甲基化、基因表达和拷贝数目多态性数据,报告了 *ERBB*2、*NF*1、*TP*53 和 *PIK*3*R*1 基因在其中的作用,及它们所处的 3 个信号通路在这种癌症发生中的变化,又通过整合临床治疗数据,发现了治疗过的癌症患者中 *MGMT* 基因的启动子甲基化和高突变表型的关系,提示有潜在的治疗意义(The Cancer Genome,2008)。随着技术的发展以及后续研究的发现,2013 年,研究人员又利用 500 多例神经胶质母细胞瘤样本的 9 种类型的数据,对这种癌症的分子特征进行了更深入的挖掘,鉴定了 *EGFR*、*PDGFRA*、*TERT* 基因所处通路与端粒酶重激活的关系,并验证了 *MGMT* 基因的 DNA 甲基化可以作为神经胶质母细胞瘤的一种亚型的预测性生物标记物(Brennan et al.,2013)。采用相同策略的类似思路,研究人员已经对膀胱癌、乳腺癌、急性白血病、透明细胞癌、子宫内膜癌等癌症进行了类似的探索。这些结果说明在大量的患者群体中进行系统性的基因组分析,能够鉴定出核心生物学途径以及其他重大意义的发现,极大地增进了我们对于不同种类癌症分子机制的认识,促进癌症诊断和治疗候选靶标的发现(Brennan et al.,2013)。

　　DNA 甲基化可以作为癌症研究的主要对象,例如,在成神经管细胞瘤(medulloblastoma)中,调控区域的细致的甲基化水平的分析使得研究人员鉴别出疾病和肿瘤亚型特异性的改变,这些改变反映了转录因子的活性,也预测了新的疾病状态的生物标志物(Hovestadt et al.,2014)。更常见的,则是在多组学分析中,全基因组 DNA 甲基化谱被用于区分癌症亚型的分子特征,例如乳腺癌(Cancer Genome Atlas Research,2012b)、肺鳞癌(Cancer Genome Atlas Research,2012a)、肺腺癌(Cancer Genome Atlas Research,2014)和头颈鳞癌(Cancer Genome Atlas Research,2015)等。这些研究说明,为了获得生物学过程的全面综合的视野,不同层次的实验数据应该被整合分析。

　　整合多组学数据分析能够比只用单组学的分析获得更好的统计学结果、更完整和全面的生物学观点(Hawkins et al.,2010;Holzinger et al.,2012)。例如,整合拷贝数目多态性、杂合性丢失、DNA 甲基化和基因表达数据的 MCD 方法能够鉴别大量可由 DNA 解释的基因表达变化,如果只使用单组学数据,这些基因就无法被鉴别出来(Chari et al.,2010);再如,整合基因表达和 DNA 甲基化数据的网络融合方法能够把患者按照显著不同的生存率聚成不同的类,并且类别与癌症亚型相对应(Wang et al.,2014)。这些例子都表明,对突变、基因表达、DNA 甲基化、代谢物和蛋白质的复杂性和它们之间的交互性建模,能够提供更大的统计学效力,使我们更好地了解复杂性状的机制和因果关系。对多组学数据进行分析需要通过统计方法有机地将不同的组学数据组合起来。按照对多种数据利用的方式,方法可以分为三类:①通过步步渐进的方式来整合信息的"层次分析模式";②将不同组学数据同时分析的"联合模式";③对不同的组学数据分别分析再整合的"分治模式",这种方法现在使用较多。分治模式是先对各个单组学数据进行建模分析,然后再将第一步分析的结果通过恰当的方式进行处理得出结果,并观察其与临床指标的关联,验证有效性,最终给出结论。在这样的分析模式下,由于建模是分数据类型进行的,因此可以有效地减小计算规模,而且对不同组学数据的组合比较灵活,方便对模型进行快速更新,并且针对不同的数据类型设计最佳的模型,避免由于直接将多种数据合并而导致的因数据维度过高而带来的计算上的困难(Ritchie et al.,2015)。在 1.2节中介绍的 TCGA 项目研究中所使用的二重聚类方法就是一种典型分治策略,分别对每一种组学数据进行聚类,然后使用这个分类标签再次进行聚类,得出最后的结果(Hoadley et al.,2014)。

对单一癌症类型进行的组学分析已经大大推进了人类对于癌症的了解,同时跨多种癌症的分析将能提供对癌症本质的新认知。跨多种癌症类型、多种组学数据的研究往往具有样本多、数据动态范围大的优势,能够突破单癌症分析的局限,从更高的层次上对癌症的共性与差异进行研究。Rubio-Perez 等(2015)使用主要来源于 TCGA 的 28 个癌症数据对癌症中潜在的可以作为药物靶点的驱动基因和潜在的用药方案进行了研究,成功发现了癌症患者的潜在用药方案,也额外发现了 80 个新的驱动基因。另一项跨癌症研究通过比较不同癌症的突变模式,发现了不同癌症具有显著不同的突变率,而且碱基的突变模式也有明显的差异。低突变和高突变的癌症中发生显著突变的基因具有明显的模式差异,这样的差异可以指导药物研发和疾病的早期检测与预防(Kandoth et al.,2013)。还有一项针对体细胞拷贝数异常的跨癌症研究,发现了不同癌症中的拷贝数变异虽然总体上差异很大,但是在一部分染色质位置上具有高度一致的变异模式(Zack et al.,2013)。

针对泛癌症甲基化组的分析也越来越多,不过,有些核心问题还需要解决。第一,不同癌症的 DNA 甲基化组数据的产生平台不一样,整合这些数据便减少了可供研究的 CpG 位点,而这些位点大多数都在 CpG 岛,因此在很大程度上减少了基因组覆盖度;不过现在 Illumina HumanMethylation450 平台的数据大量产生,这个限制慢慢会被克服。第二,比较不同平台的数据以及不同中心提供的样本,结果会产生系统性的批次效应,因此需要仔细地审视

(Witte et al.,2014)。第三,一些癌症种类有很高的肿瘤异质性,这个很难控制,可能会带来假阳性结果;数据正确解读也需要高的肿瘤纯度,但通常很难获得(Witte et al.,2014)。第四,为了开发出诊断、治疗、预后的生物标志物,以及对患者进行分群,需要有记录翔实的病例数据。第五,多平台数据的整合和比较分析需要强有力的生物信息和生物统计算法(Witte et al.,2014)。相信随着实验手段的不断发展、组学数据的种类和数量越来越多,通过整合更多的数据、使用更加优化的模型,就能够更深入地对癌症进行分析,抓住癌症本质,服务于癌症的诊断、预防与治疗。

1.4　研 究 内 容

如 1.3 节所综述,使用多个癌症种类、多种组学数据对癌症进行研究是现在研究的主流方向之一。本书的主要研究思路就是在多种癌症类型中比较 DNA 甲基化模式(泛癌症甲基化组分析),发掘出不同肿瘤亚群的相似的甲基化模式,再将这些数据与癌症基因组测定得到的大量信息相整合,从而挖掘癌症的分子特征和致病机理。

基于 TCGA 数据库提供的 21 种癌症类型的超过 7000 例肿瘤组织和上百例正常组织样本的 DNA 甲基化谱,本书在主要癌症中进行了全基因组规模和单 CpG 位点精度的多维度探究。首先,针对肿瘤中 DNA 甲基化组的泛癌症聚类提供了肿瘤间异质性和癌症类型特异性的综合性研究,而这些异质性和特异性来自高动态性的背景依赖的 DNA 甲基化失调。这样的动态 DNA 甲基化组的泛癌症聚类显示了癌症类型的汇聚以及新的癌症亚型分类。其次,癌症类型特异性分析揭示了 DNA 甲基化的动态性高度富集于 DNA 结合蛋白质,特别是转录因子基因的启动子区。换句话说,作为转录组的主要决定因素,转录因子本身是受到肿瘤中启动子区 DNA 甲基化水平的高度异质性调控的。

DNA 甲基化被认为是通过与多种转录因子互作而发挥主要功能。DNA 甲基化,特别是启动子区域的 DNA 甲基化,一直以来被认为是潜在的通过阻挡招募转录因子而作为表观遗传抑制物,也有研究报道了很多转录因子结合事件是依赖于甲基化状态的 CpG 位点。本研究通过分析发现了启动子区 DNA 甲基化和基因表达的正相关、负相关两种类型,有趣的是,对这两组 CpG 位点在多种基因组位置特征的比较分析不支持甲基化状态的 CpG 位点依赖的转录因子结合机制。

1.5　本 书 结 构

本书共包括 7 章。第 1 章提出了所研究的科学问题并介绍选题背景和意义,也综述了相关领域的研究进展;第 2 章详细介绍了本研究使用的数据来源、处理方式,以及研究过程中使用的数据整合和分析方法;第 3～6章分别介绍了本书的研究工作,各章之间是相对独立而又层层递进的;第 7章系统总结了本研究的主要成果,并针对每一章的工作分别进行了讨论和展望,为进一步研究提供了思路和方向。

第 2 章　数据来源与分析方法

2.1　TCGA 数据的收集与处理

2.1.1　数据平台及癌症种类的确定

本研究所用的主要数据来自 TCGA(The Cancer Genome Atlas)项目,此项目提供的 33 个癌症种类的多层次组学数据,使得泛癌症整合分析成为可能。不过,TCGA 中每种癌症可供使用的样本数目不一,少则几十例,多则成百上千例。为了得到准确的分析结果,需要数据量有一定的动态范围,如果样本数目过少,则在统计学上的可信度很低。经过比较测试,本研究对于主要使用的三种数据类型——甲基化、RNA 表达、拷贝数目多态性——要求样本数目均不少于 150 例。经过初步筛选,符合要求的癌症种类以及所含的数据数量如表 2.1 所示。

表 2.1　三种主要数据类型均超过 150 例样本的癌症统计

癌症缩写	癌症名称	总计	外显子	单核苷酸多态性	甲基化	RNA表达	小 RNA	临床诊断
BLCA	膀胱尿路上皮癌	412	412	412	412	408	409	406
BRCA	浸润性乳腺癌	1098	1081	1095	1080	1094	1077	1087
CESC	宫颈鳞状细胞癌和宫颈腺癌	308	305	302	307	304	307	306
COAD	结肠腺癌	461	457	460	458	458	444	458
ESCA	食管癌	185	184	185	185	184	184	184
GBM	多形性成胶质细胞瘤	528	512	523	524	508	496	521
HNSC	头颈鳞状细胞癌	528	510	526	528	520	523	525
KIRC	肾透明细胞癌	536	520	532	535	533	516	535
KIRP	肾乳头状细胞癌	291	288	290	291	290	291	289
LAML	急性髓细胞白血病	200	150	200	194	179	188	200

癌症缩写	癌症名称	总计	外显子	单核苷酸多态性	甲基化	RNA表达	小RNA	临床诊断
LGG	脑低级别胶质瘤	516	516	515	516	516	512	510
LIHC	肝细胞癌	377	375	375	377	371	372	366
LUAD	肺腺癌	521	517	518	517	516	513	520
LUSC	肺鳞状细胞癌	504	497	503	503	501	478	496
PAAD	胰腺癌	185	183	185	184	178	178	185
PCPG	嗜铬细胞瘤和副神经节瘤	179	179	178	179	179	179	179
PRAD	前列腺癌	498	498	495	498	497	494	497
SARC	肉瘤	261	255	260	261	259	259	259
SKCM	皮肤黑色素瘤	470	470	470	470	469	448	469
STAD	胃腺癌	443	441	443	443	416	436	443
TGCT	睾丸生殖细胞肿瘤	150	150	150	150	150	150	134
THCA	甲状腺癌	507	496	507	507	505	506	507
UCEC	子宫内膜癌	548	544	545	547	546	538	545
READ	直肠腺癌	171	169	167	165	166	161	171

　　另外,每种数据类型又有多个平台的数据来源,为了保证数据之间的可比性,本研究对于每种数据类型只选择同一个平台的数据,具体见如下各节(2.1.2 节～2.1.4 节)的介绍。综合考虑三种数据类型,本研究最终选定21 种癌症种类作为分析对象,这些癌症种类及各自所含有的肿瘤组织和配对正常组织的样本数目见表 2.2。

表 2.2　本研究所使用癌症种类及样本数目

癌症种类	甲基化		RNA 表达			拷贝数目多态性			共同样本	
	肿瘤	正常	配对	肿瘤	正常	配对	肿瘤	正常	肿瘤	正常
BLCA	411	21	20	406	19	18	407	388	402	15
BRCA	737	96	90	1099	111	111	1086	1110	726	62
CESC	309	3	3	306	3	3	297	289	294	3
COAD	285	38	38	286	41	26	454	467	265	19
ESCA	186	16	16	185	11	11	185	188	184	9
HNSC	530	50	50	516	43	42	524	565	510	20
KIRC	320	160	160	532	72	72	529	530	312	24
KIRP	276	45	45	291	32	32	288	302	272	21

续表

癌症 种类	甲基化		RNA 表达			拷贝数目多态性			共同样本	
	肿瘤	正常	配对	肿瘤	正常	配对	肿瘤	正常	肿瘤	正常
LAML	194	0	0	173	0	0	191	189	163	0
LGG	530	0	0	528	0	0	527	488	525	0
LIHC	379	50	50	373	50	50	372	388	366	39
LUAD	451	32	29	513	58	57	518	577	441	30
LUSC	359	42	40	501	51	51	501	531	356	8
PAAD	185	10	10	179	4	4	185	180	178	4
PCPG	184	3	3	184	3	3	166	180	166	3
SARC	245	4	4	261	2	2	261	252	237	0
SKCM	465	2	2	474	1	1	471	466	456	0
STAD	395	2	2	415	35	32	441	463	370	0
TGCT	156	0	0	156	0	0	150	148	150	0
THCA	515	56	56	513	59	59	512	514	510	0
UCEC	432	46	33	174	24	7	540	549	172	22
总计	7544	676	651	8065	619	581	8605	8764	7055	279

这 21 种癌症中,BRCA、COAD、KIRC、KIRP、LUAD、PAAD、STAD 是典型的腺癌(adenocarcinoma,AD)类型,HNSC、LUSC 和 SKCM 是典型的鳞状细胞癌(squamous cell carcinoma,SCC)类型,CESC 和 ESCA 既包括腺癌亚型,也包括鳞状细胞癌亚型,而其余癌症的类型不明确或者不适用于这种分类方法。后续分析中(4.9 节)会涉及癌症类型的相关内容。

2.1.2 甲基化数据的处理

2.1.2.1 甲基化数据平台的确定与介绍

如表 2.3 所示,TCGA 的大部分癌症种类的甲基化数据主要来源(指最多样本数目的数据平台,下同)为"HumanMethylation450"平台(表 2.3 中标记为"450K"),OV 和 GBM 两种癌症数据的主要来源为"HumanMethylation27"平台(表 2.3 中标记为"27K"),此外还有个别其他平台。为了保证数据之间的可比性,本研究对于甲基化数据统一采用了 HumanMethylation450 平台的数据。

表 2.3　甲基化的数据来源和样本统计

癌症 种类	样本 总数	非重复 样本 总数	癌症样 本总数	非重复 癌症样 本总数	正常样 本总数	非重复 正常样 本总数	主要 平台	其他平台
BLCA	437	432	416	411	21	21	450K	IlluminaHiSeq_ WGBS
BRCA	842	833	746	737	96	96	450K	27K
CESC	312	312	309	309	3	3	450K	
COAD	362	323	324	285	38	38	450K	27K
ESCA	202	202	186	186	16	16	450K	
GBM	295	287	295	287	0	0	27K	450K
HNSC	580	580	530	530	50	50	450K	
KIRC	485	480	325	320	160	160	450K	27K
KIRP	321	321	276	276	45	45	450K	27K
LAML	194	194	194	194	0	0	450K	27K
LGG	536	530	536	530	0	0	450K	
LIHC	430	429	380	379	50	50	450K	
LUAD	517	483	485	451	32	32	450K	27K
LUSC	401	401	359	359	42	42	450K	27K
OV	613	612	601	600	12	12	27K	450K
PAAD	195	195	185	185	10	10	450K	
PCPG	187	187	184	184	3	3	450K	
PRAD	549	547	499	497	50	50	450K	
SARC	249	249	245	245	4	4	450K	
SKCM	467	467	465	465	2	2	450K	
STAD	397	397	395	395	2	2	450K	27K, IlluminaHiSeq_ WGBS
TGCT	156	156	156	156	0	0	450K	
THCA	571	571	515	515	56	56	450K	
UCEC	485	478	439	432	46	46	450K	27K

HumanMethylation450 的全称是 Illumina HumanMethylation450 BeadChip,是目前主流的甲基化芯片,名字中的"450"得名于能同时检测大约 450 000 个 CpG 位点的甲基化信息。同时,Illumina 公司提供了每个检测范围内的 CpG 位点的详细信息,在后续的分析中,本研究对不同类型的

CpG 位点的表现差异进行了统计与比较。所用到的类别信息的含义、可能的取值、各自的数目与比例总结在表 2.4 中。

2.1.2.2　启动子区 CpG 位点的确定

HumanMethylation450 芯片上一共有 485 577 个检测点,即能检测 485 577 个 CpG 位点;其中 485 512 个有明确的染色体和坐标信息。经过查阅,在美国国立生物技术信息中心(National Center for Biotechnology Information, NCBI)的基因表达综合数据库(Gene Expression Omnibus,GEO)中,由 Illumina 官方负责维护的 GPL13534 平台指明了其中 198 103 个 CpG 位点所属的基因,然而,此文件仅指定了所属基因的特征类型(例如"在基因体中""在转录起始位点周围 1500 bp 内""在第一个外显子中"这样的描述),并没有提供对应的基因注释信息,所以无法了解到这些特征的实际距离,不便于后续分析。因此,本研究没有使用已有的指定,而是对所有的 CpG 位点重新确定了所属基因。

本研究对于"启动子"的定义为转录起始位点上下游 2500 bp 范围内,每个基因的转录起始位点信息下载自 UCSC 的 Table Browser 数据库(http://genome.ucsc.edu/cgi-bin/hgTables)。由于 Illumina 官方提供的 HumanMethylation450 芯片的坐标信息为 hg19 版本,因此基因信息也选用对应版本。编写定制化 Perl 脚本来为每个 CpG 位点指明其属于哪个(些)基因的启动子区域,记录每个 CpG 位点到相应基因的转录起始位点的距离(精确到 1 bp,并记录上下游关系);如果一个 CpG 位点到某个基因的多个转录起始位点的距离都在 2500 bp 之内,则记录最小距离,并计算这几个距离的平均值。

经过这样的计算与重新分配,结果一共有 229 339 对所属关系,涉及 193 969 个 CpG 位点和 23 837 个基因,最多的基因有 278 个 CpG 位点。在这里,所涉及的 CpG 位点数目(193 969 个)与官方文件中的(198 103 个)很接近,验证了定制化脚本的结果。表 2.4 中,也统计了位于启动子区域的 CpG 位点(下称"启动子区 CpG 位点")对于每种类别的位点数目以及占全部该类型位点的比值(这里只有 168 931 个非缺失值 CpG 位点,详见 2.1.2.3 节)。

2.1.2.3　每种癌症甲基化数据的整合与处理

TCGA 的三级公开数据(Level 3)提供了每个样本经过处理的甲基化数据,即 485 577 个位点的 beta 值(值域为 0~1,表示处于甲基化状态的细

表 2.4　HumanMethylation450 芯片提供的 CpG 位点的重要信息

CpG 位点特征	特征解释	该类型位点的数目	该类型位点所占比例	启动子区该类型位点的数目	启动子区该类型位点占全部该类型位点的比例
CGI:	与典型"CpG 岛"的关系：				
Island	在典型 CpG 岛中	150 254	30.95%	78 300	52%
N_Shelf	位于典型 CpG 岛的上游，且距离 CpG 岛 2~4 kb	24 844	5.12%	4770	19%
N_Shore	位于典型 CpG 岛的上游，且距离 CpG 岛 0~2 kb	62 870	12.95%	28 836	46%
S_Shelf	位于典型 CpG 岛的下游，且距离 CpG 岛 2~4 kb	22 300	4.59%	3560	16%
S_Shore	位于典型 CpG 岛的下游，且距离 CpG 岛 0~2 kb	49 197	10.13%	17 801	36%
Sea	到所有典型 CpG 岛的距离均超过 4 kb	176 047	36.26%	35 664	20%
DESIGN:	探针设计类型：				
I	"Infinium I"类型	135 476	27.90%	56 923	42%
II	"Infinium II"类型	350 036	72.10%	112 008	32%
TYPE:	所检测的甲基化位点类型：				
CpG	CpG 类型	482 421	99.36%	168 746	35%
CpH	CpH 类型	3091	0.64%	185	6%
SPEC:	所属的调控特征类型：				
Gene_Associated	基因相关的	1288	0.27%	568	44%

续表

CpG 位点特征	特征解释	该类型位点的数目	该类型位点所占比例	启动子区该类型位点的数目	启动子区该类型位点占全部该类型位点的比例
Gene_Associated_Cell_type_specific	基因相关的，细胞类型特异的	1963	0.40%	717	37%
NonGene_Associated	非基因的	1339	0.28%	853	64%
NonGene_Associated_Cell_type_specific	非基因的，细胞类型特异的	220	0.05%	79	36%
Promoter_Associated	启动子相关的	91 963	18.94%	55 535	60%
Promoter_Associated_Cell_type_specific	启动子相关的，细胞类型特异的	6127	1.26%	2917	48%
Unclassified	未分类的	30 461	6.27%	12 036	40%
Unclassified_Cell_type_specific	未分类的，细胞类型特异的	36 731	7.57%	12 387	34%
—	其他	315 420	64.97%	83 839	27%
RANDOM:	是否随机序列：				
FALSE	非随机序列	481 470	99.17%	168 340	35%
TRUE	随机序列	4042	0.83%	591	15%

胞占全部细胞的比例,即甲基化水平),因此无需从头处理,只需使用定制化 Shell 脚本将每个样本的数据整合起来。本研究只关注启动子区域的 CpG 位点,也即 193 969 个 CpG 位点(来自 23 837 个基因),并对每种癌症分别进行了如下筛选,筛选过程记录于表 2.5。

表 2.5　每种癌症 CpG 位点的统计与选择

癌症种类	缺失值 CpG 位点数目	易变 CpG 位点数目	易变启动子区 CpG 位点数目	易变启动子区 CpG 位点所在的基因数目
BLCA	89 512	216 502	75 302	18 298
BRCA	89 512	195 492	69 801	17 349
CESC	89 512	211 568	75 366	18 203
COAD	89 512	180 871	66 356	16 726
ESCA	89 512	215 230	76 311	18 186
HNSC	89 512	191 671	67 227	17 162
KIRC	89 512	136 183	48 662	15 300
KIRP	89 512	155 929	57 820	15 564
LAML	89 512	141 157	56 796	14 571
LGG	89 512	146 154	59 016	16 093
LIHC	89 512	223 514	79 427	18 550
LUAD	89 512	175 154	61 775	16 022
LUSC	89 512	193 336	65 842	17 415
PAAD	89 512	142 829	51 920	15 063
PCPG	89 512	194 583	67 082	18 845
PRAD	89 512	128 118	46 447	14 091
SARC	89 512	225 878	79 038	19 416
SKCM	89 512	216 992	77 849	18 286
STAD	89 512	220 831	81 343	18 370
TGCT	89 512	241 549	77 546	20 979
THCA	89 512	116 029	42 301	14 609
UCEC	89 513	188 594	65 600	17 163

首先,有些样本在某些 CpG 位点上的 beta 值未检测到(值为 NA,意为 not available),也即存在缺失。一般情况下,这是由于位点探针设计不合理导致的,因此每种癌症的所有样本中都会缺失,这样的探针数目为 89 512 个,占总数的 18.4%;这些 CpG 位点不能提供任何信息,需要从分析中排除掉。个别情况下,由于产品批次、肿瘤样本特异性或者制备过程中的偶然性等问题,会有个别 CpG 位点在个别样本中缺失,这种情况下,缺失的样本

数目占总样本数目的比例一般比较低,不超过 25%。这时,此 CpG 位点在其他样本中的值仍然可信,可以保留。还有些时候,由于癌症种类的特殊性,会有在某些 CpG 位点上所有样本的值都缺失的情况,如表 2.5 中,CpG位点中 UCEC 的缺失值要比其他癌症种类多一个,这时,这些位点在这种癌症的分析中需要排除。因此,筛选的第一步是去掉在 25% 以上的样本中存在缺失的 CpG 位点,并将其他 CpG 位点在个别样本中的缺失值替换为这个 CpG 位点在所有非缺失样本中的平均值。需要注意的是,由于"25%"这个标准是依赖于样本集的,因此在做其他分析时,可用的 CpG 位点数目会有变化。例如,在做肿瘤组织和正常组织的差异甲基化分析时(详见2.2.1 节),BRCA 和 UCEC 这两种癌症的可用 CpG 位点数目都比其他癌症种类要少。

接下来,使用定制化 Perl 脚本计算每个 CpG 位点在所有癌症样本中的平均值、中值与标准差。在某些分析中,需要数据集有一定的变异程度,如果一个 CpG 在所有的样本中甲基化水平都差不多,则无法提供有用信息。因为 beta 值的值域较小(0~1),且在所有样本中都相同,本研究选择标准差作为变异程度的衡量,并设定阈值为 0.1。表 2.5 统计了每种癌症种类中易变(标准差大于 0.1)的 CpG 位点数目及对应的基因的数目。

2.1.3　基因表达数据的处理

2.1.3.1　基因表达数据平台的确定与介绍

如表 2.6 所示,TCGA 的大部分癌症种类的基因表达数据主要来源为"IlluminaHiSeq_RNASeqV2"平台(表 2.6 中简称"RNASeqV2"),GBM 的主要数据来源为"HT_HG-U133A"平台(是一种基因表达芯片),此外还有一些其他平台。为了保证数据之间的可比性,本研究对于基因表达数据统一采用了 IlluminaHiSeq_RNASeqV2 平台的数据。

表 2.6　基因表达的数据来源和样本统计

癌症种类	样本总数	非重复样本总数	癌症样本总数	非重复癌症样本总数	正常样本总数	非重复正常样本总数	主要平台	其他平台
BLCA	427	425	408	406	19	19	RNASeqV2	RNASeq, TotalRNASeqV2

续表

癌症种类	样本总数	非重复样本总数	癌症样本总数	非重复癌症样本总数	正常样本总数	非重复正常样本总数	主要平台	其他平台
BRCA	1210	1210	1099	1099	111	111	RNASeqV2	RNASeq, TotalRNASeqV2
CESC	309	309	306	306	3	3	RNASeqV2	
COAD	327	327	286	286	41	41	RNASeqV2	GA_RNASeq, GA_RNASeqV2, TotalRNASeqV2
ESCA	196	196	185	185	11	11	RNASeqV2	RNASeq
GBM	558	539	548	529	10	10	HT_HG-U133A	RNASeqV2
HNSC	559	559	516	516	43	43	RNASeqV2	
KIRC	604	604	532	532	72	72	RNASeqV2	RNASeq, TotalRNASeqV2
KIRP	323	323	291	291	32	32	RNASeqV2	AgilentG4502A_07_3, RNASeq
LAML	173	173	173	173	0	0	RNASeqV2	
LGG	532	528	532	528	0	0	RNASeqV2	
LIHC	426	423	376	373	50	50	RNASeqV2	RNASeq
LUAD	571	571	513	513	58	58	RNASeqV2	RNASeq, TotalRNASeqV2
LUSC	553	552	502	501	51	51	RNASeqV2	RNASeq
OV	266	266	266	266	0	0	RNASeqV2	RNASeq
PAAD	183	183	179	179	4	4	RNASeqV2	
PCPG	187	187	184	184	3	3	RNASeqV2	
PRAD	548	548	496	496	52	52	RNASeqV2	TotalRNASeqV2
SARC	370	263	366	261	4	2	RNASeqV2	
SKCM	475	475	474	474	1	1	RNASeqV2	
STAD	450	450	415	415	35	35	RNASeqV2	GA_RNASeq, RNASeq
TGCT	156	156	156	156	0	0	RNASeqV2	
THCA	572	572	513	513	59	59	RNASeqV2	
UCEC	198	198	174	174	24	24	RNASeqV2	GA_RNASeqV2, TotalRNASeqV2, GA_RNASeq

IlluminaHiSeq_RNASeqV2 指的是一套使用 Illumina HiSeq 仪器进行 RNA 测序,并且使用 RSEM 算法来推断基因表达量的流程,其大致过程是:对于每个样本,使用 Illumina TruSeq 试剂盒进行建库、在 Illumina HiSeq2000 仪器上进行双端测序,在 SeqWare 框架(版本号 0.7.0)下使用 MapSpliceRSEM 工作流(版本号 0.7.4)来将测序读段比对到 TCGA hg19 基因组参考序列,并计算每个基因特征(注释版本 GAF TCGA hg19 June 2011 build)的读段数,接着使用 SeqWare 框架下的 RSEM 算法(Li and Dewey,2011)来对每个基因特征的读段数进行上四分位数归一化。

2.1.3.2　基因表达数据的处理

由于每个样本的基因读段数已经经过归一化,因此无需进一步处理,只需使用定制化 Shell 脚本将 TCGA 的三级公开数据(Level 3)提供的每个样本的数据整合起来。TCGA 提供了两种基因特征,一种是以基因为单位的,一种是以转录本为单位的,本研究不关注同一基因的不同转录本的差别,因此选取以基因为单位的。在某些分析中,需要数据集有一定的变化范围,如果一个基因在大部分样本中的表达量都很低,则会增加噪声,因此去掉了在超过 50% 的样本中归一化读段值小于 10 的基因。需要注意的是,由于"50%"这个标准是依赖于样本集的,因此在做其他分析时,可用的基因数目会有变化。

2.1.3.3　基因表达数据与甲基化数据的整合处理

2.1.2.3 节和 2.1.3.2 节分别介绍了甲基化数据与基因表达数据的筛选和处理。在计算甲基化数据与基因表达数据的相关性时,需要两者同时经过筛选。表 2.7 展示了两者分别经过筛选的特征数目,以及同时经过筛选的特征数目。

表 2.7　用于计算的 CpG 位点和基因数目

癌症种类	未过滤的特征数目		经过过滤的特征数目		用于计算的特征数目
	CpG 位点	基因	CpG 位点	基因	CpG 位点-基因对
BLCA	75 248	14 401	41 119	9361	42 903
BRCA	69 237	14 690	39 298	9068	40 931
CESC	75 244	14 348	41 463	9355	43 254
COAD	65 906	14 318	35 545	8364	36 901

续表

	未过滤的特征数目		经过过滤的特征数目		用于计算的特征数目
癌症种类	CpG 位点	基因	CpG 位点	基因	CpG 位点-基因对
ESCA	76 266	14 758	43 872	9569	45 543
HNSC	66 897	14 525	36 551	8719	37 978
KIRC	48 297	14 700	27 470	8007	28 696
KIRP	57 749	14 528	32 960	8194	34 469
LAML	56 689	13 548	27 039	7124	28 452
LGG	58 657	14 921	37 319	8975	38 955
LIHC	79 311	14 032	40 665	9216	42 250
LUAD	61 392	14 919	34 221	8312	35 587
LUSC	65 536	14 920	37 709	9198	39 257
PAAD	51 755	15 387	32 252	8390	33 467
PCPG	66 816	14 586	41 119	10 140	43 121
SARC	77 713	14 271	43 773	9919	45 695
SKCM	77 257	14 016	42 266	9076	43 982
STAD	81 208	14 837	48 756	9875	50 715
TGCT	77 473	15 447	51 550	12 244	53 889
THCA	42 037	14 542	24 432	7866	25 612
UCEC	69 943	14 694	40 064	9189	41 899

2.1.4　拷贝数目多态性数据的处理

2.1.4.1　拷贝数目多态性数据平台的确定

如表 2.8 所示,TCGA 所有癌症种类的拷贝数目多态性数据(copy number variation,CNV)的主要来源均为 GenomeWideSNP 6 平台(表 2.8 中标记为"SNP6"),此外还有个别其他平台,因此本研究对于拷贝数目多态性数据统一采用了 GenomeWideSNP 6 平台的数据。GenomeWideSNP 6 全称是 Genome-Wide Human SNP Array 6.0,是 Affymetrix 公司出品的一款测定单核苷酸多态性的芯片,利用这种芯片的原始数据,将相邻的单核苷酸位点的信号进行合并,便可以了解基因组上不同节段的信号强弱,进一步处理就能得到每个基因的拷贝数目多态性。

表 2.8 拷贝数目多态性的数据来源和样本统计

癌症种类	样本总数	非重复样本总数	癌症样本总数	非重复癌症样本总数	正常样本总数	非重复正常样本总数	主要平台	其他平台
BLCA	799	795	407	407	392	388	SNP6	DNASeqC
BRCA	2207	2196	1095	1086	1112	1110	SNP6	
CESC	586	586	297	297	289	289	SNP6	
COAD	1031	921	556	454	475	467	SNP6	
ESCA	373	373	185	185	188	188	SNP6	DNASeqC
GBM	1138	1110	611	593	527	517	SNP6	
HNSC	1091	1089	526	524	565	565	SNP6	
KIRC	1113	1059	581	529	532	530	SNP6	
KIRP	603	590	301	288	302	302	SNP6	
LAML	380	380	191	191	189	189	SNP6	
LGG	1019	1015	531	527	488	488	SNP6	
LIHC	762	760	374	372	388	388	SNP6	
LUAD	1179	1095	579	518	600	577	SNP6	
LUSC	1048	1032	517	501	531	531	SNP6	Human1MDuo
OV	1184	1168	613	597	571	571	SNP6	
PAAD	365	365	185	185	180	180	SNP6	
PCPG	346	346	166	166	180	180	SNP6	
PRAD	1021	1021	491	491	530	530	SNP6	DNASeqC
SARC	516	513	264	261	252	252	SNP6	
SKCM	937	937	471	471	466	466	SNP6	
STAD	904	904	441	441	463	463	SNP6	DNASeqC
TGCT	298	298	150	150	148	148	SNP6	
THCA	1026	1026	512	512	514	514	SNP6	
UCEC	1100	1089	548	540	552	549	SNP6	

2.1.4.2 拷贝数目多态性的推断及数据整合

TCGA 的三级公开数据(Level 3)提供了每个样本的节段文件(记录了基因组上某些节段的信号信息),为了便于与甲基化数据、基因表达数据进行比较,选择了 hg19 版本;为了排除胚系的拷贝数目多态性的影响,选用有"nocnv"标记的文件。将同一个癌症种类的所有样本的节段文件合并,使用 GISTIC2 软件(版本号 2.0.21)来推断这个癌症种类的每个样本在每个基因上的拷贝数目多态性。

GISTIC2 软件运行结束后，采用输出文件夹中的 all_data_by_genes.txt 文件作为每个基因在每个样本中的拷贝数目多态性推断结果，这个值一般是在 $-2\sim4$ 的三位小数。为了更准确地计算不同数据类型之间的相关性，本研究选择了连续型而非离散型的拷贝数目多态性。需要注意的是，由于拷贝数目多态性的推断依赖于每次运行 GISTIC2 软件时给定的样本集，因此在做其他分析时，同一基因在同一样本中的值可能会有变化。最后，使用定制化 Shell 脚本将每个样本的数据整合起来。

2.1.5　三种数据类型的形式与标签的统一

对于每种癌症，最终对甲基化、基因表达、拷贝数目多样性这三种数据各产生一个表格形式的文本文件，每行为一个特征（CpG 位点或者基因），每列为一个样本，而行列交叉处的值则记录了此特征在此样本中的值。关于每个文件中行、列的标签，需要做如下转换。

2.1.5.1　列名的统一

TCGA 中每个样本的不同数据类型的原始文件的名称均不同，为了将同一个样本的不同数据类型相对应，需要将它们都转换为样本标识符。本研究中涉及的 TCGA 的通用唯一识别码格式如下：

TCGA-XX-YYYY-01 或 TCGA-XX-YYYY-11

这个 15 位的识别码由连字符分割为四段，第一段固定为"TCGA"，第二段是机构识别码，第三段是患者识别码，而第四段则代表是原发性肿瘤（01）还是正常组织（11）。因此，根据此 15 位识别码可以将不同数据类型对应起来；而根据前三段 12 位识别码可以将同一患者的肿瘤组织和配对正常组织对应起来。为了便于分析，要求同一癌症的三种肿瘤数据文件的列顺序完全一致，同一癌症同一数据类型的肿瘤组织和配对正常组织的文件的列顺序完全一致。

2.1.5.2　行标签的转换

系统生物学整合分析的难点之一就在于识别码的多样与繁杂，本研究中均采用了 hg19 这一注释版本，即便如此，也存在不同来源的识别码不完全对应的现象。这种情况下，只要保证没有使用错误的识别码、不同识别码大体上能够对应，则可以根据方便程度来选择识别码体系。另外，本研究要整合分析不同类型的数据,因此不同数据之间的重合度越高越好。

　　如 2.1.4.2 节所述,拷贝数目多态性数据在进行推断时所用的注释文件来自 TCGA 网站,因此从坐标到基因的转化一定是正确的,可以作为验证其他数据的标准。如 2.1.2.2 节所述,甲基化数据是使用 UCSC 提供的 hg19 版本的转录起始位点信息来将每个 CpG 位点分配到一个或多个基因,结果涉及的 CpG 位点数目(193 969 个)与官方文件中的(198 103 个)很接近。以 1 号染色体为例,分配结果与官方文件重合的有 12 720 个,全新的(分配结果中有,官方文件中完全不存在)有 4482 个,更新的(分配结果中比官方文件中更全面)有 1798 个,分配文件和官方文件不一样的只有 269 个;因此认为分配结果是正确的。

　　对于基因表达数据,TCGA 官方提供了每个基因的官方基因标志(official gene symbol,是由 HUGO 基因命名委员会对每个基因经过人工校正之后所指定的唯一标志)和基因 ID(是由 NCBI 为每个基因指定的唯一识别码)。虽然 TCGA 的基因表达数据同时提供了这两种符号,但一些基因只有基因 ID 而无官方基因标志,还有一些基因的这两个符号是不对应的(因为官方基因标志会随着时间变化而修改增删)。为了能够与甲基化数据以及拷贝数目多态性数据相对应,需要统一使用官方基因标志,本研究以基因 ID 为标准,从 NCBI 下载两种符号的对应关系文件(2014 年 4 月 28 日最后更新),将其转化为官方基因标志。如表 2.9 所示,转化后的官方基因标志与甲基化数据的重合度要比原始的高很多,而与拷贝数目多态性数据的重合度和原始的几乎一样。因此,转化基因标志起到了挽救一部分基因数据的作用,应当采用转化后的官方基因标志。

表 2.9　基因表达数据的官方基因标志与另外两种数据的对应关系

数据类型	基因版本	在目标中	不在目标中	总和
甲基化	原始	16 858	3294	20 152
	转化	18 028	2098	20 126
拷贝数目多样性	原始	18 427	1725	20 152
	转化	18 362	1764	20 126

2.1.6　泛癌症数据的整合

　　在准备好每种癌症的表格形式数据之后,泛癌症数据的整合相对来说就比较容易了,只需要将不同癌症种类的数据横向连接即可,得到的表格仍是每行为一个特征(CpG 位点或基因),每列为一个样本。不同数据类型的连接顺序也应当相同,这样方便对应。合并后的泛癌症数据文件共有 7055个样本,对于甲基化数据,也构建了包括 591 个配对正常样本的数据文件,即一共 7646 个样本。

需要注意的是,由于不同的癌症种类对特征的筛选不同(例如甲基化文件根据 beta 值的标准差是否大于 0.1 进行筛选),因此对单个癌症进行分析时的特征数目是不同的。在进行泛癌症数据的整合时,使用的是未经筛选的文件。整合后,同样使用定制化 Perl 脚本计算每个 CpG 位点在所有样本中的统计量,并选取标准差大于 0.1 的位点作为后续分析的基础。

2.2　基于 TCGA 数据的进一步分析

以下 R 语言函数如无特殊指明,均为 R(版本号 3.3.3)默认安装包中的。

2.2.1　差异甲基化分析

由于甲基化数据的分布未知,本研究采用威尔科克森符号秩检验(Wilcoxon Signed Rank Test)(Hollander et al.,1973)进行肿瘤组织与配对正常组织的差异甲基化分析。使用 wilcox. test()函数,对 10 种配对样本数目大于 20 的癌症种类(见表 2.2)的启动子区 CpG 位点(BRCA 是 168 731 个,UCEC 是 168 742 个,其余癌症种类是 168 931 个)逐个进行统计推断,并使用 p. adjust()函数进行 P 值的多重检验矫正,选用的方法为"BH 法"(Benjamini et al.,1995)。此外,还需计算肿瘤组织与正常组织的配对差异的中值,也即对每个患者,计算肿瘤组织与正常组织的 beta 值的差,再对同一癌症种类的所有患者的差值取中值。本研究选取矫正 P 值 0.01 和差异中值 0.15 两个标准作为差异甲基化的阈值。

2.2.2　差异表达分析

本研究使用了学生氏 t 检验和 limma 包两种方法独立鉴别差异表达基因,并在结果部分(6.5.2 节)对两种方法进行了比较。

2.2.2.1　使用学生氏 t 检验鉴别差异表达基因

学生氏 t 检验(Student's t-test)被广泛用于差异表达基因的鉴别,本研究使用 t. test()函数对 10 种配对样本数目大于 20 的癌症种类(见表 2.2)进行成对检验(参数 paired＝TRUE)。为了使基因表达更接近于正态分布,先将基因表达量设定为对数空间中的归一化读段数目。每个基因计算完毕后,使用 p. adjust()函数进行 P 值的多重检验矫正,选用的方法为 BH法。此外,还计算了肿瘤组织与正常组织的差异倍数,也即对每个患者,计算肿瘤组织与正常组织的表达量的商,再取以 2 为底的对数。本研究选取矫正 P 值(0.05)和对数差异倍数(1)两个标准作为使用学生氏 t 检验鉴别差异表达基因的阈值。

2.2.2.2　使用 limma 包鉴别差异表达基因

本研究也使用 R 包 limma 包(版本 3.8.13)(Smyth et al.,2003)来鉴别差异表达基因。与学生氏 t 检验方法相同,本方法也计算了肿瘤组织与正常组织的差异倍数,最后选取矫正 P 值(0.01)和对数差异倍数(1)两个标准作为使用 limma 包鉴别差异表达基因的阈值。

2.2.3　TCGA 样本的纯度数据来源

Aran 等(2015)使用四种方法来衡量 TCGA 的肿瘤组织样本的纯度,并在此基础上,整合开发了一种纯度估测的一致性衡量方法 CPE(consensus measurement of purity estimations)。由于这个整合分析的对象就是 TCGA 的肿瘤样本,与本研究的其他数据来源高度重合,因此直接采用 CPE 值作为每个样本的纯度,一共有 21 个癌症种类,共计 9364 个肿瘤组织样本,其中与本研究重合的有 14 种癌症,共计 5196 个样本。

2.3　外部数据的收集与处理

2.3.1　碱基保守性数据的收集与处理

本研究采用的碱基保守性数据有两套,分别是 phastCons 和 phyloP,均为全基因组逐个碱基位点的、跨物种的保守性分数,下载自 UCSC Table Browser 数据库。PhastCons 分数的值域是 0~1,它的计算考虑了邻近的碱基,估算每个核苷酸属于一个保守性元件的概率,它对保守性位点的连续性比较敏感。phyloP 分数的值域是 −20~10,它对每个碱基的保守性独立衡量,计算时忽略了邻近碱基,它的双向性使得既可以测定加速性(比预期的中性漂移进化更快)又可以估量保守性(比预期进化更慢),对于评估特定核苷酸特征很有用。另外需要注意的是,由于 CpG 位点由两个核苷酸组成,因此其保守性应考虑两个值或其平均值。

2.3.2　染色质免疫共沉淀测序数据的收集与处理

染色质免疫共沉淀(chromatin immunoprecipitation,ChIP)是一种研究体内 DNA 与蛋白质相互作用的技术,将这种技术与高通量测序技术相结合,通过测定与蛋白质结合的 DNA 片段,可以得到全基因组范围内与特定蛋白质互作的 DNA 片段信息。本研究所用的染色质免疫共沉淀测序数据来自 ENCODE(Encyclopedia of DNA Elements)项目,共包括 161 个转录因子的峰型文件,如果同一个转录因子有多个峰型文件,则选择最大的信号值作为重叠峰型部分的信号值。

2.3.3　DNase I 测序数据的收集与处理

脱氧核糖核酸酶 I (deoxyribonuclease I,DNase I)是一种核酸内切酶,可以消化 DNA 单链或双链。对染色质进行低浓度 DNase I 处理,DNase I 首先切割少数特异性位点,这些位点因此得名 DNase I 超敏感位点(DNase I hypersensitive site,DHS),是 DNA 调控元件的标志(Thurman et al.,2012),因为这些序列往往没有缠绕在核小体上,是裸露、自由的。在这些序列内部,有时又有蛋白质结合,因此结合部位被保护、不会被 DNase I 消化,形成一个个小片段,称为 DNase I 足迹(DNase I footprint)。将这些片段进行建库、测序,可以精确得知哪些碱基上有蛋白质结合,这便是 DNase I 测序技术的原理。

本研究所用的 DNase I 数据均是 ENCODE 项目的产出成果,一共有 41 种细胞类型,全部合并用于分析。DNaseI 超敏感位点数据下载自 EMBL-EBI 数据库,合并后约有 170 万条;DNaseI 足迹数据下载自 GEO 数据库(数据获取编码:GSE26328),合并后约有 840 万条。最终,168 931 个启动子区 CpG 位点中,有 87 171 个在 DNaseI 足迹中,有 28 764 个在 DNaseI 足迹外但在 DNaseI 超敏感位点内,剩下 52 996 个在 DNaseI 超敏感位点外。

2.3.4　组蛋白修饰数据的收集与处理

组蛋白修饰分析是一种特定的染色质免疫共沉淀测序技术,通过对各种修饰性或组蛋白变体应用这种技术,可以了解不同修饰体的结合序列的差异。表 2.10 展示了本研究所用的每种组蛋白修饰体的细胞系来源。

表 2.10　本研究所用的每种组蛋白修饰类型和细胞系来源

研究所	细胞系	实验标签	组蛋白
Broad	Dnd41	H2az	H2az （4 个）
Broad	Helas3	H2az	
Broad	Hepg2	H2az	
Broad	K562	H2az	
Broad	Dnd41	H3k27ac	H3k27ac （4 个）
Broad	Helas3	H3k27ac	
Broad	Hepg2	H3k27ac	
Broad	K562	H3k27ac	
Uw	Caco2	H3k27me3	H3k27me3 （9 个）
Broad	Dnd41	H3k27me3	
Broad	Helas3	H3k27me3	
Uw	Helas3	H3k27me3	
Broad	Hepg2	H3k27me3	
Uw	Hepg2	H3k27me3	
Broad	K562	H3k27me3	
Uw	K562	H3k27me3	
Uw	Sknshra	H3k27me3	
Uw	Caco2	H3k36me3	H3k36me3 （9 个）
Broad	Dnd41	H3k36me3	
Broad	Helas3	H3k36me3	
Uw	Helas3	H3k36me3	
Broad	Hepg2	H3k36me3	
Uw	Hepg2	H3k36me3	
Broad	K562	H3k36me3	
Uw	K562	H3k36me3	
Uw	Sknshra	H3k36me3	
Broad	Dnd41	H3k04me1	H3k4me1 （4 个）
Broad	Helas3	H3k04me1	
Broad	Hepg2	H3k04me1	
Broad	K562	H3k4me1	
Uw	A549	H3k04me3	H3k4me3 （27 个）
Broad	A549	H3k04me3Dex100nm	
Broad	A549	H3k04me3Etoh02	
Uw	Be2c	H3k04me3	

续表

研究所	细胞系	实验标签	组蛋白
Uw	Caco2	H3k4me3	H3k4me3 （27 个）
Broad	Dnd41	H3k04me3	
Uw	Hct116	H3k4me3	
Broad	Helas3	H3k4me3	
Uw	Helas3	H3k4me3	
Broad	Hepg2	H3k4me3	
Uw	Hepg2	H3k4me3	
Uw	Hl60	H3k4me3	
Uw	Jurkat	H3k4me3	
Uw	K562	H3k04me3StdZnf2c10c5	
Uw	K562	H3k04me3StdZnf4c50c4	
Uw	K562	H3k04me3StdZnfa41c6	
Uw	K562	H3k04me3StdZnff41b2	
Uw	K562	H3k04me3StdZnfp5	
Broad	K562	H3k4me3	
Uw	K562	H3k4me3	
Uw	Lncap	H3k04me3	
Uw	Mcf7	H3k04me3	
Uw	Nb4	H3k4me3	
Uw	Panc1	H3k04me3	
Uw	Sknmc	H3k04me3	
Uw	Sknshra	H3k4me3	
Uw	Werirb1	H3k04me3	
Broad	Dnd41	H4k20me1	H4k20me1 （4 个）
Broad	Helas3	H4k20me1	
Broad	Hepg2	H4k20me1	
Broad	K562	H4k20me1	
Broad	Dnd41	H3k04me2	H3k4me2 （4 个）
Broad	Helas3	H3k4me2	
Broad	Hepg2	H3k4me2	
Broad	K562	H3k4me2	
Broad	A549	H3k79me2Dex100nm	H3k79me2 （5 个）
Broad	Dnd41	H3k79me2	
Broad	Helas3	H3k79me2	
Broad	Hepg2	H3k79me2	
Broad	K562	H3k79me2	

续表

研究所	细胞系	实验标签	组蛋白
Broad	A549	H3k09acEtoh02	H3k9ac (5 个)
Broad	Dnd41	H3k09ac	
Broad	Helas3	H3k9ac	
Broad	Hepg2	H3k9ac	
Broad	K562	H3k9ac	
Broad	K562	H3k9me1	H3k9me1
Broad	Dnd41	H3k09me3	H3k9me3 (4 个)
Broad	Helas3	H3k09me3	
Broad	Hepg2	H3k09me3	
Broad	K562	H3k9me3	

　　注：博德研究所（Broad Institute，简称 Broad）；华盛顿大学（University of Washington，简称 Uw）。

　　本研究也使用 ENCODE 项目的组蛋白修饰分析数据，是从 Broad 研究所的网站上下载的，每个实验有 3 套数据，是通过 MACS2 软件（版本号 2.0.10）鉴别出的相较于背景区域所富集的序列，具体来说：

　　（1）窄峰（narrow peaks）是一段通过泊松 P 值阈值 0.01 的连续富集区域；

　　（2）宽峰（broad peaks）是一段通过泊松 P 值阈值 0.1 的更宽的连续富集区域（使用 MACS2 的 broad peak 模式）；

　　（3）豁裂峰（gapped peaks）是含有至少一段强窄峰的宽峰。

　　本研究对于不同峰型文件的选择依照 Kellis 等的文献（2014），使用豁裂峰来代表相对紧凑的富集模式，使用宽峰来展示弥散性富集模式，而没有使用窄峰文件。另外，每种组蛋白修饰体有不同的细胞种类或实验条件，由于研究对象为癌症基因组，因此只选用了癌症细胞系来源的数据，并将不同来源的数据进行融合合并。

2.3.5　与甲基化有关的特征数据的收集与处理

　　与甲基化有关的特征数据一般来自全基因组重亚硫酸盐测序（whole-genome bisulphite-sequencing，WGBS），其原理是通过使用重亚硫酸盐处理，结合高通量测序技术，将基因组中未发生甲基化的 C 碱基与具有甲基化修饰的 C 碱基区分开来。这项技术能够绘制单碱基分辨率的全基因组 DNA 甲基化图谱，被视为甲基化检测的"金标准"。

2.3.5.1　不完全甲基化区域

基因组上除了活跃转录区域,大部分 CpG 位点都处于甲基化状态,而有些区域会持续一定长度的低甲基化,这被称为不完全甲基化区域(partial methylated domain,PMD)。不完全甲基化区域的长度为几百 kb 到几 Mb,癌症中不完全甲基化区域总共覆盖了约 1/3 的基因组,不过大多是基因较稀疏的部分。本研究中涉及的不完全甲基化区域的数据来源于 Hovestadt 等(2014),这项研究对 34 例髓母细胞瘤(medulloblastoma,MB)样本和 8 例正常组织样本进行了全基因组重亚硫酸盐测序,因此可以同时获得正常组织和癌症组织的不完全甲基化区域信息。

2.3.5.2　DNA 甲基化谷

不完全甲基化区域在基因组中是持续较长、较弥散的片段,而基因组中也有较集中的低甲基化区域,称为 DNA 甲基化谷(DNA methylation valley,DMV)。有研究表明,DNA 甲基化谷大多位于基因旁边或者包括小的基因,特别是与转录因子基因和发育相关基因联系紧密(Xie et al.,2013),并且与基因表达是正相关的(Hovestadt et al.,2014)。本研究所用的 DNA 甲基化谷的数据也来自 Hovestadt 等(2014)。

2.3.6　基因组重复序列

本研究所用的基因组重复序列的信息下载自 UCSC Table Browser 数据库,是由 RepeatMasker 软件对全基因组序列进行分析得到的。使用定制化 Perl 脚本将 5 298 130 条重复序列的数据转化为 197 个类型和 19 个家族,后续分析(6.4.6 节)是基于这 19 个重复序列家族进行的。

2.3.7　与染色质有关的特征数据的收集与处理

2.3.7.1　高通量染色体构象捕获数据

高通量染色体构象捕获技术(high-throughput chromosome conformation capture,Hi-C)也称为 3C 技术,是通过限制性内切酶位点在基因组上的稀疏性来获得物理位置上较远而空间距离上相邻的 DNA 区块(block)之间的相互作用信息(interaction),常用来研究细胞中染色质的空间组织形式。本研究所用的高通量染色体构象捕获数据有两种,一种是相互作用的 DNA

区块,要求信号值大于 50,另一种是拓扑关联域(topologically associating domain,TAD),在此区域内 DNA 序列之间的物理互作要比和区域外的互作频繁得多。这两种数据均来自 GEO 数据库(数据获取编码:GSE63525),包括 GM12878 和 K562 细胞系,分辨率为 5 kb。

2.3.7.2 核纤层关联结构域

核纤层关联结构域(lamina-associated domain,LAD)是细胞中与核纤层在空间上紧密相连的染色质区域,能够帮助染色体在细胞核内的组织,并且与基因抑制有关联。人的核纤层关联结构域的平均长度一般在 0.1~1 Mb,边缘有可能是 CTCF 绝缘子蛋白质,或是起源距离很远的启动子,亦或是 CpG 岛。本研究所用的核纤层关联结构域数据来自 Guelent 等(2008),是正常人胚胎肺纤维细胞系 Tig3ET。

2.3.7.3 R 环

R 环(R-loop)是一种三核酸链的环状结构,由一对 DNA:RNA 配对杂合双链和一条非模板单链 DNA 组成。R 环可能在多种环境下形成,总共约占哺乳动物基因组的 5%,而转录过程中基因组上胞嘧啶富集区域是 R 环的主要形成之处,因此其与基因表达及免疫球蛋白转换关系密切。特异性识别 R 环结构的抗体使得全基因组鉴别 R 环成为可能,这种鉴别技术称为 DNA-RNA 免疫共沉淀(DNA-RNA immunoprecipitation sequencing,DRIP)测序,本研究所用的数据来自 Sanz 等(2016)和 Stork 等(2016),前者是 NT2 和 K562 细胞系的结果,后者是 MCF7 细胞系的结果。

2.4 数据的关联性分析

2.4.1 相同数据或可比数据的相关性分析

对于两个向量型数据,如果其含义相近、单位相同、值域可比,则可以采用皮尔逊相关系数来进行相关性分析。本研究中,皮尔逊相关系数可以用于癌症组织与配对正常组织的甲基化或基因表达的相关性分析等。

2.4.2 不可比数据的相关性分析

对于两个向量型数据,如果其单位不同或值域不可比,则需要采用斯皮尔曼相关系数来进行相关性分析。本研究中,斯皮尔曼相关系数可以用于甲基化与基因表达、拷贝数目多态性与基因表达的相关性分析等。

2.4.3　集合的相似性

2.4.3.1　使用 Jaccard 系数来衡量集合相似性

Jaccard 系数（Jaccard index）又称为 Jaccard 相似性系数（Jaccard similarity coefficient）,是一种计算有限样本集的相似性和多样性的统计量,定义是两个集合的交集大小除以其并集大小。Jaccard 系数的值域为 0~1,值越大样本相似度越高,取值为 0 代表两个集合完全没有交集,取值为 1 代表两个集合完全重合。本研究开发了计算 Jaccard 系数的函数。

2.4.3.2　使用 Ochiai 系数来衡量集合相似性

Ochiai 系数（Ochiai coefficient）的意义与 Jaccard 系数类似,不过计算方法略有不同,是两个集合的交集大小除以这两个集合大小的几何平均值,是余弦相似性（Cosine similarity）的一种形式。本研究开发了计算 Ochiai 系数的函数。

2.4.4　转录调控网络的构建

转录调控网络（transcriptional regulatory network,TRN）是一种使用网络形式来记录转录因子对靶基因的调控关系的信息,因其可以表现多对多的关系以及方向性,因此较为高效、简便。可以通过实验手段来直接测定转录调控网络,例如染色质免疫共沉淀技术、酵母单杂交技术、DNaseⅠ测序技术等;也可以采用计算辅助的网络重构,主要思想是使用基因的 mRNA 丰度来反映转录因子蛋白质的活性水平,应用布尔网络模型、贝叶斯网络模型、微分方程模型、信息论模型等来进行网络去卷积（network deconvolution）。本研究使用 ARACNe 软件（Margolin et al.,2006）来推断转录调控网络,其原理是信息论模型中的互信息（mutual information,MI）。使用输入的基因表达谱来推断转录调控网络,采用"adaptive partitioning"的方法,P 值阈值为 1E−7,数据处理不等式（Data-Processing Inequality,DPI）阈值设定为 0.1,自展法（bootstrapping）运行 100 次。运行结束得到 100 个转录因子基因与其他基因的互信息矩阵,再使用 getconsensusnet.pl 脚本来得到一致性矩阵,最后使用 adj2col.pl 将一致性矩阵转化为网络文件。

2.4.5 使用互信息来度量两组数据的关联性

本研究中,用来推断转录调控网络的 ARACNe 软件是基于互信息理论,能够报告出转录因子-靶基因对之间的互信息值。同样,了解启动子区 CpG 位点甲基化与所属基因的表达水平之间的关联性,也可以采用互信息方法来度量。互信息的实现方式有不少,为了能够与转录调控网络相比较,本研究从 ARACNe 软件中提取了 mutualinfo_ap.m 函数来计算两组数据的关联性。

在此基础上,如果想要了解第三方因素对于有调控关系的两组数据的介导作用,可以使用差别互信息(differential mutual information,DMI)来度量,具体做法是将第三方因素按照取值分为 3 段,分别在取值最高的样本和取值最低的样本中计算起调控作用的变量和被调控的变量之间的互信息,如果这两个互信息值的差值超过某一阈值,则认为第三方因素参与了两个变量之间的调控作用。通过这种思路,可以度量启动子区 CpG 位点甲基化对转录因子调控靶基因的介导关系。

2.5 数据的聚类、降维

2.5.1 距离的计算

本研究采用两种计算距离的思路,一种是基于相似性的距离,一种是欧氏距离。变量之间的相似性可以作为距离的度量,相似性越大距离越小。因此,在对一批变量计算出相似性矩阵后,用 **1** 减去相似性矩阵,再使用 as.dist() 函数可以转化为距离矩阵。根据计算相似性的方法不同(参见 2.4.1 节和 2.4.2 节),距离矩阵也分为皮尔逊距离和斯皮尔曼距离。

欧氏距离又称为欧几里得距离(Euclidean distance),是指两个点在欧几里得空间中的直线距离,是最常使用的距离度量之一。

2.5.2 聚类分析

根据在聚类时是否指定聚簇的数目,可以将聚类方法分为无监督方法(不指定数目)和有监督方法(指定数目)两种策略。

2.5.2.1　无监督聚类方法

常用的无监督聚类方法是层次聚类(hierarchical clustering, HC)法,是一种"自底向上"的聚类策略,先将每个样本各自作为一类,再逐步合并距离最近的两个类,直到所有的样本合并为一个类。层次聚类需要规定样本之间以及类与类之间的距离计算方法,样本之间的距离计算方法见 2.5.1 节,常见的类与类之间的距离计算方法有三种,其定义分别为:

(1) 最长距离法(complete linkage method):定义类与类之间的距离为两类样本两两之间距离的最大值;

(2) 类平均法(aveage linkage method):定义类与类之间的距离为两类样本两两之间距离的平均值,这种方法充分利用了所有样本之间的信息;

(3) 离差平方和法(Ward's minimum variance method):基于方差分析思想,类间距与两类样本数有较大的关系,类越大越不容易合并,这符合聚类的实际情况。

2.5.2.2　有监督聚类方法

有监督聚类方法是"自顶向下"的思路,先将样本按照指定的类数随机分配,再根据规则逐步修改不合理的分类,直至合理性不会再提高或者达到设定的迭代次数。相对于层次聚类,这种方法具有计算量小、速度快、占用计算机内存小的优点,不过多次聚类结果不稳定,并且可能只能得到局部最优而非全局最优结果。本研究采用的有监督聚类方法是 K 均值方法。

2.5.3　层次聚类的可视化与聚簇划分

系统树图(dendrogram)也称为谱系图,是一种树状的图,可以用来展示待聚类变量之间的距离和每一步的合并关系。本研究使用泛型函数 plot()来绘制系统树图,实际调用的是 plot. hclust()函数。在已绘制的系统树图的基础上, rect. hclust()函数和 cutree()函数可以将层次聚类的结果按照高度或者指定的聚簇数目进行划分。值得注意的是,使用同样的参数值,两个函数做出的样本划分是完全一致的,不过聚簇的顺序一般不相同。

2.5.4　聚类效果评估及聚簇数目选择

聚类完成后需要进行两个选择,一是评估哪一种聚类策略以及具体哪一个算法效果更好,二是确定合适的聚簇数目,既不会将差异较大的样本归为一簇,又不会将较相似的样本分开。本研究采用轮廓宽度(silhouette width)(Rousseeuw,1987)来度量聚类效果和确定聚簇数目,这个值是基于距离矩阵计算出的,可以估量一个样本与它所在的聚簇的凝聚度(cohesion)相对于它和其他聚簇的样本的分离度(separation)的差别,值域是 $-1\sim1$,值越大代表这个样本与所在聚簇越匹配,与其他聚簇越不匹配,也就是类分得越好。本研究使用 R 语言的"cluster"包(版本号 2.0.6)计算轮廓宽度。

2.5.5　数据降维

2.5.5.1　主成分分析方法

主成分分析(principal component analysis,PCA)是一种在多个领域被广泛使用的降维方法,通过正交变换将一系列有可能相关的观察值变量转化为一组线性不相关的变量,这些转化得到的变量被称为"主成分",主成分对原始变量的解释能力逐渐减弱,而往往前几个主成分就能解释绝大部分(80%~90%)原始变量间的方差,因此可以用来代替原始变量,以此达到降维的目的。R 语言中对于主成分分析有两种实现方式,一种是使用相关矩阵或者协方差矩阵的特征值进行计算(princomp()函数),另一种是直接对输入矩阵进行奇异值分解(singular value decomposition,SVD)(prcomp()函数)。本研究遵从 R 语言官方意见,采用了后者,因为计算精度更高。

2.5.5.2　t 分布随机邻域嵌入方法(tSNE 方法)

t 分布随机邻域嵌入方法(t-distributed stochastic neighbor embedding,tSNE)(van der Maaten,2014)是一种近几年越来越经常采用的降维方法,特别适用于变量数目很多的情况。不同于主成分分析法先将所有变换后的维度都输出,再挑选最能解释原始变量的主成分数目,tSNE 方法在计算之前首先要指定输出的维度数目。另外,此方法在计算过程中使用了随机数,因此每次的运行结果不完全相同。本研究使用"Rtsne"包(版本号 0.13)来实现。

2.6　数据可视化

数据可视化是本项目的重要组成部分,这一节只列出使用 Shell 环境下的软件、已发表的 R 包、定制化脚本,以及通过网站进行数据可视化的方法,一些简单的、通过 R 语言默认安装包就实现的绘图总结在表 2.11,不再专门列出使用方法。

表 2.11　常见 R 语言绘图函数

类　　型	英文名	函　　数
散点图	scatter plot	plot. default()
条形图	bar plot	barplot()
直方图	histogram	hist()
箱线图	box plot	boxplot()

2.6.1　Circos 图可视化

Circos 图是生命科学领域常用的一种可视化方法,最初用于基因组数据的展示,通过将染色体环状摆放并添加其他特征,一方面节省了空间,另一方面非常便于展示不同染色体之间的关系。Circos 软件功能强大,使用者无需考虑如何绘图,只需准备好数据并配置希望展示的部分,便可以输出成图。本研究使用的 Circos 软件版本号为 0.66,第一个应用是展示了癌症种类和泛癌症聚类的聚簇之间的关系,做法是先使用定制化 Pcrl 脚本制作"染色体组型图"(karyotype),这是 Circos 图的基础,每个"染色体条带"(chromosome band)是一个癌症种类或者聚簇;再以"染色体"(chromosome)之间的连线(link)来连接相同癌症或者聚簇;最后对每种癌症和聚簇都指定好颜色,调整"染色体"和连线的宽度、位置等,使得成图尽量美观。第二个应用是展示转录调控网络的各个组分之间的调控关系,除了上面提到的染色体、连线,还在染色体上突出展示了(highlight)基因或 CpG 位点的特征。具体见 6.6.3 节。

2.6.2　热图和树状图

热图(heatmap)通过两个维度和色块的颜色展示矩阵类型的数据,特别适合于多组学研究。本研究大部分热图是通过 R 语言绘制的,即使用自带的 heatmap 函数或"gplots"包(版本号 3.0.1)的 heatmap. 2 函数。对于泛癌症甲基化聚类的热图等,由于数据量巨大,故使用 matrix2png 软件(Pavlidis et al.,2003)(版本号 1.2.2)绘制。

2.6.3　相关矩阵的可视化

相关矩阵可以当成热图来格式化,不过使用 R 语言包"corrplot"有一些特性,画出的图更为美观,同时方便进行其他修饰,比如同一个矩阵的上、下三角分别显示不同数据等,因此本研究使用"corrplot"包(版本号 0.84)来绘制相关矩阵及其他含义类似或需要修饰的数值矩阵。

2.6.4　三维图可视化

在进行降维分析时(如主成分分析、tSNE 分析),有时需要对三个维度进行可视化,可以采用两两维度画普通二维散点图的方式,这样需要画 3 张图,并且无法同时观察三个维度之间的关系。R 语言包"scatterplot3d"(版本号 0.3-40)可以绘出三维散点图,不过由于视角是固定的,不方便全面查看数据点之间的关系。另一个 R 语言包"rgl"的 plot3d( )函数解决了这个问题,它画出的图是活动的,可以拖动到合适的视角再保存。

2.6.5　提琴图可视化

提琴图(violin plot)是一种结合了箱线图和直方图的数据可视化方法,能够显示数据分布和概率密度。本研究使用"vioplot"包(Hintze et al.,1998)(版本号 0.2)来绘制提琴图。

2.6.6　雷达图可视化

雷达图(radar plot)又称星图(star plot)、蜘蛛网图(spider plot),皆因形似而得名,能够展示多变量数据集。雷达图将一个圆周等分为多份,从圆心起始的分割每一份的辐射线上不同的位置代表不同的取值。

2.6.7　韦恩图可视化

韦恩图(Venn diagram)又称文氏图,可以展现两个或以上的集合的相互关系。韦恩图中,每一个圆代表一个集合,两个圆的重叠部分就是这两个元素的交集。本研究使用 Venny 网站(http://bioinfogp.cnb.csic.es/tools/venny/index.html)来绘制韦恩图,可以支持最多四个集合,通过输入每个集合的元素列表,能够快速、方便地绘图,并对颜色、字体、字号等进行调整。有时一次性需要绘制的图片很多,或者仅知道集合与交集的数目而不知道具体的元素,则不适合使用 Venny 网站,而用"VennDiagram"包(版本号 1.5.17)来实现。

2.7　基因特征注释与 DNA 模体检索

2.7.1　基因特征注释

基因组上有些位置富含(enriched)基因,有些位置则很"贫瘠(poor)",对于富含基因的部分,也有基因的不同结构,例如启动子(promoter)、内含子(intron)、外显子(exon)、非翻译区域(untranslated region,UTR)等。一组 DNA 序列,如果想要知道其中是否包含来自基因的序列以及具体是哪些结构,就需要使用"ChIPseeker"包(版本号 1.10.3)来进行特征注释、比较和可视化。

2.7.2　模体数据来源及检索

模体(motif)这个词的英文本义是反复出现的图案花纹,在生物学领域指的是特征短序列,例如 DNA 序列中、蛋白质结构中和调控网络中都可能有模体等。DNA 序列模体重复出现在基因组中,一般具有较大的生物学意义,例如序列特异性的蛋白质结合位点或与重要生物学过程相关(如转录起始、转录终止、信使 RNA 剪切等)。

本研究所用的模体数据来自 ENCODE 计划(Kheradpour et al.,2014),既包括从文献中获取并校正过的,也包括使用五种工具从 427 个人的染色质免疫共沉淀测序数据中发掘出来的。模体数据共有 610 个基因,2065 个模体,其中全新的有 72 个基因,293 个模体;已知的有 56 个基因,468 个模体;另外还有 539 个基因,1304 个模体没有标签。关于模体文件的格式介绍,详见 http://meme-suite.org/doc/meme-format.html。

进行 DNA 序列注释与模体检索的软件原理各不相同,一种是从头开始(*de novo*)寻找,这种情况要求序列有一定的量才可以;另一种是基于数据库的搜索匹配,既可以只针对一条序列做,也可以同时分析很多条。

2.7.3　MEME 软件

MEME 是一个基于模体的序列分析工具套组,包含 15 个软件、几十个工具,具有模体发现、模体富集分析、模体检索、模体比较、模体格式转换等功能,本研究使用了其中的 MEME 软件和 FIMO 软件。下文所称的"MEME"如无特殊说明,均指 MEME 软件而非 MEME 工具套组。MEME

软件(Multiple Em for Motif Elicitation)使用最大期望算法(expectation maximization,EM)来发现全新的、无豁口(ungapped)的模体(Bailey et al.,1994),既可以使用 MEME 网站(http://meme-suite. org/tools/meme)进行分析,也可以在本地服务器上使用已下载安装的软件进行分析。本研究使用的 MEME 软件版本号为 4.9。

2.7.4　FIMO 软件

FIMO(Find Individual Motif Occurrences)软件是通过扫描序列来获得匹配的模体,能够判断一段 DNA 上是否存在某个已知的模体。当同时处理多个模体和多条 DNA 序列时,FIMO 会独立地进行检验,并报告出每条序列上所有通过阈值的模体。既可以使用 FIMO 网站(http://meme-suite. org/tools/fimo)进行分析,也可以在本地服务器上使用已下载安装的软件进行分析。本研究使用 FIMO 软件(版本号 4.9)来在 DNaseⅠ测序数据(2.3.3 节)的基础上推断转录因子和靶基因的调控关系。

2.7.5　HOMER 软件

HOMER(Hypergeometric Optimization of Motif EnRichment)是一个基于超几何分布寻找序列中所富集的模体的工具(Heinz et al. ,2010)。与 MEME 套件寻找已知的模体不同,HOMER 软件可以发现全新的模体,因此只能在序列很多时使用(官方推荐需要上千条)。同时,由于软件的原理是检索有差异的模体,因此需要给定背景序列或者将要比较的序列。本研究使用的 HOMER 软件版本号为 4.6。

2.8　功能注释与功能富集

2.8.1　转录因子基因的来源与分类

本研究所用的转录因子基因列表主要来自 TRANSFAC 数据库(http://www. gene-regulation. com/pub/databases. html),也包括部分从文献中收集来的基因,共 1825 个,其中与 TCGA 中有表达数据的基因的交集是 1790 个,在每种癌症中按照基因表达过滤后有 1200～1400 个。同样参考 TRANSFAC 数据库,将转录因子按照结构分为五类,每类的内容和包含的基因数目见表 2.12。

表 2.12　转录因子基因的类别及数目

编号	类型名称	类型含义	数目
1	Basic domains	碱性结构域	113
2	Zinc-coordinating DNA-binding domains	锌配位 DNA 结合域	638
3	Helix-turn-helix	螺旋-转角-螺旋	290
4	Beta-scaffold factors with minor groove contacts	具有小凹槽接触的 Beta 支架因子	83
5	Other transcription factors	其他转录因子	701
总计			1825

2.8.2　癌症相关基因的来源

按照基因本身的功能及突变后的效果,癌症相关基因可以分为原癌基因和肿瘤抑制基因两类。原癌基因(oncogene 或 proto-oncogene)是一类在正常细胞中对细胞生长起到正向作用的基因,当其突变或者拷贝数增多时,会被持续性打开或者激活,导致细胞生长不受控制,从而引发癌症。肿瘤抑制基因(tumor suppressor 或 antioncogene)是一类在正常细胞中减慢细胞分裂、修复 DNA 错误或者调控细胞凋亡的基因,当其发生突变,失去或者减弱功能时,细胞生长会不受控制,从而引发癌症。需要注意的是,原癌基因和肿瘤抑制基因的概念不是绝对的,有时同一个基因的两种不同的突变会导致相反的结果,因此这样的基因具有双重身份。

本研究所用的癌症相关基因(cancer-related genes)有三个来源,一是 Entrez 检索,二是 Bushman 实验室网站(http://www.bushmanlab.org/links/genelists),三是综述文献(Beroukhim et al.,2010)。将这三个来源的基因列表整合并手工筛选后,共得到 1265 个癌症相关基因,其中 495 个原癌基因,873 个肿瘤抑制基因。另外,这些癌症相关基因中,有 404 个同时也是转录因子基因。

2.8.3　对基因列表进行富集

如果想要了解分析过程中得到的一组基因是否与癌症有关系,或者是否与转录调控有关等,需要对相关基因列表进行富集分析(enrichment analysis)。同时,为了避免在数据集特别小的情况下会较易产生显著富集结果的情况,最好也计算基因列表在目的基因组和背景基因中的比例以及比值比(Odds Ratio, OR)。本研究采用超几何分布(hypergeometric distribution)和费舍尔精确检验(Fisher's exact test)来测试富集情况,计算比例和比值比。

2.8.4　基因本体与生物学通路富集

基因本体(Gene Ontology,GO)是一种注释系统,将每个基因指定给一系列不同的基因术语。需要注意的是,这种注释不是"分类式"的,而是"标签式"或者"属性式"的,也就是说这种指定是非独占的,一个基因可能同时具有几个类别属性;基因本体分类是层次性的,对于每个基因类别的指定是可继承的,即一个基因如果被指定了某个类别,则同时具有了这个类别的所有上层类别属性。基因本体术语被分为三个类别,分子功能、生物过程和细胞组分。分子功能(molecular function,MF)描述基因的分子活性,也即具有何种功能,例如酶活性、核孔通道作用等;生物过程(biological process,BP)描述基因在细胞过程或者生理中所扮演的角色(通常是和其他基因一起),例如代谢、细胞周期等;细胞组分(cellular component,CC)描述基因产物在细胞中行使功能的位置,例如细胞核、细胞外基质等。

生物学通路(biological pathway)是细胞内分子间的一系列互作,结果是产生了特定产物(如丙酮酸代谢通路)或者细胞状态的某种变化(如细胞周期通路),这种通路既可能是生理的,也可能是病理的(如癌症相关通路等)。常见的生物学通路数据库有 KEGG 数据库(Kyoto Encyclopedia of Genes and Genomes)(Ogata et al.,1999)和 Reactome 数据库(Fabregat et al.,2018)。

对基因本体和生物学通路进行富集是常见的探索一组基因功能的方法,统称功能注释或功能富集。本研究使用 DAVID 功能注释生物信息芯片分析网站(https://david.ncifcrf.gov/)(Huang et al.,2009)或 EnrichR 网站(http://amp.pharm.mssm.edu/Enrichr/)(Kuleshov et al.,2016)来进行功能注释,基本流程都是给定要分析的基因列表、给定背景基因列表或者选择全部基因作为背景,点击开始分析,在输出中选择关心的基因本体或者生物学通路结果即可。有时一次性需要进行的分析很多,使用网站逐个点击的效率太低,则使用"GeneAnswers"包(版本号 1.6.0)来实现。另外,在富集分析完成后,通常会使用柱状图进行可视化。

2.8.5　对基因进行分类

在对转录调控网络使用 Circos 软件进行可视化时,为了美观及便于直观观察调控模式,需要将基因进行分类。经过测试,根据基因本体的生物学过程将全部基因分成了七类,每一类的内容及基因数目见表 2.13。

表 2.13　基因的功能分类及数目

编号	类型名称	类型含义	数目
1	Transcription factor activity	转录因子活性	365
2	Catalytic activity-related	催化活性相关	3746
3	Receptor-related	受体相关	1248
4	Structural molecule activity	结构分子活性	523
5	Transportation/Delivery-related	运输/配送相关	591
6	Other binding proteins	其他结合蛋白	5574
7	Other/Unknown function	其他/未知功能	8788

2.9　临床资料处理和生存分析

本研究所用的临床病理资料来自 TCGA 项目,TCGA 项目对每种癌症提供了详述描述,包括患者以及组织样本情况的十余个文件,不过不一定和数据文件完全对应。以 LIHC 这种癌症为例,共有 292 位患者的甲基化数据、353 位患者(354 个肿瘤样本)的基因表达数据,以及 372 位患者(374 个肿瘤样本)的拷贝数目多态性数据,而临床资料文件中,共有 377 位患者的信息。

本研究选取 nationwidechildrens. org_clinical_patient_lihc. txt 文件作为临床资料数据的来源,该文件记录了较为全面、完整的患者和肿瘤信息,包括手术距出生天数、性别、身高、体重、人种、种族、是否有其他恶性肿瘤、是否有非侵入式治疗历史、肿瘤状态、存活状态、距离上一次追踪的时间、距离死亡的时间、家族癌症史、家族患癌症人数、导致肝癌的因素(比如"Alcohol consumption""Smoking""Hepatitis C""Hepatitis B"和"Nonalcoholic Fatty Liver Disease"等)、接受过哪些治疗、组织诊断、手术切除方式、确诊时间、肿瘤等级、残留肿瘤和分级标准版本等。

本研究使用"survival"包(版本号 2.41-3)来进行生存分析(survival analysis),包括比较不同亚群患者的生存比例差异、使用时序检验(Log-rank test)(Harrington et al.,1982)来计算统计学显著性,以及绘制 Kaplan-Meier 生存曲线图。

第3章 基于启动子区 DNA 甲基化位点的研究

本研究的目的是分析泛癌症甲基化组的模式,挖掘 DNA 甲基化与癌症的关系。在这一章中,首先对每种癌症的启动子区 CpG 位点的甲基化模式进行描述,并聚焦甲基化组的变异,挑选高变异的启动子区 CpG 位点进行深入分析,以及比较启动子区 DNA 甲基化和拷贝数目多态性对基因表达水平的影响。

3.1 同一基因的不同 CpG 位点的模式

3.1.1 同一基因的不同 CpG 位点的相似性与差异性

本研究使用的甲基化数据平台 HumanMethylation450 芯片一共有 485 577 个检测点位,依据 CpG 位点的染色体坐标与已知的基因转录起始位点的距离关系,可以推断出 229 339 对"CpG 位点-基因"关系,涉及 193 969 个位点和 23 837 个基因,每个基因少则有 1 个 CpG 位点,最多则有 278 个 CpG 位点。那么这些位点之间的关系如何呢?

以 PAAD 中 4 个癌症相关基因为例,图 3.1 展示了它们所属的所有易变 CpG 位点(在所有样本中的标准差大于 0.1)之间的甲基化值的相关性。可以看到,大部分 CpG 位点之间的相关性都是很大的,特别是对于 CpG 位点较少的基因,说明一个基因的不同 CpG 位点之间的相似度很高。由于 CpG 位点在启动子处往往距离相近,以 CpG 岛的形式成簇分布,因此它们的甲基化值相似是在意料之中的。不过,*SEPT* 9 基因的 57 个 CpG 位点中,有一些位点呈明显负相关,说明不同 CpG 位点存在模式差异,因此有必要对 CpG 位点分组进行进一步研究。

3.1.2 同一基因的不同 CpG 位点组的分析

接下来以 *SEPT* 9 基因为例,按照聚类阈值 0.3 将 57 个 CpG 位点分为 15 组,同一组内 CpG 位点的甲基化值相似度高,而不同组有所差异,见

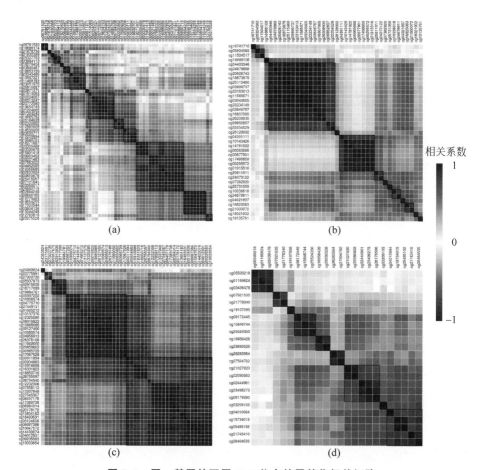

图 3.1　同一基因的不同 CpG 位点的甲基化相关矩阵

相关矩阵中,行与列各代表一个 CpG 位点,行列交叉处的值代表它们的甲基值的相关性。
(a) *SEPT*9 基因;(b) *TP*73 基因;(c) *IER*3 基因;(d) *PEG*10 基因

图 3.2(a)。比较每组 CpG 位点到最近的转录起始位点(TSS)的距离,以及与 *SEPT*9 基因的表达值的斯皮尔曼相关系数,可以看到,不同组的 CpG 位点在这两个特征上有明显不同,见图 3.2(b)和(c)。延伸分析比较这两个特征,发现到转录起始位点更近的 CpG 位点与基因表达的相关性更大,而距离更远的 CpG 位点倾向于有负向的相关性,见图 3.2(d),不过这只是一个基因的例子,更全面的分析见第 6 章。

此外,针对含有 CpG 位点最多的 3 个组,取这些位点上游、下游各 60 bp 的序列,使用 MEME 软件寻找序列模体。图 3.3 显示,3 个组找到的

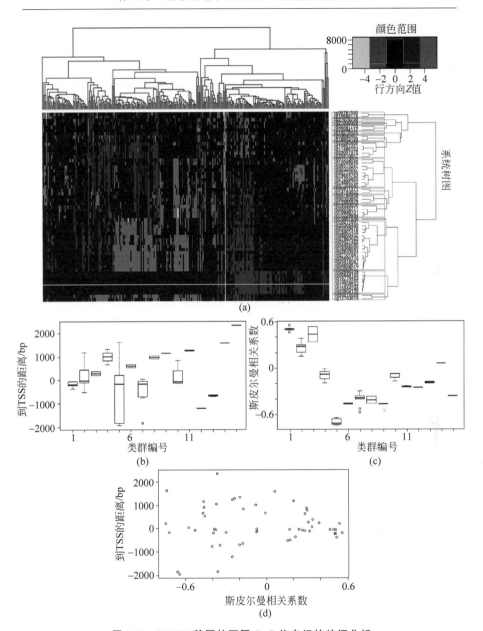

图 3.2　*SEPT9* 基因的不同 CpG 位点组的特征分析

（a）热图展示了 *SEPT9* 基因的所有易变 CpG 位点在 PAAD 肿瘤中的甲基化情况，每行为一个 CpG 位点，每列为一个样本，右边的系统树图展示了 CpG 位点之间的距离关系，以 0.3 为阈值，框出了 15 个 CpG 位点组；（b）每个 CpG 位点组到转录起始位点的距离的分布；（c）每个 CpG 位点组与 *SEPT9* 基因表达相关性的分布；（d）每个 CpG 位点以上两个特征的散点图，纵坐标为到转录起始位点的距离，横坐标表示“CpG 位点-基因表达”的斯皮尔曼相关系数

模体各不相同,从序列特征角度证明,依据甲基化将 CpG 位点分组的结果有生物学功能。

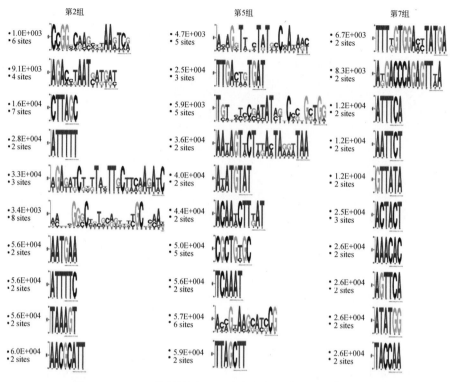

图 3.3　*SEPT*9 基因的不同 CpG 位点组的周边序列模体分析

使用 MEME 软件针对 *SEPT*9 基因的 3 个 CpG 位点组与上游、下游各 60 bp 的序列(共 122 bp)中所鉴别出的排名前十的序列模体

3.1.3　同一基因的 CpG 位点聚类的跨癌症比较

为了检验同一基因的 CpG 位点的相似关系在不同癌症间是否成立,对 *SEPT*9 基因在另外两种癌症中进行了相同的分析。*SEPT*9 基因的 CpG 位点中,易变的位点在 PAAD、COAD、LUSC 中分别有 54 个(为了便于与另外两种癌症比较,去掉了 3 个有缺失值样本的 CpG 位点)、42 个、63 个,其中有 30 个是公共的。按照变异度(标准差)的大小排序,这 30 个 CpG 位点中的前 20 个的排序情况都差不多,也就是说,易变的位点在 3 种癌症中有很大的重合。针对这个观察,后续(3.3 节)会有更系统的分析。在 30 个

共同的易变 CpG 位点中,至少有一半存在共聚类的情况(图 3.4),说明特定基因在不同癌症中 CpG 位点的聚类有相似性。

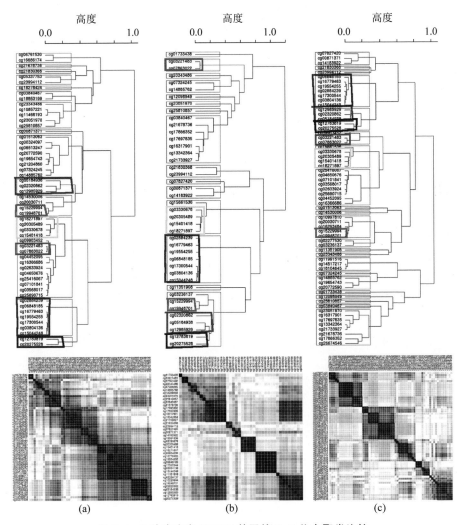

图 3.4　3 种癌症中 *SEPT9* 基因的 CpG 位点聚类比较

3 种癌症中 *SEPT9* 基因的易变 CpG 位点聚类的系统树图(上)和相关性矩阵(下),系统树图中同样颜色的手绘方框内是同一组 CpG 位点。这 3 种癌症和涉及的 CpG 位点数目分别为:(a) PAAD,54 个;(b) COAD,42 个;(c) LUSC,63 个

3.2 癌症相关基因的甲基化模式的相似性

将每个癌症相关基因的多个 CpG 位点的甲基化值取平均作为这个基因的甲基化值,依照甲基化值计算基因之间的相关性并进行可视化(图 3.5)。以 PAAD 为例,可以看到,原癌基因之间以及肿瘤抑制基因之间,都有相似度很高的聚簇,也有负相关性很高的聚簇,说明 DNA 甲基化强有力地参与了癌症相关基因的调控过程,并且有几种显著的模式。考虑到启动子甲基化在转录因子结合过程中可能起到的作用(1.3.3 节),这个结果暗示在同一聚簇中的基因有可能受到同一组转录因子的调控,不过仍需要非常严密的分析才能证明。

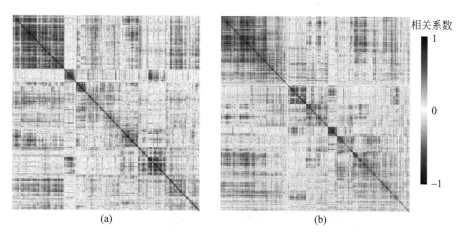

图 3.5 PAAD 中癌症相关基因的甲基化相关矩阵

相关矩阵中,行与列各代表一个癌症相关基因,行列交叉处的值代表它们的甲基化值的相关性,如果一个基因有多个 CpG 位点,则取它们的平均值作为这个基因的甲基化值。(a)原癌基因;(b)肿瘤抑制基因

3.3 启动子区 DNA 甲基化组的变异

3.3.1 启动子区 DNA 甲基化组的变异程度在不同癌症中的分布不同

本研究使用甲基化值的标准差来代表每个 CpG 位点的变异程度,

图 3.6 展示了每种癌症中所有启动子区 CpG 位点的变异程度。如图所示，许多启动子区 CpG 位点在癌症中的变异程度很高，这为甲基化谱提供了很大的动态范围，是本研究的基础。如 3.1.1 节所述，本研究中每种癌症的"易变"CpG 位点即指在这种癌症的所有肿瘤样本中，甲基化值的标准差大于 0.1 的 CpG 位点。不同癌症中易变 CpG 位点的数目不同（表 2.5）。

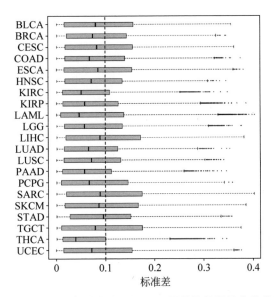

图 3.6　每种癌症的启动子区 CpG 甲基化数据的变化范围

每种癌症中所有肿瘤样本的启动子区 CpG 甲基化值的变异程度的分布。图中以标准差来衡量变异程度，以箱线图来展示数据分布，虚线竖线指示标准差为 0.1

3.3.2　启动子区 DNA 甲基化组变异程度的跨癌症比较

在 3.1.3 节中，*SEPT9* 基因的易变 CpG 位点在 3 种癌症中显示出很大的重合，说明在一种癌症中易变的 CpG 位点很可能在其他癌症中的变异程度也很高。为了验证这一点，计算每个 CpG 位点在全部癌症中变异程度的中值，图 3.7 中每个点的颜色深浅即代表中值的高低。可以看到，每种癌症中位于上部的点要比位于下部的点颜色更深，也就是说在一种癌症中标准差大的 CpG 位点倾向于在所有癌症中的标准差都大。

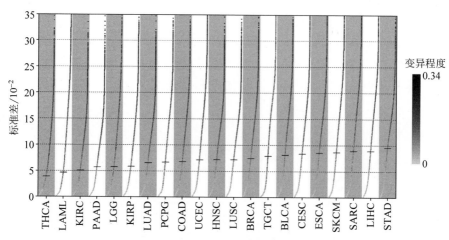

图 3.7　每种癌症的启动子区 CpG 甲基化数据的变异程度比较

在每种癌症类型中,将启动子区 CpG 位点按照它们的甲基化水平在所有肿瘤样本中的变异程度排序。点的颜色代表该位点在全部 21 种癌症中变异程度的中值。短线标记了每种癌症中所有 CpG 位点的标准差的中值,癌症种类即是按此排序的

3.4　高变异启动子区 CpG 位点的跨癌症
比较与生物学意义

在本研究中,如果启动子区 CpG 位点的甲基化值的标准差大于 0.1,说明这个位点在肿瘤样本中有一定的动态范围,可以用于基本分析。在此基础上,如果一个 CpG 位点的标准差大于 0.2,则定义为“高变异”CpG 位点。每种癌症中高变异 CpG 位点有何特点、是否与癌症的发生发展有关,是本节要研究的问题。

3.4.1　高变异启动子区 CpG 位点的跨癌症比较

图 3.8(a)展示了高变异 CpG 位点所存在的癌症种类数目,168 931 个启动子区 CpG 位点中,有 90 635 个在任一癌症中都没有越过高变异的阈值,有 25 568 个只在一种癌症中高变异,12 761 个在两种癌症中高变异,剩下的在两种以上的癌症中高变异。考虑 CpG 位点所在的基因,则有更多比例的基因在多种癌症中出现,见图 3.8(b),表明高变异 CpG 位点对基因的影响的汇聚作用。使用 Jaccard 系数和 Ochiai 系数来比较两种癌症之间的

高变异 CpG 位点集,结果显示大部分癌症之间的重合度都很高,图 3.8(c)
使用 Ochiai 系数绘制了相似矩阵。

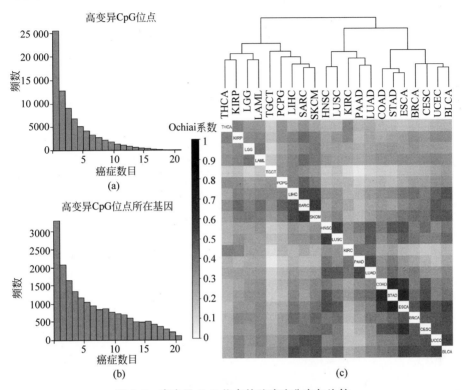

图 3.8　高变异 CpG 位点的跨癌症分布与比较

(a) 高表达 CpG 位点所存在癌症数目的分布图;(b) 高表达 CpG 位点所存基因所存在癌症数目
的分布图;(c) 不同癌症的高表达 CpG 位点集的相似矩阵。计算两两癌症之间的 Ochiai 系数,用
1 减去 Ochiai 系数作为它们之间的距离,使用层次聚类对癌症进行排序。图(c)中色块的颜色深
浅表示 Ochiai 系数,也就是说,颜色越深,代表两种癌症的高表达 CpG 位点集的重合度越大,颜色
越浅则重合度越小

3.4.2　高变异启动子区 CpG 位点所属基因的功能注释与富集

对每种癌症中的高变异 CpG 位点所属基因,以及在一半以上癌症中均
越过高变异阈值的 CpG 位点所属的基因进行特征基因富集分析,结果虽然
在个别癌症中对癌症相关基因有富集,但是不太显著,如表 3.1 所示。

表 3.1　高变异 CpG 位点所属基因对于癌症相关基因的富集

癌症种类	原癌基因		肿瘤抑制基因	
	富集 P 值	比例	富集 P 值	比例
BLCA	4.99E−01	1.91%	7.29E−02	3.60%
BRCA	9.06E−02	2.12%	1.06E−03	4.03%
CESC	5.15E−01	1.90%	1.20E−01	3.56%
COAD	3.31E−01	1.98%	1.21E−02	3.86%
ESCA	1.93E−01	2.03%	9.93E−03	3.82%
HNSC	1.29E−02	2.41%	1.22E−03	4.26%
KIRC	1.33E−01	2.26%	1.04E−03	4.79%
KIRP	3.29E−02	2.21%	1.58E−04	4.16%
LAML	5.07E−02	2.12%	5.22E−04	3.92%
LGG	1.26E−03	2.35%	1.63E−04	4.05%
LIHC	9.95E−01	1.65%	8.12E−01	3.25%
LUAD	3.11E−02	2.38%	2.27E−03	4.34%
LUSC	1.79E−02	2.38%	1.02E−01	3.73%
PAAD	2.52E−01	2.11%	1.61E−02	4.36%
PCPG	6.01E−02	2.10%	8.38E−04	3.87%
SARC	8.41E−01	1.82%	4.68E−01	3.38%
SKCM	7.56E−01	1.83%	4.58E−02	3.61%
STAD	5.12E−02	2.19%	9.47E−05	4.24%
TGCT	8.95E−01	1.81%	3.81E−02	3.56%
THCA	7.13E−02	2.21%	2.22E−02	3.92%
UCEC	4.98E−01	1.91%	2.92E−01	3.45%
Consensus	4.69E−02	2.29%	9.44E−04	4.32%

注：癌症种类为"Consensus"表示在一半以上癌症中高变异的 CpG 位点所属的基因，后文同。

再对这些高变异的 CpG 位点所属的基因进行 KEGG 生物学通路富集分析，图 3.9 显示，最富集的通路多是与神经转导、免疫相关的，其次是与包括癌症在内的各种疾病相关的。

3.4.3　高变异启动子区 CpG 位点集中在转录因子基因

在对高变异 CpG 位点所属基因进行基因本体富集时，意外发现几乎每

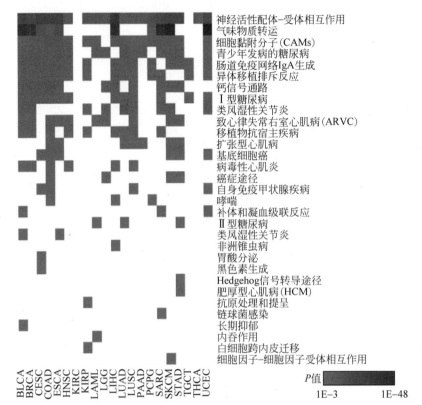

神经活性配体–受体相互作用
气味物质转运
细胞黏附分子(CAMs)
青少年发病的糖尿病
肠道免疫网络IgA生成
异体移植排斥反应
钙信号通路
I 型糖尿病
类风湿性关节炎
致心律失常右室心肌病(ARVC)
移植物抗宿主疾病
扩张型心肌病
基底细胞癌
病毒性心肌炎
癌症途径
自身免疫甲状腺疾病
哮喘
补体和凝血级联反应
II 型糖尿病
类风湿性关节炎
非洲锥虫病
胃酸分泌
黑色素生成
Hedgehog信号转导途径
肥厚型心肌病(HCM)
抗原处理和提呈
链球菌感染
长期抑郁
内吞作用
白细胞跨内皮迁移
细胞因子–细胞因子受体相互作用

*P*值
1E-3　　　1E-48

图 3.9　每种癌症中高变异的 CpG 位点所属的基因的生物学通路富集分析

对每种癌症中高变异 CpG 位点所在的基因进行 KEGG 富集分析,只保留 *P* 值在 0.001 以下的生物学通路

种癌症中最富集的分子功能都与序列特异性 DNA 结合(sequence-specific DNA binding)有关,见图 3.10(a)。考虑到具有这种分子功能的基因大部分都是转录因子,因此对于这些高变异启动子区 CpG 位点所属基因进行了转录因子富集分析,结果除 TGCT 外,所有癌症中都富集了转录因子基因,在超过一半的癌症类型中高变异的 CpG 位点也显著富集于转录因子基因的启动子区域,见图 3.10(b)。

那么高变异启动子区 CpG 位点对转录因子基因有哪些影响呢? 从转录异质性的角度来看,具有高变异启动子区 CpG 位点的转录因子相对于其他转录因子或者非转录因子基因确实有更大的基因表达动态范围,见图 3.11(a)。由于拷贝数目多态性也是决定基因表达的一个很重要的因

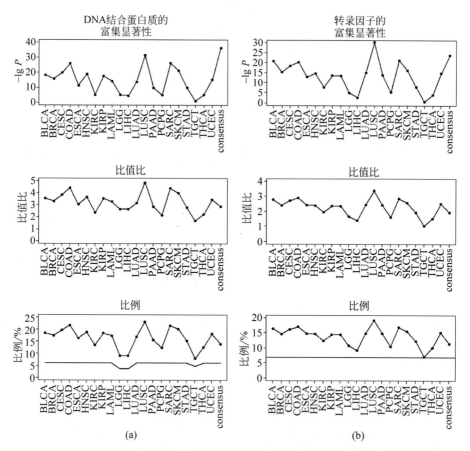

图 3.10　每种癌症中高变异的 CpG 位点与 DNA 结合蛋白质及转录因子的关系

(a) 高变异启动子区 CpG 位点所属基因的基因本体分子功能富集；(b) 高变异启动子区 CpG 位点所属基因对转录因子基因的富集。每张图中上栏是超几何分布富集的 P 值，中栏是比值比，下栏是高变异启动子区 CpG 位点所属基因在目标基因组和背景基因中的比例

素，因此要确定基因表达的影响因素必须要先排除它的干扰。如图 3.11(b) 所示，具有高变异启动子区 CpG 位点的基因的拷贝数目多态性的变化程度与没有高变异 CpG 位点的基因是在同一个水平的，因此证明转录因子的基因表达高变异性很大可能是由启动子区 CpG 位点的甲基化水平的高变异性决定的。

总的来说，这些结果显示，肿瘤中启动子区 CpG 位点甲基化组有高度动态的失调，并且这种失调是强烈倾向于转录因子基因的。

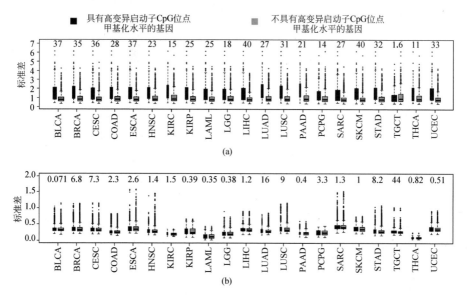

图 3.11　具有和不具有高变异性的启动子区 CpG 位点所属基因的比较

（a）每种癌症中，具有和不具有高变异启动子区 CpG 位点的转录因子基因的表达分布箱线图；

（b）每种癌症中，具有和不具有高变异启动子区 CpG 位点的基因的拷贝数目多态性分布箱线图。

每种癌症的两个分布的差异由威尔科克森秩和检验推断，并且将 $-\lg P$ 标记在箱线图的上方，箱线图中箱形的宽度与所代表的组中观测值数目的平方根成正比

3.5　DNA 甲基化和拷贝数目多态性对基因表达水平的影响的关系

3.4 节的分析确认了启动子区 CpG 位点的高变异性对转录因子基因表达的变异程度的调节不受拷贝数目多态性所影响；拷贝数目多态性作为启动子区 DNA 甲基化对基因表达影响的重要混杂因素，本节主要讨论其对基因表达水平可能的影响，以及两者之间的关系。

3.5.1　启动子区 DNA 甲基化与基因表达的相关性

在每种癌症中，对于 CpG 位点甲基化值和基因表达水平，通过筛选的"CpG 位点-基因对"计算两者的斯皮尔曼相关系数，图 3.12 显示了每种癌症中相关系数的分布，相关系数的中值都在 0 以下，说明相关系数为负的"CpG 位点-基因对"比较多，不过值域基本上是围绕 0 对称的，说明 CpG 位

点与基因表达的关系在正、负两个方向上的最大相关性都差不多。

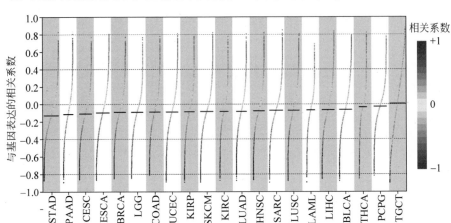

图 3.12　每种癌症的启动子区 DNA 甲基化与基因表达的相关性（见文前彩图）

在每种癌症类型中,将启动子区 CpG 位点按照它们的甲基化水平与基因表达水平在所有肿瘤样本中的斯皮尔曼相关系数排序。点的颜色代表该"CpG 位点-基因对"在 21 种癌症中相关系数的中值。黑色短线标记了每种癌症中所有"CpG 位点-基因对"的相关系数的中值,癌症种类也是按此排序的

3.5.2　拷贝数目多态性与基因表达的相关性

对于每个基因,计算连续型拷贝数目多态性与基因表达水平的斯皮尔曼相关系数,图 3.13 显示了每种癌症中相关系数的分布,其中值都是在 0 以上,说明相关系数为正的基因比较多,这是符合常理的。大部分癌症中,相关系数的值域在 $-0.4 \sim 0.9$,从下往上点的颜色都是由黄到红,说明在一种癌症中相关系数高的基因倾向于在其他癌症中的相关系数也高。

3.5.3　拷贝数目多态性高变异基因的功能注释与富集

要对每种癌症中的拷贝数目多态性高变异的基因进行分析,需要先确定高变异的阈值。CpG 位点甲基化的值域在 $0 \sim 1$,而且在每种癌症中,绝大多数 CpG 位点的标准差都在 0.2 以下,因此选择了 0.2 作为甲基化高变异的阈值。对于拷贝数目多态性,其值域与癌症种类有关(图 3.14),在考察了每种癌症的标准差的分布后,最终选择了 0.4 作为阈值。

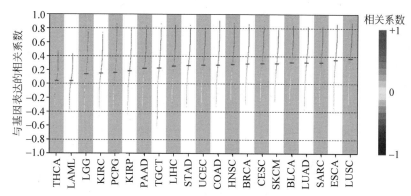

图 3.13　每种癌症的拷贝数目多态性与基因表达的相关性(见文前彩图)

在每种癌症中,将基因按照它们的拷贝数目多态性与基因表达水平在所有肿瘤样本中
的斯皮尔曼相关系数排序。点的颜色代表该基因在 21 种癌症中相关系数的中值。红
色短线标记了每种癌症中所有基因的相关系数的中值,癌症种类也是按此排序的

对每种癌症中的拷贝数目多态性高变异的基因进行基因本体及生物学
通路富集分析,将其与高变异启动子区 CpG 位点所属的基因的富集结果进
行比较。取两个分析中被最多种癌症富集出来的 10 个条目,图 3.15 展示
了这 20 个条目(因为去掉了重复所以有些项目不足 20 条)在两个分析中分
别在多少种癌症中越过了富集的阈值。可以看到,高变异拷贝数目和 CpG
位点甲基化相关的基因的生物过程[图 3.15(a)]、细胞组分[图 3.15(c)]和
生物学通路[图 3.15(d)]的富集情况都有很大差异,说明这两种基因表达
的调控因素在体内调节不同的基因及生物学过程。

再看特征基因的富集分析(表 3.2),与高变异启动子区 CpG 位点所属
的基因的富集情况相比,拷贝数目多态性高变异的基因对原癌基因的富集
更多,而对肿瘤抑制基因的富集更少,虽然这些富集的显著性都不是很高。
由于 KIRC 与 THCA 两种癌症中没有拷贝数目多态性高变异的基因,所以
表中各项值均缺失。

至于转录因子基因,基因本体富集显示,每种癌症中拷贝数目多态性高
变异的基因基本都不富集序列特异性 DNA 结合相关的分子功能,如
图 3.15(b)所示,在一些癌症中虽然富集了转录因子基因,但是程度也远不
如高变异启动子区 CpG 位点所属的基因的富集。因此,拷贝数目多态性对
转录因子基因的影响并没有 DNA 甲基化的影响强烈。

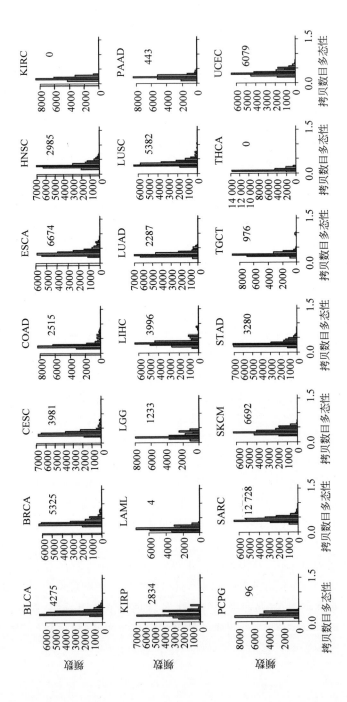

图 3.14　每种癌症的拷贝数目多态性的变异程度分布

每种癌症中, 拷贝数目多态性的标准差的分布的直方图。每张图的右上角标注了高变异 (标准差大于 0.4) 的基因数目

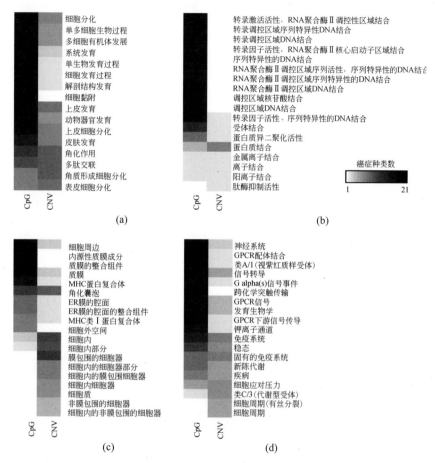

图 3.15　每种癌症的拷贝数目高变异基因的功能富集分析

在每种癌症中,分别对甲基化值高变异的启动子区 CpG 位点所属的基因及拷贝数目多态性高变异的基因进行功能富集分析。在两个分析中,以多重检验矫正后的 P 值 0.01 为阈值,对在任何一种癌症中富集的条目,分别统计在多少种癌症中被富集。对两个分析有交集的基因本体或生物学通路,比较存在显著富集的癌症数目。(a) 基因本体生物过程;(b) 基因本体分子功能;(c) 基因本体细胞组分;(d) REACTOME 生物学通路

表 3.2　拷贝数目多态性高变异的基因对特征基因的富集

癌症种类	原癌基因		肿瘤抑制基因		转录因子基因	
	富集 P 值	比例	富集 P 值	比例	富集 P 值	比例
BLCA	5.2E−05	2.7E−02	5.2E−02	3.8E−02	3.0E−02	7.7E−02
BRCA	4.2E−03	2.3E−02	6.0E−02	3.7E−02	2.5E−01	7.2E−02

癌症种类	原癌基因		肿瘤抑制基因		转录因子基因	
	富集 P 值	比例	富集 P 值	比例	富集 P 值	比例
CESC	2.8E−02	2.3E−02	9.1E−01	3.0E−02	1.4E−04	8.4E−02
COAD	5.9E−02	2.3E−02	1.3E−01	3.7E−02	2.3E−03	8.4E−02
ESCA	6.9E−05	2.5E−02	1.4E−01	3.6E−02	1.1E−06	8.3E−02
HNSC	4.4E−04	2.7E−02	2.9E−01	3.5E−02	9.0E−01	6.4E−02
KIRC	NA	NA	NA	NA	NA	NA
KIRP	2.6E−01	2.0E−02	2.9E−01	3.5E−02	4.1E−04	8.5E−02
LAML	2.8E−05	5.0E−01	6.5E−03	2.5E−01	1.3E−03	5.0E−01
LGG	4.1E−01	1.9E−02	5.6E−01	3.2E−02	4.0E−41	1.8E−01
LIHC	5.2E−02	2.2E−02	9.2E−02	3.7E−02	9.8E−01	6.3E−02
LUAD	5.0E−03	2.6E−02	3.8E−01	3.5E−02	9.2E−04	8.6E−02
LUSC	1.7E−04	2.5E−02	6.6E−01	3.3E−02	4.8E−03	7.8E−02
PAAD	2.3E−01	2.3E−02	8.8E−03	5.4E−02	2.0E−01	7.9E−02
PCPG	5.5E−01	1.0E−02	8.4E−01	1.0E−02	2.3E−01	8.3E−02
SARC	5.9E−03	2.1E−02	1.2E−01	3.6E−02	2.8E−07	7.8E−02
SKCM	1.8E−04	2.4E−02	6.3E−01	3.3E 02	7.9E−01	6.8E−02
STAD	2.3E−04	2.7E−02	1.1E−01	3.7E−02	4.3E−02	7.7E−02
TGCT	1.3E−02	2.9E−02	5.9E−01	3.2E−02	6.9E−01	6.6E−02
THCA	NA	NA	NA	NA	NA	NA
UCEC	2.6E−03	2.3E−02	4.8E−01	3.4E−02	6.0E−08	8.5E−02

注：NA 表示癌症中没有拷贝数目多态性高变异的基因。

3.5.4　DNA 甲基化与拷贝数目多态性对基因表达的互补影响

3.5.1 节和 3.5.2 节分别阐释了启动子区 DNA 甲基化和拷贝数目多态性与基因表达的相关性，它们都是有正有负，不过前者值域宽，倾向于负相关，而后者值域略窄，更偏向正相关，这些都是符合已有认知的。同时在这两个量度中，均显示出多种癌症的相似性，也即在一种癌症中高相关则倾向于在其他癌症中也为高相关，这是本书的泛癌症研究揭示的结果，也是合理的。另外，通过对高变异的启动子区 CpG 位点所在基因与拷贝数目多态性高变异基因的功能富集分析的比较，得到的大致结论是：两种基因表达的调控因素所调节的基因与生物学通路有差异。本节将对这一点进行详细分析。

图 3.16(a) 的分析中，根据甲基化与基因表达的相关系数来挑选 CpG

位点,对于一个基因对应多个 CpG 位点的情况,只保留相关系数的绝对值最大的那一个。在每种癌症中,分别取相关系数高或低的基因,比较这些基因的拷贝数目多态性与基因表达的相关系数,对两组相关系数进行威尔科克森秩和检验并画图。可以看到,基因表达与 CpG 位点甲基化高相关的基因,其与拷贝数目多态性的相关系数倾向于很低;基因表达与 CpG 位点甲基化低相关的基因,其与拷贝数目多态性的相关系数倾向于很高。并且在大多数癌症中,两组相关系数有统计学差异性。图 3.16(b)则是取拷贝数目多态性与基因表达的相关系数高或低的基因,比较这些基因的 CpG 位点甲基化与基因表达的相关系数。结果与图 3.16(a)类似,基因表达与拷贝数目多态性和 CpG 位点甲基化的相关系数的大小倾向于相反的,并且在大多数癌症中,两组相关系数有统计学差异性。也就是说,启动子区 DNA 甲基化和拷贝数目多态性这两种决定基因表达水平的主要因素是相互补充的,并且在一定程度上对基因的转录调控是相互排斥的。

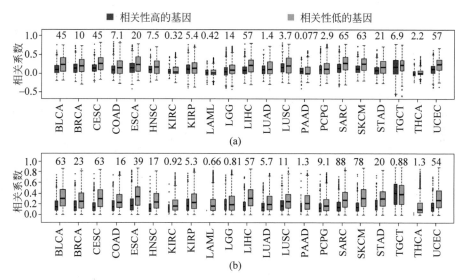

图 3.16　启动子区 DNA 甲基化和拷贝数目多态性与基因表达的相关性的比较

(a) 每种癌症中,根据基因表达是否与 CpG 位点甲基化有强正相关分为两组,使用箱线图展示这两组基因的拷贝数目多态性与基因表达的相关系数的分布;(b) 每种癌症中,根据基因表达是否与拷贝数目多态性有强正相关分为两组,使用箱线图展示这两组基因的 CpG 位点甲基化与基因表达的相关系数的分布。每种癌症的两组基因的分布的统计学差异($-\lg P$)是由威尔科克森秩和检验推断,并且标记在箱线图的上方,箱线图的宽度与所代表的组中观测值数目的平方根成正比

3.5.5　BRCA 中基因表达的两种调控模式的互补影响示例

接下来,以 BRCA 为例,阐释启动子区 DNA 甲基化和拷贝数目多态性这两种基因表达的调控作用的互补影响。图 3.17(a) 是 BRCA 中所有癌症相关基因与这两种调控作用的相关系数的比较,可以看到,有超过一半的癌症相关基因与它们的启动子区 CpG 位点的甲基化水平有一定关联,也有一些癌症相关基因与其拷贝数目多态性有关联,然而,相对于与拷贝数目多态性没有相关性的基因,这些与其拷贝数目多态性有关联的基因更不可能与启动子区 CpG 位点甲基化有相关性。具体来说,一些癌症相关基因的表达与 CpG 位点甲基化呈高相关性且与拷贝数目多态性呈低相关性,这些基因主要定位于图 3.17(a) 的左侧;而基因表达与 CpG 位点甲基化呈低相关性且与拷贝数目多态性呈高相关性的基因主要定位于图 3.17(a) 的右侧。因此,图 3.17(a) 是图 3.16(b) 的直观展示。

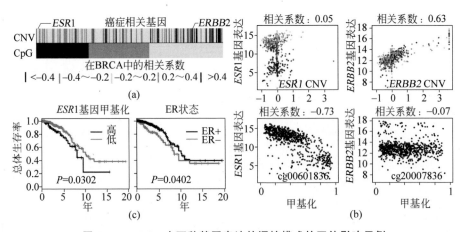

图 3.17　BRCA 中两种基因表达的调控模式的互补影响示例

(a) BRCA 中癌症相关基因与它们的拷贝数目多态性和启动子区 CpG 位点甲基化的相关系数。图中每个竖线代表一个癌症相关基因,颜色表示与拷贝数变异(上)或 CpG 位点甲基化(下)的相关性。对于有多个启动子区 CpG 位点的基因,颜色表示的是与基因表达相关性最强的那个。基因按照与 CpG 甲基化的相关系数的绝对值从左到右排序,对应绝对值从高到低。(b) 散点图展示了 ESR1 的基因表达与拷贝数目多态性(左上)和与启动子区 CpG 位点(cg00601836)的甲基化值(左下)的关系,以及 ERBB2 的基因表达与拷贝数目多态性(右上)和与启动子区 CpG 位点(cg20007836)的甲基化值(右下)的关系。(c) 将 BRCA 患者按照 ESR1 基因的启动子区 CpG 位点(cg00601836)的甲基化水平分群,以及按照雌激素受体(ER)蛋白质状态分群(ER＋和 ER−)的 Kaplan-Meier 生存曲线和预后差异的统计学显著性(P 值)

　　BRCA 中有两个著名的原癌基因和诊断标志物 *ESR*1 基因和 *ERBB*2 基因(也叫作 *HER*2),它们能够说明两种调控模式的互补和互斥作用。对于 *ERBB*2 基因来说,其表达值与拷贝数目多态性强相关,但与其启动子区 CpG 位点(cg20007836)甲基化没有关联,尽管这个位点的甲基化在 BRCA 的肿瘤样本中也有高度的变异性,如图 3.17(b)右侧所示;而对于 *ESR*1 基因来说,其表达与多个启动子区 CpG 位点的甲基化水平是高度相关的,cg00601836 是其中相关性最高的一个,如图 3.17(b)左侧所示,而其在 BRCA 中的拷贝数变异的频率非常低,因此拷贝数变异与基因表达的相关性也比较低。进一步研究发现,凭借 *ESR*1 基因的单个启动子区 CpG 位点(cg00601836)就足够将 BRCA 肿瘤分成预后不同的两群患者,而这两群患者的差异要比用雌激素受体(estrogen receptor,ER)状态的免疫组织化学分类的差异还要大,如图 3.17(c)所示。

3.6　基于启动子区 DNA 甲基化的癌症种类比较

　　考虑到每种癌症中的广泛的肿瘤样本间甲基化组异质性(图 3.6),本节尝试基于启动子区 DNA 甲基化组开发一种定量地测定不同癌症类型的差异性和相似性的方法,并且构建相似矩阵。这种方法的假设是,如果两个癌症种类在甲基化组上的差异很大,那么将这两种癌症的肿瘤样本混到一起进行聚类分析,会产生两个主要的聚簇,每个聚簇都由一个癌症种类组成,如图 3.18(a)中的 LAML 和 THCA。换句话说,癌症种类间的甲基化组异质性要比每种癌症内的肿瘤样本间的异质性要大。相反,如果两个癌症种类的甲基化谱很相似,那么聚类分析无法将肿瘤样本根据癌症种类正确地分到两个聚簇中,如图 3.18(a)中的 ESCA 和 STAD。换句话说,同种癌症肿瘤样本间的异质性要比癌症种类间的异质性大,或者两者差不多大。

　　具体来说,对于不同癌症种类两两之间的组合,进行如下分析:使用在任一种癌症中甲基化状态不稳定(甲基化值的标准差大于 0.1)的 CpG 位点,对这两种癌症的所有肿瘤样本进行无监督层次聚类。接下来,将肿瘤样本按照聚类结果分成最大的两个互不重合的聚簇,每个聚簇中将癌症的肿瘤比例最高的指定为这个特定的癌症种类。然后计算出这两种聚簇中被正确分配的肿瘤样本的比例的平均值,这个值一定是在 0.5~1。在这一步,两个聚簇中的不同癌症种类的肿瘤区分得越清楚,也就是每个聚簇中不同种类的混杂越小,那么得到的值会越大。因此,这个值可以定量两种癌症肿

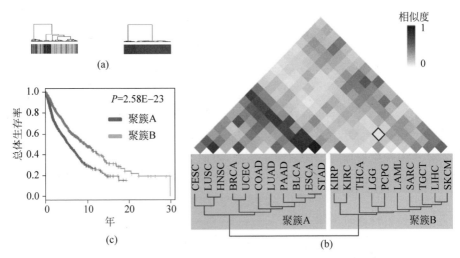

图 3.18　基于启动子区 DNA 甲基化的癌症种类相似矩阵

（a）在计算基于启动子区 DNA 甲基化的癌症种类相似矩阵时，得到最高的和最低的相似性的癌症对应的层次聚类结果，分别是 ESCA 和 STAD（相似性 0.98），以及 LAML 和 THCA（相似性 0.05）；（b）21 个癌症种类的相似性矩阵中，每一个方格代表一对癌症的 DNA 启动子甲基化的相似度的定量描述；（c）根据癌症种类相似性区分得到的两组癌症种类的 Kaplan-Meier 生存曲线，预后差异的统计学显著性（P 值）由时序检验推断

瘤的区分情况（为了方便，命名为"区分度"）。最终的肿瘤间差异度的定量是由上述"区分度"，再乘以两个聚簇之间的距离超过聚簇内肿瘤异质性贡献的比例。相似度被设定为 1 减去差异度，结果也是在 0～1。有了每对癌症之间的相似度，就可以构建相似矩阵，如图 3.18（b）所示。不同的层次聚类策略或者 K 均值等其他聚类方法得到的相似矩阵不同，但是一致性很高，证明我们的定量癌症相似性的方法对于不同的聚类分析方法的选择是鲁棒的。

基于成对癌症间的比较构建的相似矩阵综合阐释了 21 种癌症的 DNA 启动子甲基化的相似性，也可以进行癌症种类之间的聚类，如图 3.18（b）所示。聚类得到的两组癌症在各自组内有高相似性，这两组癌症之间有预后的显著差异[图 3.18（c）]，说明了此分析的生物学意义。总之，充分考虑肿瘤间的异质性，基于启动子区 DNA 甲基化组的分析定量刻画了 21 种癌症的相似性，能够为肿瘤的起源提供潜在的线索。

第4章 基于启动子区 DNA 甲基化组的泛癌症肿瘤重聚类

在第 3 章中,对每种癌症的启动子区 CpG 位点的甲基化模式进行了描述及初步分析。本章则是将所有癌症的启动子区 DNA 甲基化组进行合并,并基于此进行泛癌症肿瘤重聚类,在此过程中,需要考虑对 CpG 位点的选择、聚类方法和聚簇数目的确定等。针对重聚类的结果,需要比较不同的聚簇,发掘差异的生物学意义,并对由此定义的癌症亚型进行比较分析。

4.1 泛癌症甲基化相关矩阵初探

在进行泛癌症甲基化组聚类之前,应当先确定泛癌症 CpG 位点之间和样本之间的相似性,如果相似性太高,则聚类的区分度不大;如果相似性太低,则"聚"类也没有意义。因此应先对 CpG 位点和样本分别进行相关矩阵分析。

对于在所有癌症中都经过过滤的(7000～8000 个)CpG 位点的交集或者并集中变异程度最大的 10 000 个位点的甲基化值,使用皮尔逊距离计算相关矩阵,根据离差平方和法对聚类结果进行排序,并用 matrix2png 工具(Pavlidis et al.,2003)来进行可视化。如图 4.1 所示,CpG 位点均明显分群,且每一群内部、群与群之间的相关性不同;而且由于包含的位点数目更多,后者比前者有更多的负相关关系。

对于上述两个甲基化谱计算样本之间的甲基化相关矩阵,除了在计算距离时使用的是斯皮尔曼法,其他步骤与 CpG 位点之间的计算方法是一样的。如图 4.2 所示,样本之间的相关性大部分为正值,且也能明显分群。

这样的分析证明无论从 CpG 位点角度还是样本角度,彼此之间均有合适的相关性和差异性,因此可以进行泛癌症甲基化组的二维聚类(指位点和样本分别做聚类,并同时展示)分析。

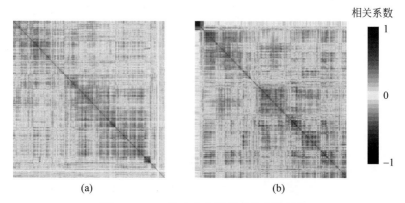

图 4.1　CpG 位点之间的甲基化相关矩阵

(a) 在所有癌症中都经过过滤的 CpG 位点的交集的 CpG 位点甲基化相关矩阵；(b) 在每种癌症中经过过滤的 CpG 位点的并集中变异程度最大的 10 000 个位点的 CpG 位点甲基化相关矩阵

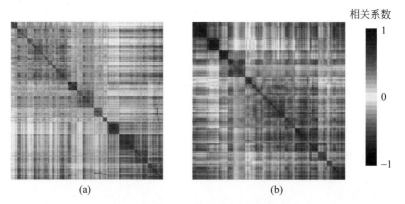

图 4.2　样本之间的甲基化相关矩阵

(a) 在所有癌症中都经过过滤的 CpG 位点的交集的样本甲基化相关矩阵；(b) 在每种癌症中经过过滤的 CpG 位点的并集中变异程度最大的 10 000 个位点的样本甲基化相关矩阵

4.2　对于聚类位点的选择

4.2.1　选择泛癌症变异程度最大的 CpG 位点

关于选择哪些 CpG 位点来参与聚类，有两种思路，一种是直接挑选所有癌症种类的所有样本中变异程度最大的位点，另一种是在每种癌症中分别挑选 CpG 位点再结合起来。在这个比较中，对于前者选择了变异程度最大的 10 000 个 CpG 位点；对于后者，分别尝试了在每种癌症中通过过滤的

CpG 位点的交集(7000～8000 个)、每种癌症中变异程度最大的 100 个 CpG 位点的并集(1200～1300 个)以及每种癌症中差异甲基化的位点的并集中变异程度最大的 10 000 个 CpG 位点。对这四个 CpG 位点集在所有癌症种类的肿瘤样本中的甲基化谱,分别使用皮尔逊距离和离差平方和法进行聚类,并将肿瘤样本根据来源的癌症肿瘤标记不同的颜色以可视化聚类结果,再用 matrix2png 工具来绘制热图。图 4.3 展示了四个聚类结果,注意,不同于 4.1 节的相关系数矩阵,这里的热图展示的是特定 CpG 位点在特定样本中的甲基化值。

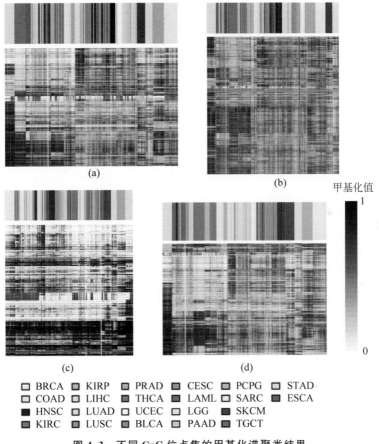

图 4.3　不同 CpG 位点集的甲基化谱聚类结果

(a) 在所有癌症种类的所有样本中变异程度最大的 10 000 个 CpG 位点的甲基化谱聚类结果; (b) 在每种癌症中经过过滤的 CpG 位点的交集的甲基化谱聚类结果; (c) 每种癌症中变异程度最大的 100 个 CpG 位点的并集的甲基化谱聚类结果; (d) 每种癌症中差异甲基化的位点的并集中变异程度最大的 10 000 个 CpG 位点的甲基化谱聚类结果。每张图中,上栏用颜色示意样本来源的癌症种类,下栏为甲基化热图,每行代表一个 CpG 位点,每列代表一个样本,颜色的深浅表示甲基化值的大小

　　热图显示,每种癌症中经过过滤的 CpG 位点的交集在泛癌症肿瘤样本中的甲基化值维持在较高水平,如图 4.3(b)所示,而在每种癌症中变异程度最大的 100 个 CpG 位点在泛癌症肿瘤样本中的甲基化值也比较相近,不是偏低就是偏高,如图 4.3(c)所示,因此这两种挑选方法没有将泛癌症的变化程度最大的 CpG 位点选择出来,不适于泛癌症甲基化谱聚类。另外,在进行癌症甲基化组分析时,如果考虑与配对正常样本的差异甲基化[图 4.3(d)],则会将问题复杂化,并且不是每种癌症都有配对正常样本,即使有,样本数也不是特别充分。因此,本研究最终选择了在所有癌症种类的所有样本中变异程度最大的位点来进行泛癌症甲基化谱聚类,4.2.2 节将会比较选择多少个位点更合适。

4.2.2　选择合适的 CpG 位点数目

　　除了变异程度最大的 10 000 个 CpG 位点,本研究也在变异程度最大的 5000 个和 20 000 个 CpG 位点上进行了同样的聚类分析。图 4.4 展示了三个 CpG 位点集的甲基化谱样本间的聚类结果,排名前 5000 的位点产生了不同的甲基化组异质性的模式,而将 CpG 位点的数目增大到 20 000 得到的异质性模式与排名前 10 000 的并没有很大改变。因此,变异程度最大的10 000 个位点是捕获大部分泛癌症甲基化组异质性的充要条件,可以作为定值。

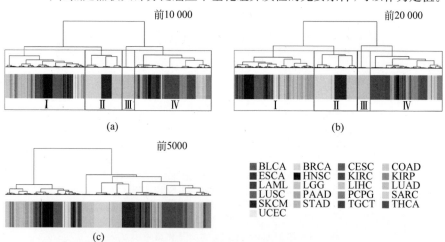

图 4.4　不同数目的高变异 CpG 位点集的样本间聚类结果（见文前彩图）

在所有癌症种类的所有样本中变异程度最大的 10 000 个(a)、20 000 个(b)和 5000 个(c)CpG 位点的甲基化谱样本间聚类结果的系统树图和癌症种类颜色条码,图(a)和(b)中的同样标号的框展示了两个结果的相似性

4.2.3　去除性染色体 CpG 位点

使用在所有癌症种类和样本中变异程度最大的 10 000 个位点进行泛癌症甲基化谱聚类,有一小群 CpG 位点的甲基化值在所有样本中几乎都一样(图 4.5),说明这群 CpG 位点(以下简称"特别簇")可能有某些区别于其他 CpG 位点的共性。

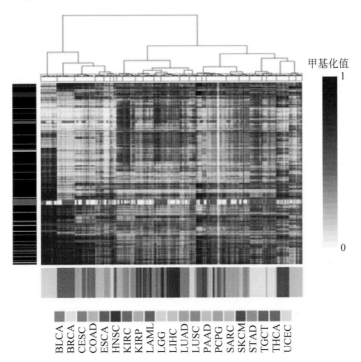

图 4.5　泛癌症甲基化谱聚类结果中 X 染色体上 CpG 位点的分布(见文前彩图)

在所有癌症种类的所有样本中变异程度最大的 10 000 个 CpG 位点的甲基化谱聚类结果。上方为样本聚类的系统树图,中间为热图,每行代表一个 CpG 位点,每列代表一个样本,下方为癌症种类颜色条码;左侧指示条展示了 CpG 位点是否属于 X 染色体,常染色体是黑色,X 染色体是红色,红色越深表示 CpG 位点越聚集

检索 3 个重要的 CpG 位点分类信息(是否是性染色体,与典型"CpG 岛"的关系,所检测的甲基化位点的类型、含义及在背景中的比例分布见表 2.4),发现这个特别簇中富含性染色体上的 CpG 位点(表 4.1)。在启动子区的 168 931 个 CpG 位点中,有 597 个 X 染色体 CpG 位点,4 个 Y 染色体 CpG 位点。在聚类热图旁标示所有 X 染色体上的 CpG 位点(图 4.5 中

左侧指示条），发现了另外几个 X 染色体 CpG 位点的小簇，有些也具有甲基化值在所有样本中几乎都一样的现象。这些位点不能给泛癌症甲基化谱聚类提供额外的信息，且有可能会增加噪声。

表 4.1　泛癌症甲基化谱聚类结果中特别簇的 CpG 位点类型分析

CpG 位点特征	启动子区该类型位点的比例	特别簇中该类型位点的数目	特别簇中该类型位点的比例
是否是性染色体			
X 染色体	0.35%	294	99%
Y 染色体	2.368E−05	1	3.38E−03
常染色体	99.64%	1	3.38E−03
与典型"CpG 岛"的关系			
Island	46.35%	237	80%
N_Shelf	2.82%	1	0%
N_Shore	17.07%	27	9%
S_Shelf	2.11%	0	0%
S_Shore	10.54%	11	4%
Sea	21.11%	20	7%
所检测的甲基化位点类型			
CpG	99.89%	296	100%
CpH	0.11%	0	0%

　　一些文献中报道了性别对于 DNA 甲基化值的影响（Cotton et al., 2015；Moen et al.,2015；Yousefi et al.,2015），在很多涉及 DNA 甲基化的研究中，也会移除性染色体上的 CpG 位点（Joo et al.,2018）。图 4.6 比较了包含与去除性染色体 CpG 位点的聚类结果，如果都划分 26 个聚簇，那么大约只有 11 个聚簇在两个聚类结果中保存了样本组成，如图 4.6(c)所示，表明性染色体的存在的确会对结果造成干扰。因此，在后续正式进行启动子区 DNA 甲基化组的泛癌症肿瘤重聚类时，将两条性染色体上共计 601 个 CpG 位点从变异程度最大的 10 000 个 CpG 位点中排除了。

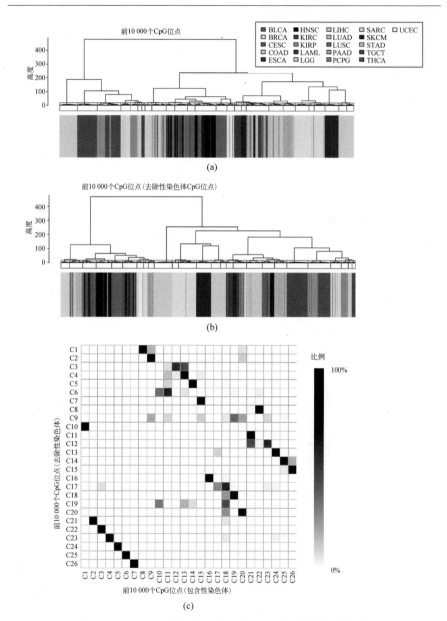

图 4.6 包含与去除性染色体上 CpG 位点的聚类结果比较

（a）在所有癌症种类的所有样本中变异程度最大的 10 000 个 CpG 位点的甲基化谱样本间的聚类结果，包括系统树图和癌症种类颜色条码；（b）从这 10 000 个 CpG 位点中移除 601 个性染色体上 CpG 位点的聚类结果；（c）比较了包含与去除性染色体 CpG 位点的聚类结果各自划分 26 个聚簇的样本组成，以每一行为单位，格子的颜色深浅表示有多少比例的样本在列方向相应的聚簇中，颜色越深代表比例越高，每一行的比例总和为 100%

4.3 聚类方法与距离的确定

聚类方法与距离的确定(本节)和聚簇数目的确定(4.4 节)在实际研究过程中是不可分割的两部分,最后确定下来的指标是两方面均不断尝试的结果。为了方便论文的线性书写形式,在此按照逻辑顺序将两部分拆开,以展示最终指标的合理性,然而,本节也会应用下一节的结果,望知悉。

4.3.1 层次聚类中距离的度量和聚类算法的确定

如 2.5.1 节所述,本研究尝试了三种方法来衡量变量之间的距离,皮尔逊距离和斯皮尔曼距离是基于相似性的距离,第三种是欧氏距离。层次聚类方法的算法也有三种:最长距离法、类平均法与离差平方和法。上述两两配对,共有九种组合,将这九种组合分别划分 26 个聚簇,一些属性的分布(图 4.7)能够反映聚类效果的好坏。图 4.7(a)比较了每个聚簇中的样本个数,类平均法、最长距离法和离差平方和法的分布宽度依次减小,也即聚簇大小的均一性依次增强,这与离差平方和法的特点(类间距与两类样本数有较大的关系,类越大越不容易合并)很吻合,三种距离度量的趋势相似。

划分了聚簇,便可使用轮廓宽度(silhouette width)来度量聚类效果。对于每一个样本,都能计算出它的轮廓宽度,这个值在 $-1 \sim 1$,值越大代表类分得越好。如果一个聚簇中大部分样本的轮廓宽度都很大,说明聚类以及分簇的效果越好。图 4.7(b)是全部 7055 个样本的轮廓宽度的平均值,可以看出类平均法、最长距离法与离差平方和法的平均轮廓宽度也是依次升高的。结合这个指标与每个聚簇样本个数分布,确定采用离差平方和法来作为层次聚类的算法。

聚类算法确定后,进一步选择距离量度。皮尔逊距离的平均轮廓宽度最大,也就是分类最好,不过与另外两种距离的差别不是很大。再看所有样本的轮廓宽度的分布[图 4.7(c),即 7055 个值的分布]以及每个聚簇中样本平均轮廓宽度的分布[图 4.7(d),即 26 个平均值的分布],也都是皮尔逊距离要比另两种距离的分布略偏上方。与另一种基于相似性的距离度量——斯皮尔曼距离——相比,皮尔逊距离下每个聚簇的样本平均轮廓宽度分布要更加均一,如图 4.7(d)所示。另一方面,斯皮尔曼距离在计算时因为要先排序计算秩,对于数据量很大的情况,所花费的时间要多很多,因此首先排除了斯皮尔曼距离。

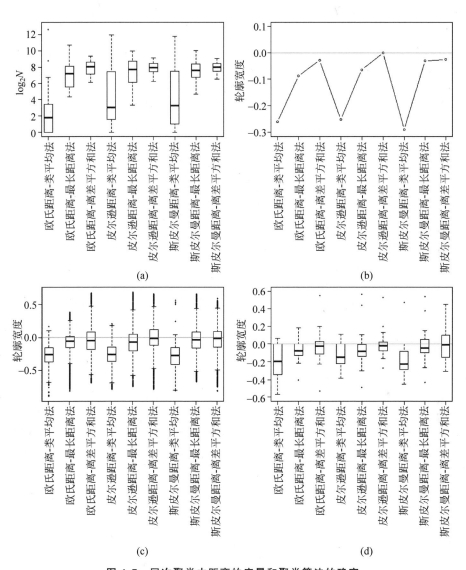

图 4.7　层次聚类中距离的度量和聚类算法的确定

九种层次聚类方法组合的属性比较。(a) 每个聚簇中样本个数的分布，Y 轴是对数坐标轴（$\log_2 N$）；(b) 所有样本(7055 个)的平均轮廓宽度；(c) 所有样本的轮廓宽度值的分布；(d) 每个聚簇中样本平均轮廓宽度的分布，也即 26 个聚簇的分布。N 代表样本个数

　　从距离度量的含义上讲，欧氏距离将每个 CpG 位点作为欧氏空间中的一个坐标轴，样本之间的距离是它们在欧氏空间的坐标点之间的直线距离；

而皮尔逊距离是基于相似性的，相似性越大，距离越小，反之则反。如果两个样本的大部分 CpG 位点的甲基化值比较像，而小部分 CpG 位点差别比较大，那么它们的欧氏距离可能很近，而皮尔逊距离很远；相反，如果两个样本的 CpG 位点的甲基化值的相关性很好，那么无论它们的甲基化值的分布是相近的，还是一个偏高，一个偏低，皮尔逊距离都会比较近，而欧氏距离就不一定了。考虑到 CpG 位点的甲基化程度是基于 DNA 的，如果 DNA 有拷贝数目多态性或者结构变异（structure variation，SV）等，均会影响对甲基化水平的判断，而这种 DNA 变化也会反映在其他指标上，例如基因表达、细胞表型等，因此是很重要的改变，需要采用能够考虑这种变化的基于相关性的度量。

　　上述对于距离度量的比较是以层次聚类划分的聚簇作为标准看每个样本的轮廓宽度，也可以以癌症种类为标准看轮廓宽度的分布。如图 4.8 所示，欧氏距离（Euclidean distance）的轮廓宽度分布是以 0 为中心，比较对称的分布；而皮尔逊距离（Pearson distance）的分布是偏向于正的。一般情况下，一种癌症中样本之间的相似度应该比与其他癌症种类的相似性更高，所以皮尔逊距离的分布应当是更合理的。

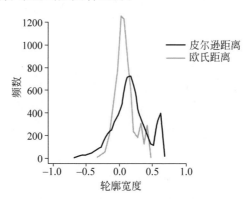

图 4.8　皮尔逊距离和欧氏距离对于癌症种类的轮廓宽度分布

以癌症种类为标准，对每个样本计算轮廓宽度，再用直方图展示所有样本的轮廓宽度的分布

　　还有一点需要考虑的是，轮廓宽度的计算本身是需要以变量之间的距离矩阵作为输入（详见 2.5.4 节），而无论是针对聚簇还是针对癌症种类，上述轮廓宽度的计算都是以皮尔逊距离矩阵为基础的。这样可能造成的问题是，如果在聚类阶段使用欧氏距离，而在计算轮廓宽度时使用皮尔逊距离，则有可能会低估欧氏距离的表现。图 4.9 进行了两种距离的比较，可以看

到,无论是涉及皮尔逊距离的聚类组合(图中第 4～6 组)还是使用欧氏距离的聚类组合(第 1～3 组),这两种距离对于轮廓宽度的影响都是差不多的,也就是说前述基于皮尔逊距离计算的轮廓宽度以及得出的比较结论是可信的。另外,欧氏距离也被报道对数据噪声太过敏感(Jaskowiak et al.,2013)。综上所述,本研究最终选择了皮尔逊距离来参与聚类和计算轮廓宽度等。

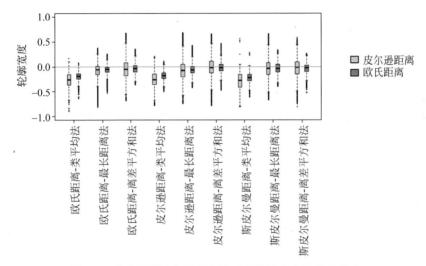

图 4.9　皮尔逊距离和欧氏距离对于轮廓宽度计算的影响

对于层次聚类的九种组合,分别以皮尔逊距离和欧氏距离来计算每个样本的轮廓宽度,并用箱线图展示出分布

4.3.2　K 均值方法聚类的尝试

由于泛癌症甲基化组聚类的数据量很大(约 10 000 行×7055 列),层次聚类需要耗费大量内存与时间,因此也尝试了计算量小、速度快、占用计算机内存更少的 K 均值方法。这种方法需要在聚类前指定要划分的聚簇数目,为了与层次聚类比较,也设定了 26 类。有三种 K 均值聚类的算法可以选择,分别是 Hartigan-Wong 算法、Lloyd 算法(或 Forgy 算法)及 MacQueen 算法,这三种算法均由发明人的名字来命名,默认算法是 Hartigan-Wong 算法,但文献中对于 Lloyd 算法和 MacQueen 算法也都有使用。由于 K 均值方法的定义要求第一步先选择指定数目(26 个)的聚簇中心,具有随机性(详见 2.5.2.2 节),因此对于每个算法分别尝试了八组参

数,按照评价层次聚类组合的方法来进行综合评估,结果见图 4.10。

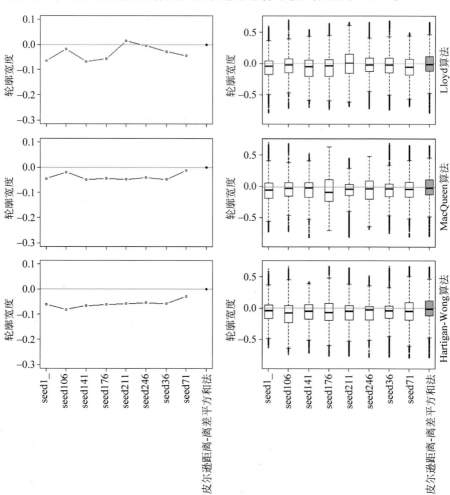

(a)　　　　　　　　　　　(b)

图 4.10　K 均值方法中聚类算法的确定

K 均值聚类方法的属性比较。(a) 三种算法分 26 簇的平均轮廓宽度;(b) 三种算法分 26 簇的轮廓宽度分布。每个小图从上至下依次是 Lloyd 算法、MacQueen 算法和 Hartigan-Wong 算法。每个算法尝试了相同的八组参数,每个小图中前八个行标签分别以"seed"选项设定的随机数种子表示这八组参数,最后一个表示层次聚类算法中最终选定的组合(皮尔逊距离-离差平方和法聚类算法)

　　R 语言中 *K* 均值聚类的默认算法为 Hartigan-Wong 算法,如图 4.10 所示,其八组参数的平均轮廓宽度都不如层次聚类中最终选定的组合(皮尔逊距离-离差平方和法聚类算法）大；MacQueen 算法比 Hartigan-Wong 算法表现略好，但也不如层次聚类；而在八组参数中，Lloyd 算法的一个尝试要比层次聚类好，一个与层次聚类差不多，两个比层次聚类略差，其余则与另外两种算法差不多，也就是结果的不稳定性要比另外两种算法高，并且实现过程中发现，这种算法的收敛时间要长得多。

接下来，选取 Lloyd 中表现与层次聚类差不多的一组参数的聚簇划分结果，从聚簇样本组成及所包含的癌症种类的角度与层次聚类结果进行了比较，结果见图 4.11。K 均值方法的聚簇与层次聚类的聚簇的对应关系大部分比较强，但也有些聚簇，如 K 均值方法的 9 号、17 号、18 号聚簇，包含了层次聚类的多个聚簇中的样本，其表现是图 4.11(a)中的这三行有很多浅

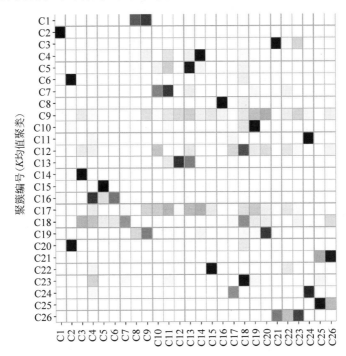

(a)

图 4.11　K 均值方法和层次聚类方法的比较

(a) K 均值方法与层次聚类方法的样本组成的比较；(b) K 均值方法的聚簇与癌症种类的对应关系；(c) 层次聚类方法的聚簇与癌症种类的对应关系。每个小图中，行、列方向分别为层次聚类结果或者癌症种类（见行、列标题），以每一行为单位，格子的颜色深浅表示有多少比例的样本在列方向相应的聚簇中，颜色越深代表比例越高，每一行的比例总和为 100%

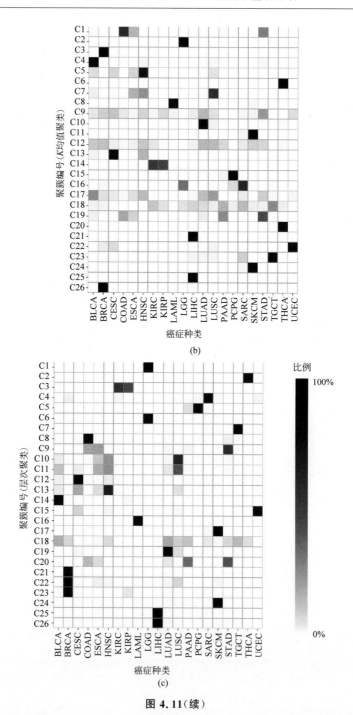

(b)

(c)

图 4.11（续）

灰色的格子。而这三个聚簇其实包括了很多种癌症的样本[见图 4.11(b)中对应的三行],但层次聚类中这种混杂了多种癌症样本的聚簇就比较少[图 4.11(c)]。因此,在结果并没有显著好于层次聚类,并且存在算法与参数的不确定性的情况下,本研究最终没有采用 K 均值方法进行泛癌症甲基化组聚类。

4.4　聚簇数目的确定

如 4.3 节所述,本研究最终采用了皮尔逊距离-离差平方和法来对 7055 个样本的启动子区 DNA 甲基化组进行层次聚类。层次聚类又称系统聚类,是一种"自底向上"的聚类策略,通过逐步合并相邻的样本或者聚簇来得到更大的聚簇,直到所有样本都归为一个聚簇,聚类的过程中没有引入随机性,因此聚簇稳定。这种方法的特点决定了可以指定一定的参数(通常为 k)将样本分群,分群的直观表示是在系统树图上"切"了一刀,切的位置越高、得到的聚簇越多,位置越低、聚簇越少。本书尝试了四种方法来确定合适的聚簇数目,最终的聚簇数目是四种方法综合考虑的结果。

4.4.1　方法一:轮廓宽度法

轮廓宽度(silhouette width)是一个聚类评估指标,反映了一个数据点与它所属的聚簇相较于其他聚簇的相似程度,其计算原理是矩阵的对角性,值越大表明类聚得越好,类内紧密而类间疏远。通过将层次聚类结果划分 2～50 个聚簇,比较每个划分的轮廓宽度分布(图 4.12),可以为合适的聚簇数目提供参考。

图 4.12(a)中,k 取 16 时平均轮廓宽度最高,不过由于泛癌症聚类涉及的癌症有 21 种,因此聚簇数目太少则很难起到鉴别癌症亚型的作用,而这是本研究的重要任务之一,因此没有选择分 16 簇。当 k 取 21～31 时,虽然总体上是下降趋势,但是没有明显的梯度(对比 k 值在 31 和 32 时,则有很大的跳跃)。从轮廓宽度分布[图 4.13(b)]上 k 值变化更不明显,特别是每个 k 值对应的分布的中值(箱线图中间的短粗线)基本没有变化。因此,结合癌症种类和轮廓宽度法,可以将聚簇数目限定在 21～31。

4.4.2　方法二:分裂图

随着层次聚类划分的聚簇数目的增多,可以将每个划分步骤看成是将

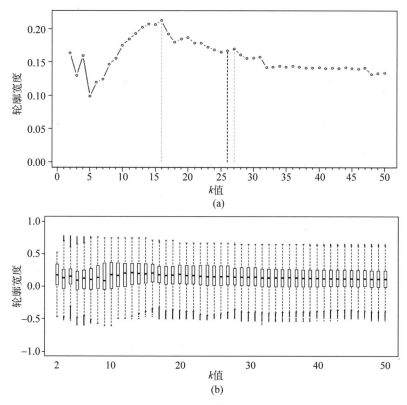

图 4.12　比较不同聚簇数目的轮廓宽度

将层次聚类结果划分 2～50 个聚簇,计算每个划分下各样本的轮廓宽度。(a) k 取不同值时的平均轮廓宽度;(b) k 取不同值时的轮廓宽度分布

一个大群分成两小群的过程。分得的新群在下一次划分时有可能保留其完整性,也有可能继续被划分。将样本按照每一步所在的聚簇标记颜色,可以将这个划分过程可视化,见图 4.13。

图 4.13 的两张图的含义相同,侧重点不同。两张图最右边一列(k 取 50)的颜色是一样的,每种颜色代表一个聚簇。依次从右向左,每一步中如果一个聚簇没有被划分,则颜色不变;如果被划分,那么图 4.13(a)中每个簇的颜色按照其在下一步(也即右边一列)所分的两个簇中样本较多的那个簇的颜色来标记,图 4.13(b)中会指定一种新的颜色;从 2 簇到 50 簇有 48 个分裂过程,所以一共有 98 种颜色。这两张图的直观感觉是,在横向中段的部分聚簇比较稳定,也就是说在这几次划分中,大部分聚簇能够维持比较长的步数。图 4.14 将这种直观印象进行了可视化。

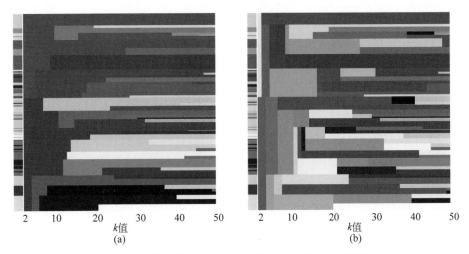

图 4.13　使用分裂图来可视化聚簇划分过程（见文前彩图）

将每个样本按照其所在的聚簇来标记颜色，每行为一个样本，每列为一次划分（也即 k 的不同取值）。图(a)中簇的颜色按其在下一步所分的两个簇中样本较多的那个簇的颜色来标记，图(b)中被划分的簇会指定一种新的颜色。两张图中，左侧的有色短线均指示样本来源的癌症种类

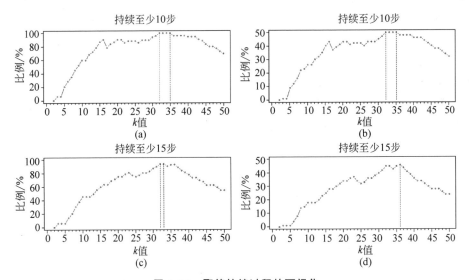

图 4.14　聚簇持续过程的可视化

图(a)和(c)是以每个样本作为单元，图(b)和(d)是以分 50 个聚簇的每个聚簇作为单元。图(a)和(b)记录了在每一个划分时，有多少比例的单元持续了超过 10 个划分；图(c)和(d)做法相同，阈值为 15 个划分

图 4.14 中,在 k 较小时,只有很少比例的聚簇能够持续较长地划分,也就是说大部分聚簇都要在接下来几步被切分;当 k 值较大时,则能持续的聚簇数目变多,以图 4.14(a)为例,在 k 取值在 32~35 时,所有的聚簇都能持续 10 步以上,也就是说即便有聚簇被划分,新划分出的聚簇也比较稳定。不过,综合几张图,当 k 取值在 25~40 时,划分都比较稳定,可以作为选取聚簇数目的参考。

4.4.3　方法三:甲基化谱稳定原则

泛癌症聚类包括了 21 个癌症种类的 7055 个样本的甲基化谱数据,一些癌症种类中包含多种癌症类型,而不同的癌症种类的也可能类型相似(见2.1.1 节),因此泛癌症 CpG 位点的混杂性非常强,反映到变异程度上,就是数据标准差很大。如果聚类的划分比较合适,那么 CpG 位点的甲基化变异程度自然会降低。根据这个原则,计算在每个划分下,有多大比例的CpG 位点的甲基化变异程度比全部样本的变异程度显著低,结果见图 4.15。

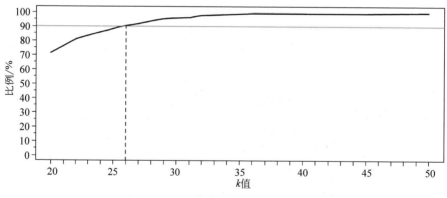

图 4.15　显著稳定的 CpG 位点比例

将层次聚类结果划分 20~50 个聚簇,计算每个划分下显著稳定(使用学生氏 t 检验验证 CpG 位点在每个聚簇中的标准差的分布要显著小于不划分聚簇时的标准差)的 CpG 位点比例

以分 20 个聚簇为例,每个位点在每个聚簇中都能计算出一个标准差,将 20 个标准差与这个位点在所有样本中的标准差做单个总体单边 t 检验,再计算所有位点(9399 个)中变异程度显著降低的比例。如图 4.15 所示,当 k 比较小时,比例较低;划分 26 个聚簇时,有超过 90% 的位点变异程度显著降低,且继续增加 k,比例升高得很平缓。因此 26 可以作为一个聚簇

数目考虑。

4.4.4　方法四：癌症亚型的数目

划分好聚簇后，如果一种癌症的样本被划分到几个不同的聚簇中，则可以据此来区分癌症的亚型。根据癌症亚型的数目也可以为聚簇数目提供参考，不过这种方法的主观性较强、没有固定阈值，因此只能作为限定性因素，目的不是选出合适的数目，而是帮助排除不合理的数目。图 4.16(a) 展示了划分不同数量的聚簇时，所得到的癌症亚群的数目，当分 34 个聚簇及以

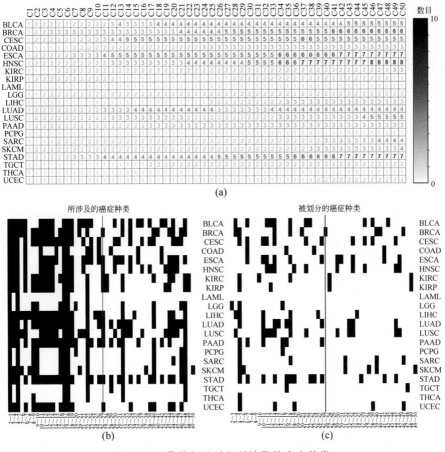

图 4.16　聚簇切分过程所涉及的癌症种类

将层次聚类结果划分 2～50 个聚簇，图(a)展示了每个划分下的癌症亚型数目（至少 10 个肿瘤才能算作一个亚型）。统计每个划分过程所涉及的癌症种类(b)和切开的癌症种类(c)，每行为一个癌症种类，每列为一个划分过程，垂直线段指示的是 k 从 26～27 的划分过程

上时,ESCA 和 HNSC 两种癌症的亚型数目超过了 5 个,有些过多了,而分 26 个聚簇时,癌症亚型数目分布在 1～5,比较合理。还有更加动态的展示, 如图 4.16(b)所示,在已经划分 26 个聚簇的情况下,如果再做一次划分,会 将一个包含 11 个癌症种类的聚簇切开,如图 4.16(b)中垂直线段所穿过的 一列中有 11 个色块,但其中 10 种癌症在新分出的两个聚簇中都保持了完 整性,只有 BRCA 这种癌症在新的两个聚簇中均存在,如图 4.16(c)中垂直 线段穿过的列中只有 BRCA 这一个格子。相反,从 25～26 个聚簇的划分 中,涉及 7 种癌症,其中有 5 种都被划分出新的亚型。由于本研究想要得到 启动子甲基化组所限定的新的癌症亚型,而从 26～27 个聚簇的划分并没有 提供太多的信息,因此停在 26 个聚簇是一个比较合适的选择。

综上所述,本研究使用轮廓宽度法将聚簇数目限制在 21～31,并且越 少越好;又通过分裂图将聚簇数目限制在 25～40,并且越接近 32～35 越 好;再根据甲基化谱稳定原则确定了 26 个聚簇,且通过合适的癌症亚型数 目确定了这个值的合理性。后续分析皆是在 26 个聚簇的基础上做的。

4.5　泛癌症聚类分析的聚簇比较

基于启动子区 DNA 甲基化组的泛癌症聚类将所有肿瘤划分为 26 个 聚簇,本节回答两个问题,一是这些聚簇分别由哪种癌症组成;二是这些聚 簇的划分是否是由于样本质量差或者数据噪声高造成的,而非真正由于癌 症甲基化组的显著不同造成的。

4.5.1　不同聚簇的癌症样本组成

表 4.2 展示了 26 个聚簇与 21 种癌症的样本对应关系。

图 4.17 直观展示了表 4.2 的内容。从这些图表中可以看出,有一些癌 症种类与聚簇有比较好的一一对应关系,例如 LAML 与 C20、THCA 与 C22、SARC 与 C24、PCPG 与 C26 等。但是大部分癌症存在于多个聚簇中, 大部分聚簇也包含多种癌症的肿瘤。那么这些交叉对应是如何产生的呢? 另外,个别聚簇的成分非常复杂,有超过 5 种癌症的亚型,例如 C9、C19 和 C21。被分配到同一个聚簇中的不同癌症的肿瘤,是的确有甲基化组上的 差异,还是与样本质量、数据噪声有关呢?成分复杂的聚簇是不是聚集了低 质量的样本呢?

表 4.2　泛癌症甲基化谱类的癌症与簇对应样本

聚簇编号	癌症种类																					总计
	BLCA	BRCA	CESC	COAD	ESCA	HNSC	KIRC	KIRP	LAML	LGG	LIHC	LUAD	LUSC	PAAD	PCPG	SARC	SKCM	STAD	TGCT	THCA	UCEC	
C1	1	—	—	151	—	—	—	—	—	—	—	—	—	—	—	—	—	1	—	—	—	153
C2	1	—	—	78	60	—	—	—	—	—	—	—	—	1	—	—	—	163	—	—	—	303
C3	—	—	—	—	—	—	—	—	—	—	—	298	7	—	—	—	—	—	—	—	—	305
C4	—	—	—	34	15	—	—	—	—	—	1	6	—	3	—	—	—	99	—	—	—	158
C5	—	—	44	—	4	—	—	—	—	—	—	5	1	68	—	—	—	29	—	—	—	151
C6	16	—	196	—	—	55	—	—	—	—	—	—	—	—	—	—	—	1	—	—	—	268
C7	4	—	5	—	24	268	—	—	—	—	—	—	10	—	—	—	—	—	—	—	—	311
C8	274	—	—	—	—	1	—	3	—	—	—	—	1	—	—	—	—	—	—	—	—	279
C9	10	1	20	—	57	90	—	—	—	—	—	10	230	—	—	—	—	1	—	—	1	420
C10	7	—	13	—	—	1	—	—	—	—	—	—	—	—	—	—	—	1	—	—	165	187
C11	—	125	—	—	6	1	1	10	—	—	2	39	9	2	—	—	—	41	—	—	1	237
C12	2	227	—	—	—	—	—	—	—	—	—	—	1	—	—	—	2	—	—	—	—	232
C13	—	325	—	—	—	—	—	—	—	—	—	—	—	—	—	—	—	—	—	—	—	325
C14	—	—	—	—	—	—	—	—	—	—	—	—	—	—	—	—	351	—	—	—	—	351
C15	—	—	—	—	—	—	—	—	—	—	222	—	—	—	—	—	—	—	—	—	—	222
C16	—	—	—	—	—	—	—	—	—	—	135	—	—	—	—	—	—	—	—	—	—	135
C17	—	—	—	—	—	—	—	—	—	429	—	—	—	—	—	—	—	—	—	—	—	429
C18	—	—	1	1	—	—	—	—	—	—	—	—	—	80	—	—	—	23	77	—	—	182
C19	74	3	13	—	15	94	1	—	—	—	1	79	91	—	—	3	—	3	—	—	1	378
C20	—	—	—	1	—	—	—	—	163	—	—	1	—	—	—	—	—	1	—	—	—	166
C21	13	41	—	—	3	—	13	7	—	2	4	2	—	14	1	12	96	6	73	7	—	300
C22	—	—	—	—	—	—	—	—	—	—	—	—	—	—	—	—	—	—	—	503	—	503
C23	—	—	—	—	—	—	294	252	—	—	—	—	—	—	—	—	—	—	—	—	—	546
C24	—	4	1	—	—	—	3	—	—	1	1	—	—	1	2	222	7	2	—	—	4	249
C25	—	—	—	—	—	—	—	—	—	93	—	—	—	—	—	—	—	—	—	—	—	93
C26	—	—	—	—	—	—	—	—	—	—	—	—	—	9	163	—	—	—	—	—	—	172

注：“—”代表该聚簇中不含有该种癌症。

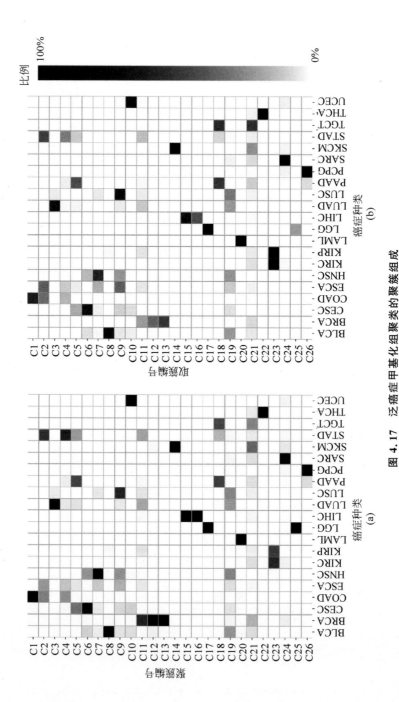

图 4.17　泛癌症甲基化组聚类的簇组成

层次聚类方法的聚簇与癌症种类的对应关系。行为聚簇编号，列为癌症种类。格子的颜色深浅表示样本的比例。图（a）中，每一行的比例总和为 100%。图（b）中，每一列的比例总和为 100%

4.5.2　不同聚簇的甲基化缺失值的比较

如 2.1.2.3 节所述,有些样本在某些 CpG 位点上存在缺失值,对于由于探针设计不合理导致的缺失位点在前处理中已经去掉,还有些 CpG 由于产品批次、肿瘤样本特异性或者制备过程中的偶然性等问题,在个别样本中缺失。因此,样本中甲基化缺失值数目的多少可以反映样本质量的好坏。图 4.18(a)统计了甲基化值缺失的频率,大部分样本中甲基化值缺失的 CpG 位点数目比较少(不超过 5 个);图 4.18(b)和(c)显示,甲基化缺失值的数目与聚簇和癌症种类没有关系,也就是说,从甲基化数据的角度看,每个聚簇的数据质量差不多。

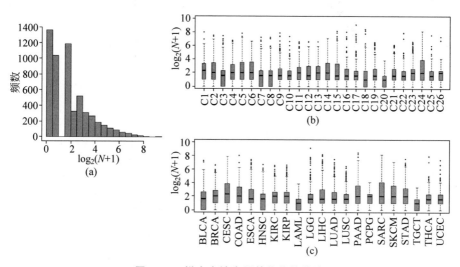

图 4.18　样本中缺失甲基化值的统计

(a) 每个样本中缺失甲基化值的数目的直方图分布;(b) 每个聚簇中缺失甲基化值的数目的箱线图分布;(c) 每种癌症中缺失甲基化值的数目的箱线图分布。N 代表缺失数目

4.5.3　不同聚簇的低表达基因数的比较

4.5.2 节是从甲基化数据的角度推断样本质量,从基因表达的角度看,如果一个样本中低表达(归一化读段值小于 10)的基因特别多,也可以反映样本质量较差。图 4.19(a)统计了低表达基因的频数,在 20 475 个基因

中,大部分样本中低表达基因的数目为 6000 个左右;图 4.19(b)显示,不同聚簇中低表达基因的数目有差异;图 4.19(c)中,不同癌症类型的低表达基因数目分布差异也比较大,并且这种差异与不同聚簇的差异是对应的。例如,在 26 个聚簇中,C20 的低表达基因数目最多,C20 与 LAML 是一对一关联映射(图 4.17),而 LAML 本身低表达基因数目就特别多,如图 4.19(c)所示。因此,尽管不同聚簇的低表达基因数目分布有差异,这种差异更大程度是由癌症种类不同造成的,而不代表不同聚簇的基因表达数据质量的差异。

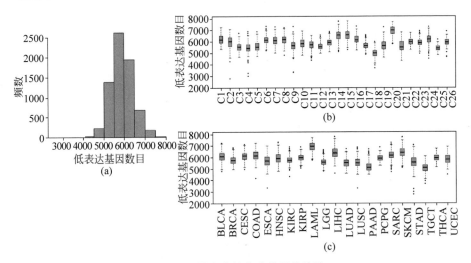

图 4.19　样本中低表达基因的统计

(a) 样本中低表达基因(归一化读段值小于 10)的数目频数分布;(b) 每个聚簇中低表达基因的数目分布;(c) 每种癌症中低表达基因的数目分布

4.5.4　不同聚簇的样本纯度比较

4.5.2 节和 4.5.3 节分别从甲基化与基因表达的角度讨论了不同聚簇的样本质量,结论是质量差别不大,成分复杂的聚簇并不是聚集了低质量的样本。癌症研究不同于普通生理学的研究,样本纯度在肿瘤样本的基因组分析中有很强的影响,可能会改变结果的生物学意义的解读。肿瘤的数据是从整个组织获得的,既包括肿瘤细胞,也包括基质细胞和淋巴细胞等。Aran 等于 2015 年发表的研究成果(Aran et al.,2015)使用四种方法来衡量

TCGA 的肿瘤组织样本的纯度,包括 ESTIMATE(利用 141 个免疫基因和 141 个基质基因的基因表达谱)、ABSOLUTE(利用体细胞拷贝数目多态性数据)、LUMP(将 44 个非甲基化的免疫特异的 CpG 位点进行平均)和免疫组织化学(immunohistochemistry,IHC)。其中前三种方法对大多数癌症种类估测的纯度都有比较高的一致性,而免疫组织化学的方法与前三种方法的相关性相对来说比较低,不过相关系数也全部都是正的,说明这种方法可以作为纯度的定性估计。

在四种方法的基础上,研究者整合开发了一种纯度估测的一致性衡量方法 CPE(consensus measurement of purity estimations),即将四种方法归一化之后,针对每个样本,对其所有可用的方法估测出的纯度取中值。本研究采用 CPE 值作为每个样本的纯度,图 4.20(a)展示了 5196 个癌症样本的纯度的分布,大部分肿瘤的纯度在 0.8 左右,有一小部分的纯度在 0.6 以下。一些癌症种类的纯度分布比总体略低,但大部分在 0.6 以上,如图 4.20(b)所示。大部分聚簇的纯度分布都在 0.6~1.0,除了 C19 和 C21,这两个聚簇主要由低纯度的样本组成,而它们都是癌症混杂程度最高的(图 4.17)。

因此,C19 和 C21 这两个聚簇的数据质量正常,只是纯度明显低于其他聚簇,而且这种低纯度无法用特定癌症种类的纯度来解释,并且不同癌症的纯度差异[图 4.20(b)]并没有不同聚簇的纯度分布[图 4.20(c)]差异大。所以,泛癌症甲基化组聚类将多种癌症中纯度较低的样本区分了出来,并将它们聚集到了特定簇中。

4.5.5 不同聚簇的轮廓宽度比较

本研究使用轮廓宽度来选择合适的聚类方法(4.3 节)和聚簇数目(4.4.1 节),也可以使用轮廓宽度来确认结果的合理性。轮廓宽度的分布情况与低表达基因数目类似,即不同聚簇的轮廓宽度分布差异较大[图 4.21(a)],且与不同癌症种类的轮廓宽度分布高度相关[图 4.21(b)]。成分复杂的聚簇 C9、C19 的轮廓宽度分布比较平均且均一,证明聚类、分簇结果是合理的、可信的。

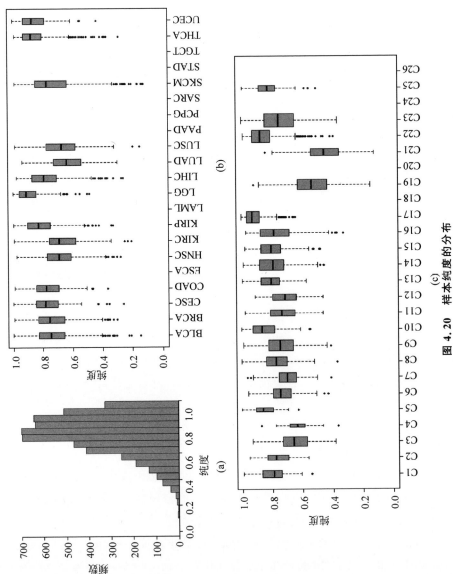

图 4.20　样本纯度的分布

(a) 每个样本的纯度分布；(b) 每种癌症中样本的纯度分布；(c) 每个聚簇中样本的纯度分布

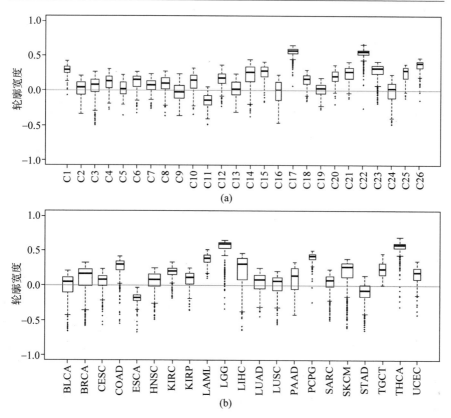

图 4.21　样本轮廓宽度的分布

（a）按照聚簇来对样本计算轮廓宽度，并用箱线图展示分布；（b）按照癌症种类来对样本计算轮廓宽度，并用箱线图展示分布。箱线图的宽度与所代表的组中观测值数目的平方根成正比

4.6　其他可视化方法

前文主要是以热图的形式来可视化基于启动子区 DNA 甲基化组的泛癌症肿瘤重聚类分析，也可以采用将每个样本作为低维空间中的点的形式来展现，这需要将样本从高维空间（每个特征——如一个 CpG 位点或一个基因——是一个维度）降到低维空间，要求是维度虽然降低，但所包含的信息量要尽可能大。除了换一种呈现方式，降维可视化的另一个重要功能是检验聚类效果及划分聚簇的好坏。目前主流的降维可视化方法有两种，主成分分析法和 t 分布随机邻域嵌入方法，具体介绍见 2.5.5 节。

图 4.22 是主成分分析法降维之后样本的散点图，可以看到样本点都混

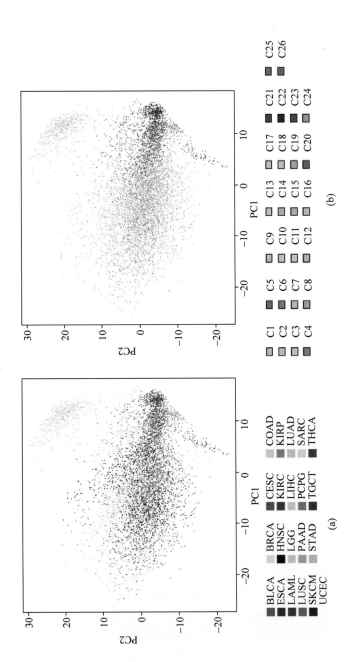

图 4.22　主成分分析法降维后的样本散点图

对启动子区 DNA 的泛癌症甲基化谱用主成分分析法进行降维，每个点代表一个样本，x 轴和 y 轴分别是前两个主成分（PC1 和 PC2）。（a）每个样本点的颜色表示其来源的癌症种类；（b）每个样本点的颜色表示其所属的聚簇

在一起难以区分,因此对于泛癌症 DNA 甲基化谱,主成分分析法不是很好的降维可视化方法。

图 4.23 是 t 分布随机邻域嵌入方法(tSNE)降维之后样本的散点图,可以看到,样本点明显分成了多个群,群内紧密而群间距离大,如图 4.23(a)所示。另外,虽然此方法在计算过程中使用了随机数,每次的运行结果不完全相同,但是两次运行的相似度很高,如图 4.23(a)和(b)所示,也即同一组样本点的成群关系基本可以保留。无论是将样本点按照癌症种类还是按照

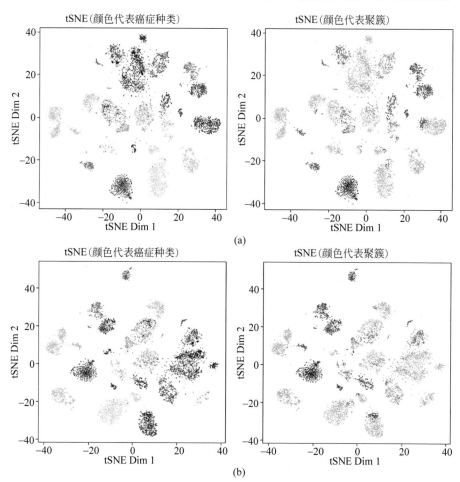

图 4.23　t 分布随机邻域嵌入方法降维后的样本散点图(见文前彩图)

对启动子区 DNA 的泛癌症甲基化谱用 t 分布随机邻域嵌入方法进行降维,每个点代表一个样本。图(a)、(b)分别是指定降成二维的两次结果,图(c)是指定降成三维的结果。左栏里每个样本点的颜色表示其来源的癌症种类,右栏里每个样本点的颜色表示其所属的聚簇

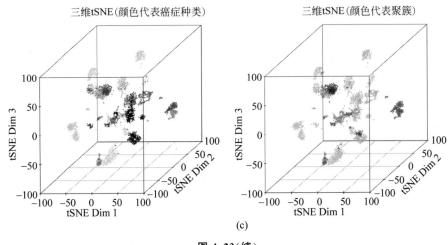

图 4.23（续）

聚簇标记颜色,同一群点的颜色基本都一致。因此,t 分布随机邻域嵌入方法降维结果能够很好地验证层次聚类(皮尔逊距离-离差平方和法聚类算法)的结果,也说明切分的聚簇的确能反映样本之间由于甲基化谱而形成的相似关系。

4.7   每个聚簇的特征 CpG 位点的鉴别和生物学意义分析

4.7.1   特征 CpG 位点的鉴别

对 26 个癌症聚簇分别从全部 168 931 个启动子区 CpG 位点中鉴别特征 CpG 位点,要求特征位点应该是在聚簇内的所有肿瘤样本中一致性地超甲基化或者欠甲基化,因此选择甲基化值的中位数大于 0.8 或者小于 0.2,并且标准差小于 0.05 作为标准。接着,将在一半以上聚簇中(超过 13 个)都被认为是特征位点的 CpG 位点去掉,因为它们不具有上下文特异性,不能作为标志物。图 4.24(a)中展示了所有的特征 CpG 位点,共 53 879 个,其中只在一个聚簇中存在的有 13 661 个,具体每个特征 CpG 位点及其所对应的基因存在的聚簇数目分布见图 4.24(b)。

4.7.2   特征 CpG 位点的功能富集分析

图 4.24(b)中,大部分特征 CpG 位点只存在于几个聚簇中,而每个聚簇的特征位点宿主基因却有很大重合。这提示或许 CpG 位点可以作为基因

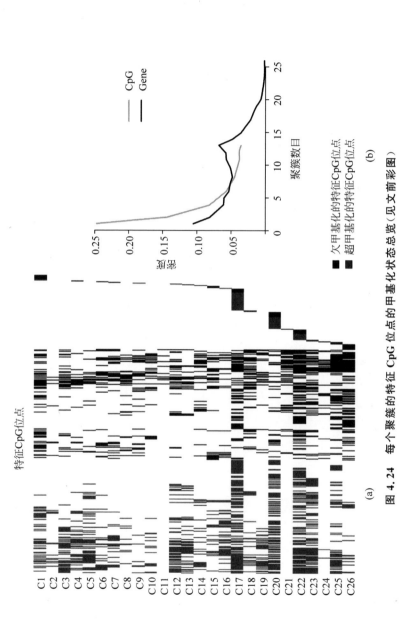

图 4.24　每个聚簇的特征 CpG 位点的甲基化状态总览（见文前彩图）

（a）泛癌症甲基化组聚类所得的 26 个聚簇分别的超甲基化（红）和欠甲基化（蓝）的特征 CpG 位点；（b）绿线展示了有多少 CpG 位点在相应数目的聚簇中被鉴别为特征位点，红线展示了有多少基因其启动子区 CpG 位点在相应数目的聚簇中被鉴别为特征位点

功能的调节者而在癌症中具有生物学意义,因此需要检验这些宿主基因是否与癌症通路有关。如图 4.25(a)所示,大多数聚簇中,欠甲基化位点的宿主基因富集了已知的癌症相关基因(基因注释数据来自 NCBI Entrez 基因数据库),而超甲基化位点并没有这个偏好性。癌症基因组启动子区大部分 CpG 位点是处于甲基化的状态(1.3.5 节),因此欠甲基化位点要比超甲基化位点更具有生物学意义是可以理解的。

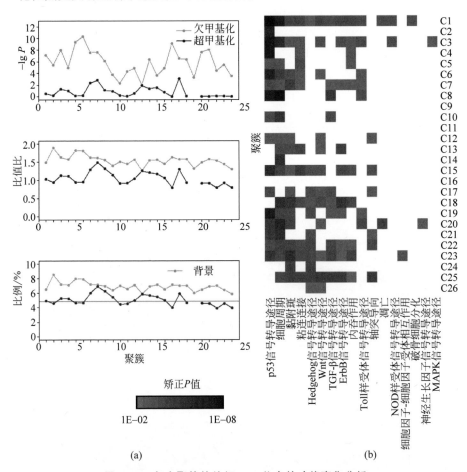

(a)　　　　　　　　　　　　(b)

图 4.25　每个聚簇的特征 CpG 位点的功能富集分析

(a) 每个聚簇中超甲基化和欠甲基化特征 CpG 位点的宿主基因对已注释的癌症相关基因的富集情况,上栏是超几何分布富集的 P 值,中栏是比值比,下栏是癌症相关基因在目标基因组和背景基因中的比例;(b) 每个聚簇中携带欠甲基化特征 CpG 位点的癌症相关基因对信号通路和生物学过程的富集情况

那么,这些癌症相关基因到底和哪些通路有关呢? 需要对这些位点进行生物学通路(KEGG)的富集分析。图 4.25(b)展示了携带欠甲基化位点的癌症相关基因的生物学过程和通路的富集情况,很多聚簇都富集了癌症相关的重要通路,例如 p53 通路、细胞周期相关通路、黏附斑相关通路、Hedgehod 信号通路和 Wnt 信号通路,等等,说明尽管特征 DNA 甲基化组是高度背景特异的,还是有一些宿主基因会聚集关键和通用的癌症相关通路,而这些基因通常是潜在的效应分子。另一方面,仍有一些通路是少数聚簇特异性的,如 NOD 样受体信号(NLR)通路在 1 号聚簇(表示为 C1)中出现,而这个聚簇完全由 COAD 肿瘤组成,如图 4.17(a)和表 4.2 所示。这个结果是可以理解的,因为 NLR 是细菌的肽聚糖的受体,而 NLR 通路也是肠道炎症和 COAD 发展的主要调控因子(Roadmap Epigenomics et al.,2015; Schultz et al.,2015)。因此,每个聚簇的特征 CpG 甲基化谱都与癌症调控通路有潜在关联。总的来说,泛癌症聚类结果和特征 CpG 位点可以作为在多种癌症中进一步挖掘 DNA 甲基化调控的重要事件的资源。

4.8　与基于二重聚类的泛癌症多组学研究的聚簇结果的比较

基于 TCGA 的 12 种癌症类型的 3803 个肿瘤样本的多组学数据(包括全外显子 DNA 序列、DNA 拷贝数目多态性、DNA 甲基化、全基因组 mRNA 表达、小 RNA 表达和 131 个蛋白质表达),Hoadley 等(2014)曾采用二重聚类(cluster-of-cluster assignments,COCA)的方式来进行泛癌症聚类,将肿瘤按照组织来源划分为 13 个聚簇。Hoadley 等研究中的 9 种癌症类型、1720 个肿瘤样本也在本研究中使用[图 4.26(a)],比较本研究的聚类结果与二重聚类研究的结果,可以看出,本研究的聚簇在二重聚类中大部分都保持了完整性[图 4.26(b)],而二重聚簇在本研究中被划分为多个聚簇[图 4.26(c)]。

另外,大部分二重聚类的聚簇与组织来源是一致的,除了 BLCA、BRCA 与 LUSC 这三种癌症类型被划分为 2~3 个聚簇[图 4.27(a)],本研究中的大部分癌症被分到了多个聚簇中[图 4.27(b)]。因此,尽管二重聚类分析高度整合了多组学肿瘤数据,强调不同癌症在新的聚簇中的汇聚,本研究只依赖泛癌症甲基化组聚类分析就发现了更多的癌症汇聚和类型细分。

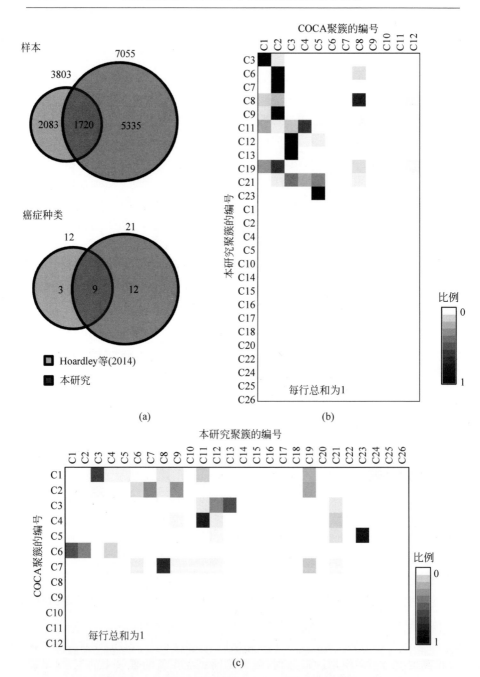

图 4.26 本研究中的聚簇与 COCA 研究中的聚簇的比较

(a) 本研究与二重聚类研究的肿瘤样本(上图)及癌症种类(下图)的重合度。(b)对于图(a)中重合的肿瘤样本,本研究的每个聚簇中的样本在二重聚类研究的每个聚簇中所占的比例。(c)对于图(a)中重合的肿瘤样本,二重聚类研究的聚簇中的肿瘤样本在本研究的每个聚簇中所占的比例

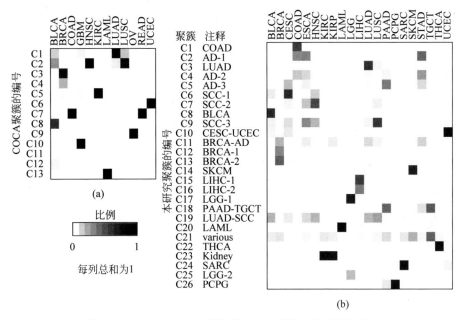

图 4.27　本研究中与二重聚类研究中聚簇的癌症种类组成

对于图 4.26(a)中重合的肿瘤样本,每种癌症来源的样本在二重聚类研究(a)与本研究(b)的每个聚簇中的分配情况

4.9　基于泛癌症 DNA 甲基化组聚类分析的癌症类型汇聚

　　基于泛癌症 DNA 甲基化组聚类得到的 26 个聚簇中,15 个是由单一癌症的肿瘤组成的(图 4.17),说明启动子区 DNA 甲基化谱有很强的癌症类型特异性。根据每个聚簇中的主要癌症种类及组成(只考虑大于 10 个样本的癌症亚型),可以注释每个聚簇,表 4.3 说明了 26 个聚簇中分别所含的癌症种类以及相应的样本数目,图 4.28 是聚簇样本组成和"共癌症"关系的可视化展示。

　　除了只有一种癌症种类的聚簇,还有很多聚簇是由不同癌症种类组成的,这显示了癌症的汇聚,这样的现象也被 Hoadley 等(2014)报道,而本研究所揭示的要比二重聚类方法的汇聚程度更强(图 4.27)。比如说,C23 是由肾部癌症组成的,包括 KIRP 和 KIRC 的肿瘤,说明都发生在同一器官的

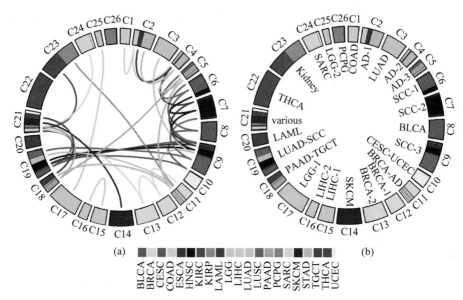

图 4.28　每个聚簇中肿瘤的癌症来源的 Circos 图表示（见文前彩图）

26 个聚簇的不同癌症种类组成的 Circos 图表示,每个区的大小与相应聚簇中的肿瘤样本的数目成正比;每个聚簇被不同颜色所填充,其中每个色块大小表示不同癌症中肿瘤的数目,颜色表示癌症种类。(a) 圆心区域用曲线连接同一种癌症来源的聚簇色块；(b) 圆心区域标记每个聚簇的主要癌症种类

　　这两种癌症有相似的 DNA 甲基化谱。COAD、STAD 和一部分 ESCA 的肿瘤组成了胃肠道癌症的两个聚簇(C2 和 C4),事实上,C2 和 C4 都是主要由腺癌(adenocarcinoma,AD)肿瘤组成。

　　除了腺癌类型的汇聚,本研究也发现了鳞状细胞癌(squamous cell carcinoma,SCC)类型的汇聚。C6、C7 和 C9 都是由鳞状细胞癌的肿瘤样本(LUSC、HNSC,以及 CESC 和 ESCA 的鳞状细胞癌亚型)混合而成的,但是每个聚簇中的癌症种类的比例不同。而这三个聚簇的鳞状细胞癌患者的总体生存曲线有显著的不同(图 4.29),说明 DNA 甲基化谱的确与鳞状细胞癌的不同类型有关。

　　总之,本节的结果揭示了汇聚的腺癌和鳞状细胞癌的不同亚型,这在之前的泛癌症研究中是没有被发现的。

表 4.3 泛癌症甲基化谱聚类的聚簇组成

聚簇编号	注释	样本数目	包含癌症种类数目	包含癌症样本数目	主要癌症种类数目	主要癌症种类	主要癌症样本数目
C1	COAD	153	3	1,151,1	1	COAD	151
C2	AD-1	303	5	1,78,60,1,163	3	COAD,ESCA,STAD	78,60,163
C3	LUAD	305	2	298,7	1	LUAD	298
C4	AD-2	158	7	1,34,15,1,5,3,99	3	COAD,ESCA,STAD	34,15,99
C5	AD-3	151	5	44,4,6,68,29	3	CESC,PAAD,STAD	44,68,29
C6	SCC-1	268	4	16,196,55,1	3	BLCA,CESC,HNSC	16,196,55
C7	SCC-2	311	5	4,5,24,268,10	3	ESCA,HNSC,LUSC	24,268,10
C8	BLCA	279	4	274,1,3,1	1	BLCA	274
C9	SCC-3	420	9	10,1,20,57,90,10,230,1,1	6	BLCA, CESC, ESCA, HNSC, LUAD,LUSC	10, 20, 57, 90,10,230
C10	CESC-UCEC	187	5	7,13,1,1,165	2	CESC,UCEC	13,165
C11	BRCA-AD	237	11	125,6,1,1,10,2,39,9,2,41,1	4	BRCA,KIRP,LUAD,STAD	125,10,39, 41
C12	BRCA-1	232	4	2,227,1,2	1	BRCA	227
C13	BRCA-2	325	1	325	1	BRCA	325
C14	SKCM	351	1	351	1	SKCM	351
C15	LIHC-1	222	1	222	1	LIHC	222
C16	LIHC-2	135	1	135	1	LIHC	135

续表

聚簇编号	注释	样本数目	包含癌症种类数目	包含癌症样本数目	主要癌症种类数目	主要癌症种类	主要癌症样本数目
C17	LGG	429	1	429	1	LGG	429
C18	PAAD-TGCT	182	5	1,1,80,23,77	3	PAAD,STAD,TGCT	80,23,77
C19	LUAD-SCC	378	12	74,3,13,15,94,1,1,79,91,3,3,1	6	BLCA, CESC, ESCA, HNSC, LUAD,LUSC	74,13,15, 94,79,91
C20	LAML	166	4	1,1,163,1	1	LAML	163
C21	various	300	16	13,41,3,13,7,2,4,2,6,14,1, 12,96,6,73,7	7	BLCA, BRCA, KIRC, PAAD, SARC,SKCM,TGCT	13, 41, 13, 14,12,96,73
C22	THCA	503	1	503	1	THCA	503
C23	Kidney	546	2	294,252	2	KIRC,KIRP	294,252
C24	SARC	249	12	4,1,3,1,1,1,2,222,7,2,4	1	SARC	222
C25	LGG	93	1	93	1	LGG	93
C26	PCPG	172	2	9,163	1	PCPG	163

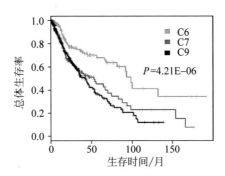

图 4.29　不同聚簇的鳞状细胞癌患者的总体生存曲线

三个鳞状细胞癌聚簇(C6、C7 和 C9)患者的 Kaplan-Meier 生存曲线,这些聚簇由不同的鳞状细胞癌组成,包括 ESCA、HNSC、LUSC、CESC 和一部分 BLCA 患者。预后差异的统计学显著性(P值)由时序检验推断

4.10　基于泛癌症 DNA 甲基化组聚类分析的癌症亚型区分

　　泛癌症甲基化组聚类分析将同一种癌症的肿瘤分到了不同的聚簇中,据此可以定义癌症的潜在亚型(图 4.17)。如果一种癌症在一个聚簇中只有不到 10 个样本,则认为这种癌症在这个聚簇中不是主要的癌症种类,类似地,这个聚簇中的癌症样本也不是主要的癌症亚型。表 4.4 从癌症的角度说明了每种癌症所含的聚簇及相应的样本数目,图 4.30 是癌症样本组成和"共聚簇"关系的可视化展示。

4.10.1　不同癌症亚型的样本纯度比较

　　在 4.5.4 节中,比较了 26 个聚簇的肿瘤纯度分布,C19 和 C21 这两个聚簇的纯度明显低于其他聚簇[图 4.20(c)]。癌症亚型是根据不同聚簇定义的,这两个聚簇中的癌症亚型的纯度与相应癌症的其他亚型不同,那么除了这些亚型,其他亚型之间有纯度差异吗? 图 4.31 展示了 12 种癌症的潜在亚型的肿瘤纯度分布。可以看到,8 种在 C19 和 C21 中存在的亚型的癌症种类的纯度的确有显著差异(BLCA、BRCA、CESC、HNSC、KIRC、LUAD、LUSC 和 SKCM),其他亚型之间有些肿瘤的纯度分布差不多,有些也有差异(BLCA、BRCA、CESC、LGG、LUAD)。

表 4.4　泛癌症甲基化组聚类的癌症组组成

癌症种类	样本数目	包含聚簇个数	包含聚簇	包含聚簇样本数目	主要聚簇个数	主要聚簇	主要聚簇样本数目
BLCA	402	10	C2,C6,C7,C8,C9,C10,C12,C19,C20,C21	1,16,4,274,10,7,2,74,1,13	5	C6,C8,C9,C19,C21	16,274,10,74,13
BRCA	726	7	C9,C11,C12,C13,C19,C21,C24	1,125,227,325,3,41,4	4	C11,C12,C13,C21	125,227,325,41
CESC	294	9	C1,C4,C5,C6,C7,C9,C10,C19,C24	1,1,44,196,5,20,13,13,1	5	C5,C6,C9,C10,C19	44,196,20,13,13
COAD	265	5	C1,C2,C4,C18,C20	151,78,34,1,1	3	C1,C2,C4	151,78,34
ESCA	184	8	C2,C4,C5,C7,C9,C11,C19,C21	60,15,4,24,57,6,15,3	5	C2,C4,C7,C9,C19	60,15,24,57,15
HNSC	510	7	C6,C7,C8,C9,C10,C11,C19	55,268,1,90,1,1,94	4	C6,C7,C9,C19	55,268,90,94
KIRC	312	5	C11,C19,C21,C23,C24	1,1,13,294,3	2	C21,C23	13,294
KIRP	272	4	C8,C11,C21,C23	3,10,7,252	2	C11,C23	10,252
LAML	163	1	C20	163	1	C20	163
LGG	525	4	C17,C21,C24,C25	429,2,1,93	2	C17,C25	429,93
LIHC	366	7	C4,C11,C15,C16,C19,C21,C24	1,2,222,135,1,4,1	2	C15,C16	222,135

续表

癌症种类	样本数目	包含聚簇个数	包含聚簇	包含聚簇样本数目	主要聚簇个数	主要聚簇	主要聚簇样本数目
LUAD	441	9	C3,C4,C5,C9,C11,C18,C19,C21,C24	298,5,6,10,39,1,79,2,1	4	C3,C9,C11,C19	298,10,39,79
LUSC	356	9	C3,C6,C7,C8,C9,C11,C12,C19,C21	7,1,10,1,230,9,1,91,6	3	C7,C9,C19	10,230,91
PAAD	178	8	C2,C4,C5,C11,C18,C21,C24,C26	1,3,68,2,80,14,1,9	3	C5,C18,C21	68,80,14
PCPG	166	3	C21,C24,C26	1,2,163	1	C26	163
SARC	237	3	C19,C21,C24	3,12,222	2	C21,C24	12,222
SKCM	456	4	C12,C14,C21,C24	2,351,96,7	2	C14,C21	351,96
STAD	370	12	C1,C2,C4,C5,C9,C10,C11,C18,C19,C20,C21,C24	1,163,99,29,1,1,41,23,3,1,6,2	5	C2,C4,C5,C11,C18	163,99,29,41,23
TGCT	150	2	C18,C21	77,73	2	C18,C21	77,73
THCA	510	2	C21,C22	7,503	1	C22	503
UCEC	172	5	C9,C10,C11,C19,C24	1,165,1,1,4	1	C10	165

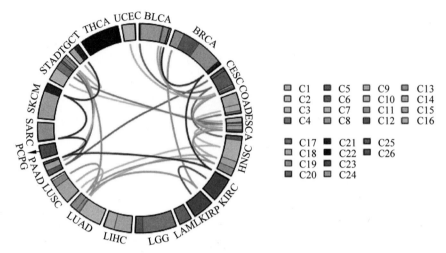

图 4.30　每种癌症中肿瘤的聚簇组成的 Circos 图表示（见文前彩图）

泛癌症聚类（图 4.5）所定义的 21 种癌症的潜在亚型的 Circos 图表示。在聚类分析中，每种癌症的肿瘤被分配到不同的聚簇中，而此图中每种癌症由代表不同聚簇的色块组成，色块代表潜在癌症亚型，其大小与其亚型中所包含的肿瘤的数目成正比，颜色表示聚簇。圆心区域中两个或两个以上癌症之间的连线表示一个聚簇同时包含这些不同癌症的肿瘤

4.10.2　不同癌症亚型的预后差异比较

鉴别癌症亚型的意义之一，是为诊断和预后提供建议，因此对肿瘤样本进行分类的研究都会比较不同亚型的生存曲线和预后差异（Cancer Genome Atlas Research，2011，2015）。图 4.32 是泛癌症甲基化组聚类所定义的潜在亚型中有预后差异的癌症的生存曲线，共八种癌症。以 BLCA 为例，一小群 BLCA 肿瘤被分在了 LUAD-SCC 聚簇中（C19），这群样本的临床预后与主要由 BLCA 构成的 C8 的临床预后不同（图 4.32 左上）。这种 BLCA 的肿瘤与鳞状细胞癌的汇聚也在二重聚类研究中发现了，不过，大部分其他癌症的亚型并没有在二重聚类研究中鉴别出来（Hoadley et al.，2014）。因此，本书提供了基于泛癌症背景下的 DNA 甲基化组的癌症亚型新定义。

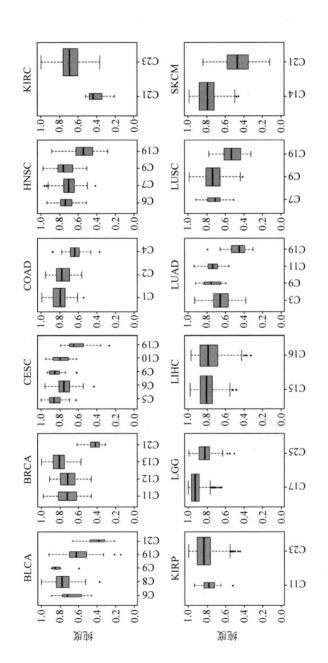

图 4.31 不同癌症的潜在亚型的肿瘤纯度分布

每种癌症中，由泛癌症甲基化组聚类所定义的不同亚型中，肿瘤纯度的分布与所代表的组中观测值数目的平方根成正比。可以看到，有些癌症的不同亚型的纯度分布差不多，而有些癌症的差别很大

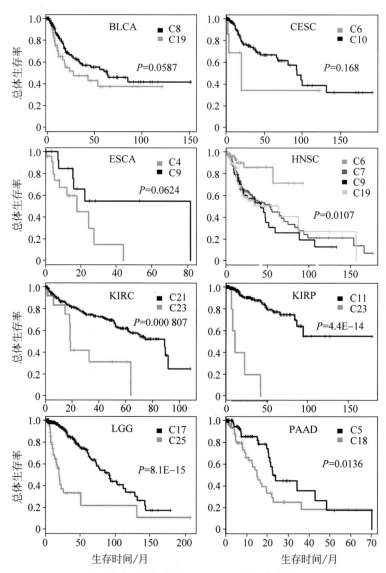

图 4.32　不同癌症的潜在亚型的生存曲线

有预后差异的癌症的 Kaplan-Meier 生存曲线,预后差异的统计学显著性(P 值)由时序检验推断

4.10.3　HNSC 的不同癌症亚型的比较示例

接下来,以 HNSC 为例阐释泛癌症甲基化聚类对癌症亚型鉴别的意义。HNSC 肿瘤在三个鳞状细胞癌聚簇(C6,C7 和 C9)以及 C19 中都存在,而这三个鳞状细胞癌亚型的 HNSC 患者的生存曲线是不同的,如图 4.33(a)所示。事实上,与基于 RNA 表达谱和 DNA 甲基化谱的 TCGA 原始分析结果鉴别出的 HNSC 亚型(Cancer Genome Atlas Research, 2015)相比,本研究的分类结果中对同一群患者的分类结果有更显著的预后差异,如图 4.33(b)所示。

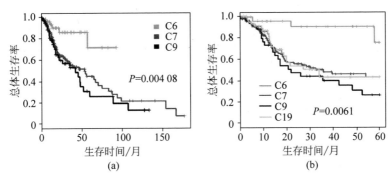

图 4.33　HNSC 的潜在亚型的生存曲线

(a) 三个鳞状细胞癌聚簇中 HNSC 患者的 Kaplan-Meier 生存曲线；(b) HNSC 的四个亚型的生存曲线。为了与 TCGA 研究相比较,只取了 TCGA 研究中使用的患者的数据,并且将时间终点设为五年

对进展最迅猛和最温和的两个亚型(C9 和 C6)进行差异表达分析,在 C9 中上调的基因高度富集了细胞黏附($P<1E-02$)和细胞外基质组织($P<1E-04$)相关的基因(图 4.34),这对 HNSC 肿瘤迁移是很重要的(Markwell et al.,2015)。HNSC 是进展最迅猛和侵入性最强的癌症之一(Koontongkaew,2013),最近的研究发现 HNSC 的原发位肿瘤与转移位肿瘤的突变谱没有明显差别(Onken et al.,2014),说明这个癌症的驱动迁移的机制和突变累积的机制是相互独立的(Markwell et al.,2015)。因此,DNA 甲基化组的差异可能是不同 HNSC 亚型的标志物和临床预后的潜在机制。

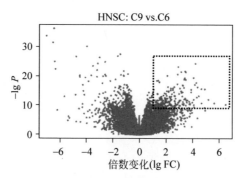

图 4.34　HNSC 的亚型比较的生物学意义

HNSC 的 C9 和 C6 亚型的基因差异表达分析的火山图,框中所示的是上调程度最显著的 500 个基因,被用于功能富集分析

第5章 肿瘤组织与配对正常组织的 DNA甲基化组比较

第3章和第4章研究结果显示,不同癌症类型间的DNA甲基化谱存在巨大差异(癌症间异质性),而许多启动子区CpG位点在每种癌症内部也有动态范围很大的甲基化谱。这种癌症内部、肿瘤之间的异质性可能是由于不同患者的甲基化背景差异,也可能是由于癌症对患者的影响。如果是前者,那么不同癌症的甲基化变化范围应该与配对正常组织差不多;如果是后者,那么肿瘤组织与正常组织的表现应该有差异,且肿瘤组织相对于正常组织的变化在每种癌症中应该差不多。本章通过对成对组织中甲基化水平的直观比较,来尝试解答这个问题。

5.1 肿瘤组织与正常组织的DNA甲基化水平的比较

5.1.1 肿瘤组织与正常组织的DNA甲基化水平的变化范围

本研究所使用的甲基化数据中,肿瘤组织与配对正常组织(指同一个患者的肿瘤组织旁边的正常组织,下简称"正常组织")的重合样本数超过20个的有10种癌症,来自591位患者的共1182个样本(见表2.2)。检验这10种癌症的配对肿瘤和邻近正常组织的甲基化水平范围,如图5.1所示,启动子区CpG位点在每种癌症的肿瘤组织间有很大的甲基化组动态范围[图5.1(a)],而在同一群患者的正常组织中有相对稳定的甲基化谱[图5.1(b)]。因此,肿瘤间异质性不是不同患者遗传背景差异的体现。

5.1.2 肿瘤组织与正常组织的DNA甲基化水平的差异

计算每个CpG位点在配对样本中甲基化水平的差(肿瘤组织中的甲基化值减去正常组织中的甲基化值)的变异程度,如图5.2所示,不同CpG位点的变异程度差别很大,而且每种癌症的变化范围也不一样。也就是说,肿瘤组织一般比正常组织的甲基化水平高,而且不同癌症的变化并不相同。这个结果与图5.1结合,说明肿瘤间的异质性很大程度上是癌症的一种表

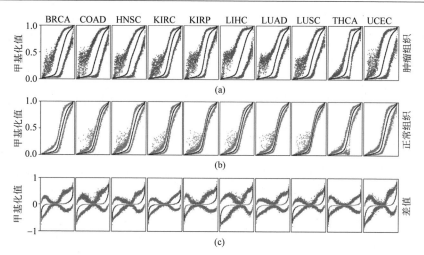

图 5.1　肿瘤组织和正常组织的启动子区 CpG 甲基化数据的变化范围

在 10 种癌症中，将 CpG 位点按照其在该样本集中甲基化水平的中值排序。同时，在中值曲线上下分别标记周边 100 个 CpG 位点甲基化水平在样本集中的变化范围（95% 及 5% 分位数）。（a）中样本集为肿瘤组织样本；（b）中样本集为正常组织样本；（c）中样本集为两者之差。肿瘤组织与正常组织的中值曲线位置差不多，而上下线之间的范围明显不同

型，不同癌症的异质性体现也不尽相同。

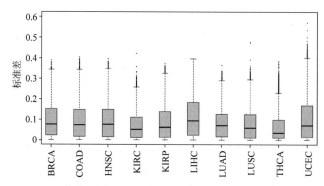

图 5.2　肿瘤组织和正常组织的启动子区 CpG 位点甲基化的差的变异程度

在 10 种癌症中，分别计算每个 CpG 位点在配对肿瘤组织和正常组织中的甲基化值的差，并计算所有位点的这个值的标准差，用箱线图来展示分布

5.1.3　BRCA 中 CpG 位点的甲基化变化范围示例

接下来，以 BRCA 为例，展示肿瘤组织与正常组织中启动子区 CpG 位点的甲基化水平差异。图 5.3 是肿瘤中变化范围最大的 28 个 CpG 位点在

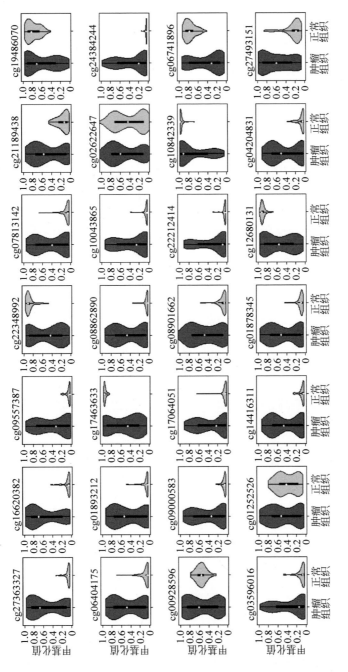

图 5.3　BRCA 肿瘤中变化范围最大的 CpG 位点在配对样本中的甲基化数据变化范围

取 BRCA 的肿瘤中标准差最大的 28 个 CpG 位点,用提琴图展示这些位点在肿瘤组织和正常组织中的甲基化值分布

肿瘤组织与正常组织中的甲基化值分布。可以看到,有些 CpG 位点在正常组织中的变化范围也比较大(cg02622647、cg01252526),但大部分位点在正常组织的变化范围很小,甚至几乎没有变化(cg17463633、cg24384244)。

5.2　肿瘤组织与正常组织的 CpG 位点变异程度比较

5.2.1　CpG 位点变异程度的直接比较

标准差(standard deviation)可以作为数据集变异程度的表示,本研究采用 CpG 位点在样本集中的标准差来衡量肿瘤异质性(tumor heterogeneity)(Marusyk et al.,2012)。计算每个启动子区 CpG 位点在 10 种癌症的肿瘤组织和正常组织中的甲基化水平的标准差,图 5.4 显示了每个 CpG 位点的标准差的差(肿瘤组织中的标准差减去正常组织中的标准差)的频率分布图,这个分布明显向正方向偏移,也就是肿瘤中的标准差更大,说明很多 CpG 位点在肿瘤组织中的异质性要比正常组织中的异质性更大。

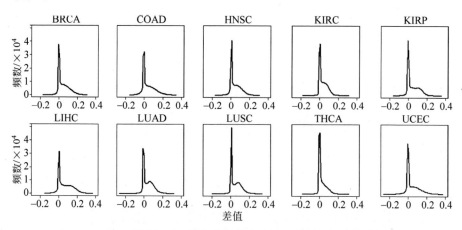

图 5.4　肿瘤组织和正常组织的启动子区 CpG 位点变异程度的差别
在每种癌症中,计算每个 CpG 位点在所有肿瘤组织或者所有正常组织中的甲基化水平的标准差,接着计算两个标准差的差(肿瘤组织中的标准差减去正常组织中的标准差)。每个分图展示了特定癌症中所有 CpG 位点标准差的差的频率分布

5.2.2　CpG 位点变异程度的交叉比较

以标准差大于 0.2 作为甲基化变异程度较高的阈值,比较肿瘤组织和

正常组织的情况,如图 5.5 所示,一般来说肿瘤组织中具有高甲基化标准差的 CpG 位点在正常组织中比较稳定[图 5.5(a)],而在正常组织中高度变异的 CpG 位点通常在配对肿瘤组织中也有较大异质性[图 5.5(b)]。这个结果和图 5.1 中成对组织的甲基化的差的变化范围[图 5.1(c)]一起印证了肿瘤组织的甲基化变异程度远远超过了正常组织背景的动态范围。

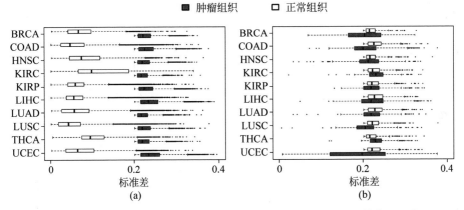

图 5.5　肿瘤组织和正常组织的启动子区 CpG 位点甲基化水平的变异程度

肿瘤组织和正常组织中 CpG 位点甲基化水平分布的箱线图。(a) 使用肿瘤组织中甲基化变异程度高(标准差大于 0.2)的 CpG 位点;(b) 使用正常组织中甲基化变异程度高(标准差大于 0.2)的CpG 位点

5.2.3　CpG 位点变异程度与在基因组上的位置无关

目前为止,本研究所分析的 CpG 位点都是启动子区 CpG 位点,也即在基因的转录起始位点上下游 2.5 kb 范围内的位点。对于那些远离转录起始位点的 CpG 位点(距离超过 10 kb),其甲基化变异程度是否会不同呢?这样的位点共有 191 677 个,与启动子区域的位点数目(168 931 个)的数量级接近,因此可以进行比较分析。图 5.6 比较了转录起始位点范围内外的 CpG 位点的频率分布,可以看出,远离转录起始位点的 CpG 位点在肿瘤组织中的变异程度比正常组织中的大,也就是说,CpG 位点的变异程度与其在基因组上的位置无关,只与组织类型(肿瘤组织或正常组织)有关。

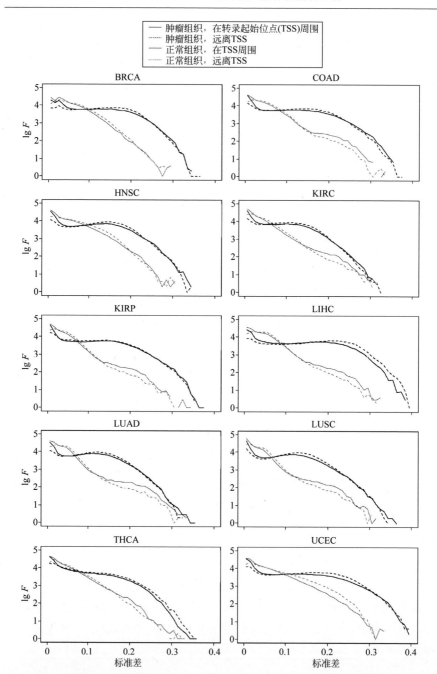

图 5.6　肿瘤组织和正常组织的 CpG 位点变异程度与在基因组上位置的关系

每种癌症中转录起始位点范围内外的 CpG 位点在肿瘤组织和正常组织中的甲基化变异程度的分布。实线表示转录起始位点上下游 2.5 kb 范围内的 CpG 位点，虚线表示到任何一个基因的转录起始位点的距离都超过 10 kb 的 CpG 位点；深色线表示在肿瘤组织中的分布，浅色线表示在正常组织中的分布。F 为频数，TSS 为转录起始位点

5.3　肿瘤组织与正常组织的聚类与降维分析

第 4 章介绍了基于启动子区 DNA 甲基化谱的泛癌症聚类结果,26 个聚簇中的 15 个是由单一癌症的肿瘤组成的(图 4.17,图 4.28),说明启动子区 DNA 甲基化谱有很强的癌症种类特异性。据报道,DNA 甲基化有很强的组织类型特异性(Christensen et al. ,2009;Roadmap Epigenomics et al. ,2015;Schultz et al. ,2015),因此 DNA 甲基化谱的癌症种类特异性有一部分是由来源组织的 DNA 甲基化的差异导致的。为了检验这种可能性,对肿瘤组织与正常组织的共 1182 个配对样本的启动子区 DNA 甲基化组进行层次聚类,结果首先很好地将肿瘤组织和正常组织区分开来[图 5.7(a)],进一步又将肿瘤组织和正常组织按照组织类型分成聚簇。按照组织类型区分的情况,对正常样本的聚类和前人研究中关于正常组织的组织特异性 DNA 甲基化组的分析有很好的一致性(Christensen et al. ,2009;Varley et al. ,2013)。启动子区 DNA 甲基化组的主成分分析也显示,不同类型的正常组织聚集得更紧密,并与肿瘤组织分离开,而肿瘤样本的聚集要比正常样本更松散,如图 5.7(b)所示。有趣的是,肿瘤组织与正常组织的甲基化值的差能够很好地将患者按照癌症种类(组织来源)分类,如图 5.7(c)所示。

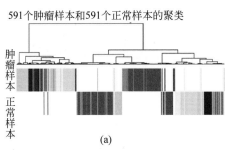

图 5.7　肿瘤组织和正常组织的聚类与降维分析(见文前彩图)

(a) 10 种癌症的所有肿瘤样本和正常样本的启动子区 DNA 甲基化组的层次聚类,肿瘤样本和正常样本的颜色指示癌症种类;(b) 591 对配对样本的主成分分析(左),x 轴和 y 轴分别展示了 2 个主成分(PC1 和 PC2),实心圆点代表肿瘤样本,空心圆圈代表正常样本,两者的颜色都代表对应癌症种类,为了展示肿瘤组织和正常组织在主成分分析中的差异,将结果展示在两幅分开的图片中,一幅是肿瘤组织的样本(中),另一幅是正常组织的样本(右);(c) 591 位患者的 CpG 位点甲基化差异的层次聚类,颜色代表患者的癌症种类

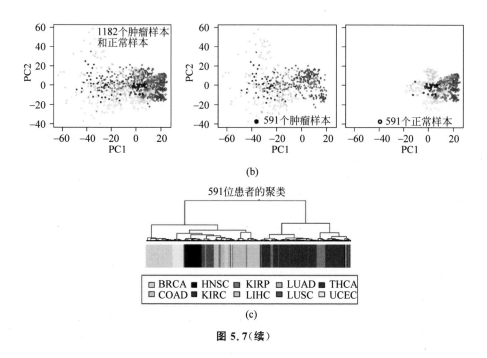

图 5.7（续）

　　总之，这些分析显示，癌症的 DNA 甲基化组与组织来源有关系，但不是全部由组织来源决定。DNA 甲基化的癌症上下文特异性更有可能是癌症类型相关的大规模失调的产物。

5.4　肿瘤组织与正常组织的 DNA 甲基化水平的相关性

　　前文通过对肿瘤组织与正常组织的 DNA 甲基化水平的直观比较（5.1节）和变异程度比较（5.2 节），说明肿瘤间异质性更大程度上是癌症中甲基化组被扰动的结果，很多 CpG 位点在肿瘤组织中的异质性要比正常组织中的异质性更大。那么肿瘤组织的甲基化水平受到遗传背景的影响有多大呢？为了弄清楚这一点，在每种癌症中挑选肿瘤组织或正常组织中标准差大于 0.1 的 CpG 位点，计算它们在两种组织中甲基化谱的相关系数。如图 5.8 所示，小部分 CpG 位点的甲基化谱在肿瘤组织和正常组织中有很好的相关性，说明这些位点是患者特异性的，而不是癌症特异性的。然而，大部分 CpG 位点在肿瘤组织和正常组织中甲基化谱的相关性很低或几乎没有，甚至是负相关的，显示出肿瘤中甲基化组的动态改变。

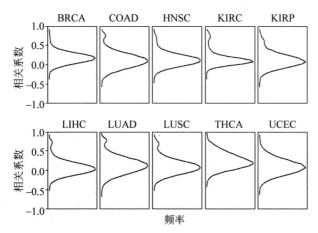

图 5.8　肿瘤组织和正常组织的启动子区 CpG 位点甲基化水平的相关性

在每种癌症中,计算每个 CpG 位点在肿瘤组织和正常组织的配对样本中的甲基化值的皮尔逊相关系数,用直方图来展示每个样本中所有 CpG 位点的相关系数的分布

挑选肿瘤组织和正常组织的甲基化相关性高的 CpG 位点,图 5.9(a)中展示了每种癌症中符合条件的位点数目。可以看到,以相关系数大于 0.5 作为高正相关性的标准(图 5.8 中多种癌症在大于 0.5 处有个小峰),不同癌症中的位点数目在 1400～5500。为了比较这些位点之间的交集,采用了 Jaccard 系数和 Ochiai 系数两种方法,图 5.9(b)展示了 Jaccard 系数的可视化结果,可以看出,除了 UCEC 和 BRCA 两种癌症,其他癌症的高正相关位点之间的相似度还是比较大的。Ochiai 系数方法也得到了类似的结果,为了节约篇幅不再展示。对于负相关的位点,将相关系数的阈值放宽到－0.3,得到的 CpG 位点数目也不多,并且相互之间几乎没有交集(图略)。因此,不同癌症中的组织特异性的位点的交集大,而癌症相关位点的交集小。

接下来,对于在一半及以上(大于或等于 5 种)的癌症种类中高正相关的 CpG 位点所属的基因进行基因本体富集分析,结果没有富集任何生物过程,只富集了一个分子功能"WW domain binding"(P 值为 4.62E－07),以及一些细胞组分(图 5.10),但和癌症的关系不明确。因此,多种癌症中的组织特异性的 CpG 位点多是和细胞正常行使功能有关,这是可以理解的。

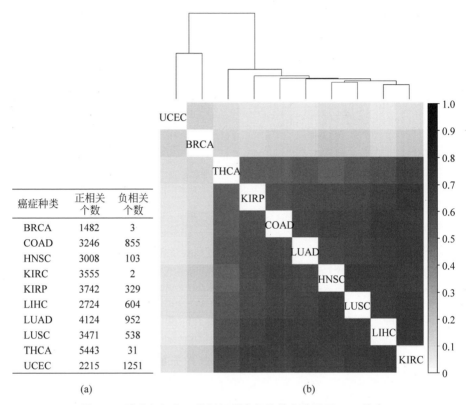

癌症种类	正相关 个数	负相关 个数
BRCA	1482	3
COAD	3246	855
HNSC	3008	103
KIRC	3555	2
KIRP	3742	329
LIHC	2724	604
LUAD	4124	952
LUSC	3471	538
THCA	5443	31
UCEC	2215	1251

(a)

(b)

图 5.9　肿瘤组织和正常组织的高相关性启动子区 CpG 位点

(a) 每种癌症中,肿瘤组织和正常组织的甲基化高相关的 CpG 位点数目,高正相关的标准是相关系数大于 0.5,高负相关的标准是相关系数小于 −0.3;(b) 不同癌症中高正相关 CpG 位点的 Jaccard 系数的聚类情况(离差平方和法)及热图

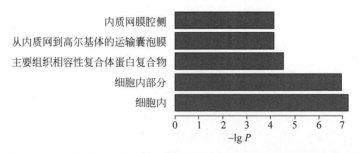

图 5.10　在多种癌症中高正相关性的 CpG 位点所属基因的细胞组分富集

在一半及以上的癌症中高正相关性(相关系数大于 0.5)的 CpG 位点所属基因的基因本体细胞组分富集情况

5.5　肿瘤组织与正常组织的差异甲基化 CpG 位点

5.5.1　每种癌症中差异甲基化 CpG 位点的鉴别

肿瘤组织与正常组织中相似度高的 CpG 位点不多,且没有富集典型的生物学过程;其余 CpG 位点不是组织特异性的,而是被癌症所扰动的,可以系统性鉴别差异甲基化位点,通过这些位点本身及它们所属的基因的功能来增进对癌症的理解。使用威尔科克森符号秩检验评估 10 种癌症类型中每个 CpG 位点在肿瘤组织和正常组织中甲基化水平差异的统计学显著性,并计算配对样本中甲基化值的差(肿瘤样本减去配对正常样本),图 5.11使用火山图来阐释每个 CpG 位点的甲基化的差的中值与多种检验矫正的 P 值,同时满足 P 值比 0.01 小且甲基化的差的绝对值比 0.15 大的位点被鉴别为每种癌症中的差异甲基化的 CpG 位点(在火山图中的左上方和右上方区域)。

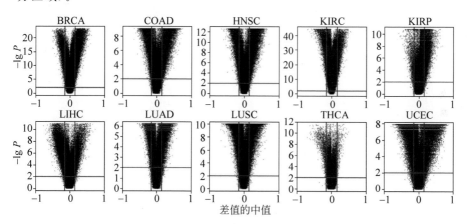

图 5.11　肿瘤组织和正常组织中甲基化谱的火山图

x 轴表示配对样本中甲基化值的差(肿瘤样本减去正常样本)的中值,y 轴表示甲基化组的威尔科克森符号秩检验的矫正 P 值($-\lg P$)。水平线表示矫正 P 值为 0.01,双竖线表示甲基化值的差的绝对值为 0.15,这三条直线所限定的左上方和右上方区域中的点则为差异甲基化的 CpG 位点

图 5.12 展示了差异甲基化 CpG 位点的标准差,可以看到,分布的中心基本都在 0.2 左右,这与全部启动子区 CpG 位点的变异程度的分布主要在 0.1 以下(图 3.6)有显著不同,说明鉴定出的差异甲基化位点本身变异程度很高,也就是说在肿瘤样本中的甲基化变化范围比较大。

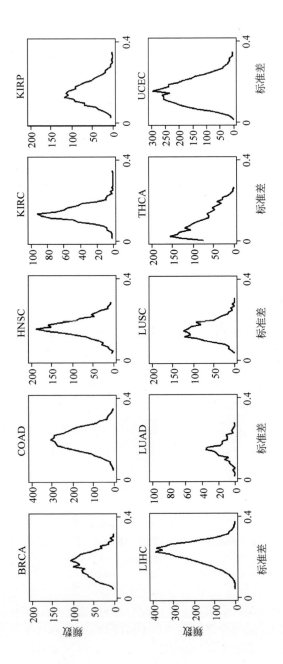

图 5.12 差异甲基化 CpG 位点的变异程度分布

每种癌症中，计算在肿瘤组织和正常组织中差异甲基化的 CpG 位点的变异程度（标准差），并以直方图展示所有 CpG 位点标准差的分布

5.5.2　多种癌症共同和特征差异甲基化 CpG 位点的鉴别

　　图 5.13 展示了每种癌症中差异甲基化(CpG)位点的数目[图 5.13(a)],以及不同癌症种类的差异甲基化 CpG 位点的热图[图 5.13(b)]。在任何一种癌症中差异甲基化的位点共有 59 752 个,其中 20 952 个位点只在一种癌症中出现,12 844 个位点在两种癌症中出现,占总数的 56.6%;而在超过一半的癌症类型中有显著的差异甲基化的位点只有 11 217 个,说明启动子区 CpG 位点的差异甲基化有很强的癌症类型特异性。

癌症种类	位点数目
BRCA	1358
COAD	3899
HNSC	1617
KIRC	713
KIRP	1442
LIHC	4253
LUAD	268
LUSC	1316
THCA	1793
UCEC	4293

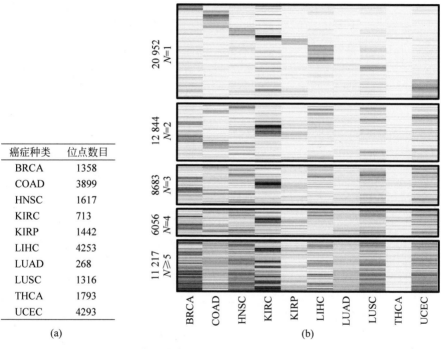

(a)　　　　　　　　　　　　　　　(b)

图 5.13　不同癌症种类的差异甲基化 CpG 位点(见文前彩图)

(a) 每种癌症中鉴别出的差异甲基化 CpG 位点的数目;(b) 对差异甲基化位点按照出现在癌症种类的数目进行分组(N 代表癌症种类数目),分别以热图形式展示,左边数字为每一组中的 CpG 位点数目。每行为一个 CpG 位点,每列为一种癌症;红色短线表示在肿瘤组织比正常组织中超甲基化,蓝色短线表示在肿瘤组织比正常组织中欠甲基化,颜色深浅表示矫正 P 值(对数空间)与甲基化差值中值的乘积

5.5.3　差异甲基化 CpG 位点所属基因的差异表达

　　甲基化位点与基因表达的关系已经有广泛研究(Jones,1999),那么差

异甲基化 CpG 位点所属的基因是否也会被差异化表达呢？本研究所使用的基因表达数据中,肿瘤组织与正常组织的重合样本数超过 20 个的有 10 种癌症(见表 2.2),与有成对组织的甲基化数据的癌症种类重合的有 9 种。表 5.1 列出了这 9 种癌症中差异甲基化 CpG 位点所属基因对差异表达基因的富集情况,可以看到,除了 LIHC,其他癌症都有富集。仔细比较差异甲基化与差异表达的方向性,所有癌症中甲基化上调的 CpG 位点所属的基因都富集了表达下调的基因,7 种癌症中甲基化下调的 CpG 位点所属的基因富集了表达上调的基因。考虑到甲基化与基因表达的负相关关系是广泛存在的(Jones,1999),这两种富集是可以理解的。有趣的是,有超过一半的癌症中存在另一种方向的富集,即差异甲基化与基因表达是同向的,这引发了本研究对甲基化与基因表达相关性的大规模探索(详见第 6 章)。

表 5.1　每种癌症差异甲基化位点所属基因对差异表达基因的富集

癌症种类	所有差异表达基因		分项的富集 P 值			
	富集 P 值	比例	甲基化上调+表达上调	甲基化上调+表达下调	甲基化下调+表达上调	甲基化下调+表达下调
BRCA	1.12E−13	15.74%	9.10E−01	2.71E−19	3.16E−04	2.53E−01
COAD	2.59E−22	18.73%	1.37E−01	1.66E−28	3.21E−02	7.13E−05
HNSC	1.56E−03	10.32%	9.81E−01	4.67E−07	8.33E−01	4.01E−04
KIRC	1.98E−24	25.62%	3.81E−02	8.50E−05	2.74E−39	9.96E−01
KIRP	3.69E−08	14.91%	1.10E−01	2.63E−07	2.32E−03	4.66E−02
LIHC	3.44E−01	7.04%	6.56E−01	6.41E−09	9.83E−01	7.15E−01
LUAD	2.08E−02	14.12%	3.14E−01	1.26E−02	7.80E−02	3.32E−01
LUSC	3.04E−07	21.64%	8.74E−01	2.05E−16	3.38E−03	6.00E−01
THCA	2.85E−17	14.12%	4.41E−02	1.56E−08	6.09E−12	4.10E−05

5.5.4　差异甲基化 CpG 位点所属基因的功能富集

肿瘤组织相对于正常组织的差异甲基化 CpG 位点可能会通过影响其所属的基因的表达,进而对癌症的发生和发展产生作用。表 5.2 展示了每种癌症中差异甲基化 CpG 位点所属的基因对原癌基因、肿瘤抑制基因和转录因子基因的富集情况。可以看到,有 3 种癌症对原癌基因有富集,5 种癌症对肿瘤抑制基因有富集,然而,这些富集都不显著,并且相关基因的比例也很低,因此可信度不高。有 6 种癌症的差异甲基化 CpG 位点所属的基因对转录因子基因有较显著的富集,这个结果侧面支持了 3.4.3 节的结果,即转录因子基因的甲基化谱在癌症中的扰动更明显。

表 5.2　每种癌症差异甲基化位点所属基因对癌症相关基因的富集

癌症种类	原癌基因		肿瘤抑制基因		转录因子基因	
	富集 P 值	比例	富集 P 值	比例	富集 P 值	比例
BRCA	0.0086	2.79%	0.0115	4.40%	4.06E−04	9.39%
COAD	0.1473	2.14%	0.0021	4.33%	1.37E−07	9.74%
HNSC	0.5954	1.73%	0.1231	3.77%	7.50E−04	9.11%
KIRC	0.7391	1.46%	0.0274	4.51%	4.93E−01	6.84%
KIRP	0.5539	1.77%	0.0532	3.99%	1.95E−01	7.45%
LIHC	0.9759	1.42%	0.7248	3.06%	1.00E+00	5.40%
LUAD	0.5426	1.53%	0.6211	2.67%	1.26E−03	11.83%
LUSC	0.1667	2.19%	0.4659	3.24%	2.65E−02	8.27%
THCA	0.0157	2.69%	3.15E−05	5.38%	4.47E−05	9.83%
UCEC	0.0452	2.24%	0.0055	4.00%	1.49E−01	7.34%

　　另外,对在一半及以上(大于等于 5 种)的癌症种类中差异甲基化的 CpG 位点所属的基因进行生物学通路富集分析,图 5.14 中列出了富集程度最显著的 10 个通路,很多都是与 G 蛋白偶联受体(G-protein-coupled receptors,GPCR)信号通路以及其他信号转导、受体相关的。鉴于 G 蛋白偶联受体家族在癌症及其他疾病中的重要作用(Arakaki et al.,2018),这个结果说明它们在癌症中的扰动有可能与 DNA 甲基化相关(关于这部分的讨论,详见 7.2.3 节)。

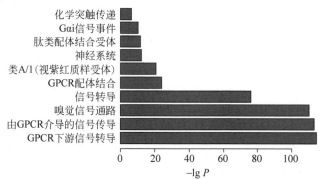

图 5.14　在多种癌症中差异甲基化的 CpG 位点所属基因的生物学通路富集

鉴别在一半及以上的癌症中差异甲基化的 CpG 位点,对它们所属的基因进行生物学通路(REACTOME)富集分析

5.5.5 差异甲基化 CpG 位点与 DNaseⅠ超敏感区域的位置关系

本研究的对象是转录起始位点周围的 CpG 位点,它们可能会通过与启动子结合蛋白的相互作用而影响基因表达,5.5.4 节也证明,差异甲基化位点所属基因对差异表达基因有富集。DNaseⅠ测序数据分析得到的 DNaseⅠ超敏感位点(DNaseⅠ hypersensitive site,DHS)和 DNaseⅠ足迹(DNaseⅠ footprint)可以帮助推断 DNA 上松散的调控区域以及蛋白质结合位点。检验差异甲基化 CpG 位点与这两种特征的重合关系,图 5.15 显示,超甲基化 CpG 位点(指在肿瘤组织中比正常组织中甲基化水平要高的 CpG 位点,下同)和没有差异甲基化的 CpG 位点与这两种特征的位置关系类似,而欠甲基化的 CpG 位点(指在肿瘤组织中比正常组织中甲基化水平要低的 CpG 位点,下同)中,除了 KIRC 与 KIRP,其他癌症种类在 DNaseⅠ足迹和超敏感位点中的比例明显偏低,也就是说倾向于没有蛋白质结合的地方。

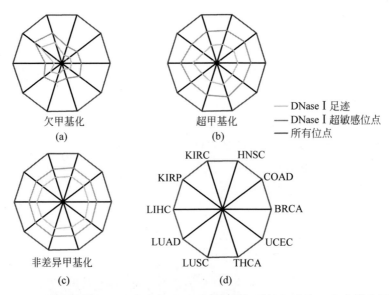

图 5.15 差异甲基化 CpG 位点与 DNaseⅠ超敏感区域的位置关系(见文前彩图)

雷达图展示了每种癌症的甲基化 CpG 位点与 DNaseⅠ超敏感位点和 DNaseⅠ足迹的重合关系。(a) 欠甲基化 CpG 位点;(b) 超甲基化 CpG 位点;(c) 非差异甲基化 CpG 位点;(d) 指示每一根辐射线所代表的癌症种类。以圆心开始计算,辐射线上的前两个点分别表示启动子区 CpG 位点与 DNaseⅠ足迹重合的比例与与 DNaseⅠ超敏感位点重合的比例,最远端的点表示全部启动子区域的位点,也即累积到 100%

5.6　基于启动子区 DNA 甲基化的肿瘤组织与正常组织的比较

在第 3 章的最后,本研究基于启动子区 DNA 甲基化组开发了一种测定不同组织类型的差异性和相似性的定量方法(3.6 节),本节在 10 个癌症种类中,基于肿瘤组织和正常组织的公共 CpG 位点的甲基化组,采用相同的方法和同一组 CpG 位点生成了两个相似矩阵。图 5.16(a)显示,癌症之间的相似性模式在肿瘤组织(右上三角)和正常组织(左下三角)中是很不一样的,说明图 3.18 中展示的不同癌症种类的 DNA 甲基化组的相似性和特殊性不是简单地由肿瘤的宿主组织决定的,这与 5.4 节中肿瘤组织和正常组织的 DNA 甲基化水平的相关性的结论相符。

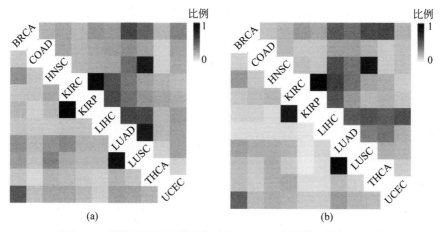

图 5.16　肿瘤组织和正常组织中基于 DNA 甲基化组的相似矩阵

(a)采用与图 3.18 中相同的 CpG 位点,对肿瘤组织中(右上三角)和正常组织中(左下三角)相似度进行计算得到的 10 个癌症种类中的相似矩阵;(b)使用在任一种癌症中被鉴别为差异甲基化的 CpG 位点对 10 种癌症生成相似矩阵,右上三角为肿瘤组织,左下三角为正常组织

除此之外,基于 5.5 节鉴别出的差异甲基化 CpG 位点,采用相似的方法生成这 10 种癌症的两个相似性矩阵,如图 5.16(b)所示,每个格子是用在两种癌症中的任一个甲基化谱有失调的 CpG 位点对肿瘤组织(右上三角)或者正常组织(左下三角)聚类计算得到的。可以看到,使用差异甲基化 CpG 位点得到的相似性矩阵再一次显示出不同癌症种类的相似性与在正常组织中的相似性是不一致的。例如,LUAD 和 LUSC 的正常组织在

DNA 甲基化组有很强的相似性,由于它们都是产生于肺癌组织的癌症,因此这是可以预料的,然而它们的癌症组织就没有那么相似。另一个例子是,LUSC 和 HNSC 的肿瘤展示了非常相似的 DNA 甲基化组失调模式,而它们的正常组织没有显示这种相似性,因此,LUSC 和 HNSC 的这种相似性有可能代表潜在的鳞状细胞癌类型的甲基化失调的共同特征,正如第 4 章泛癌症肿瘤重聚类结果所揭示的。

　　综上所述,本章关于 DNA 甲基化组改变的研究指示,DNA 启动子甲基化组的癌症间异质性是癌症类型特异性失调的产物,而这种异质性是在正常组织的组织类型特异性的甲基化背景之上的。

第 6 章　启动子区 DNA 甲基化与基因表达相关性的研究

第 3 章比较了启动子区 DNA 甲基化和拷贝数目多态性对基因表达水平的影响,在大部分癌症类型中,只有少数 CpG 位点与基因表达有强的负相关,而与基因表达有近乎同样强的正相关的 CpG 位点数目也差不多。传统的研究认为,大部分 CpG 位点甲基化对基因表达起到抑制作用,而第 3 章的结果显示 DNA 甲基化可能不能仅仅是基因表达的抑制物,本章即是基于此观察的详细分析。

6.1　启动子区 CpG 位点甲基化与基因表达的相关性

6.1.1　每种癌症中相关系数的分布

在 21 种癌症中,对 CpG 位点甲基化值的变异程度超过阈值(甲基化值的标准差大于 0.1)和对应的基因表达水平超过阈值(中值大于 10)的"CpG 位点-基因对",分别计算它们的斯皮尔曼相关系数。图 6.1 展示了每种癌症中相关系数的直方图,可以看到,COAD、BRCA、HNSC 等癌症,其相关系数的分布是中值在 0 附近的近似对称分布,而 THCA、LAML 等癌症,其相关系数的分布明显向一侧偏移。

计算每种癌症中分布的偏度(skewness)和峰度(kurtosis),前者是刻画数据对称性的指标,偏度为 0 表示数据关于均值对称,偏度为正代表右侧更分散,偏度为负代表左侧更分散;后者是刻画数据的集中和分散程度的指标,当分布为正态分布时,峰度近似为 0,峰度为正表示较正态分布的尾部更分散,两侧极端数据较多,峰度为负则相反。表 6.1 展示了每种癌症的"CpG 位点甲基化-基因表达"相关系数的分布形状度量。综合考虑峰度和偏度,最像正态分布的癌症是 PAAD,而 TGCT、THCA 等偏离正态分布最多。

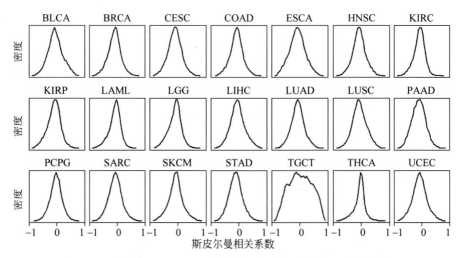

图 6.1　每种癌症的"CpG 位点-基因对"斯皮尔曼相关系数的分布

在每种癌症中,计算 CpG 位点甲基化和基因表达分别超过阈值的"CpG 位点-基因对"的斯皮尔曼相关系数,绘制分布直方图

表 6.1　每种癌症的"CpG 位点-基因对"相关系数的统计数据分布

癌症种类	偏度	峰度
BLCA	0.127	−0.011
BRCA	0.014	0.358
CESC	0.030	0.146
COAD	−0.028	0.331
ESCA	0.099	0.118
HNSC	0.033	0.266
KIRC	−0.314	0.582
KIRP	−0.224	0.229
LAML	−0.427	0.639
LGG	−0.267	0.253
LIHC	0.226	0.114
LUAD	0.105	0.180
LUSC	0.125	0.017
PAAD	0.059	−0.064

癌症种类	偏度	峰度
PCPG	−0.048	0.395
SARC	0.115	0.250
SKCM	0.062	0.355
STAD	0.102	0.166
TGCT	0.007	−0.915
THCA	−0.505	1.589
UCEC	0.119	0.208

6.1.2 TGCT 中相关系数分布的特殊性

在图 3.12 中,每种癌症中点的颜色代表该"CpG 位点-基因对"在所有 21 种癌症中相关系数的中值。可以看到,在除 TGCT 外的癌症中,点的颜色大体上都是从蓝色过渡到黄色再到红色,说明不同癌症中的"CpG 位点-基因对"的相关系数是相似的。

然而,TGCT 中点的排列是三色混杂的,表明这种癌症的相关系数的分布与大多数癌症不同。另外,在其他的分析中,TGCT 的启动子区 DNA 甲基化组也展示了明显不同于其他癌症的特性,例如高变异的 CpG 位点没有富集 DNA 结合蛋白质或转录因子基因(图 3.10)等。因此,在本章需要用到所有癌症中"CpG 位点-基因对"相关系数的中值的分析中,如无特殊说明,都排除了 TGCT。

6.1.3 不同癌症间相关系数的比较

对于在至少一半的癌症种类中同时通过 CpG 位点和基因筛选的 33 748 个"CpG 位点-基因对",图 6.2 以热图形式展现了它们在每种癌症中相关系数的大小。可以看到,绝大多数"CpG 位点-基因对"在不同癌症种类间有强保守性,少数 CpG 位点只在某些特定癌症种类中与基因表达有强相关,这些位点可能具有癌症种类依赖的调控功能,而只有很少的 CpG 位点在不同的癌症中与基因表达的相关性相反。

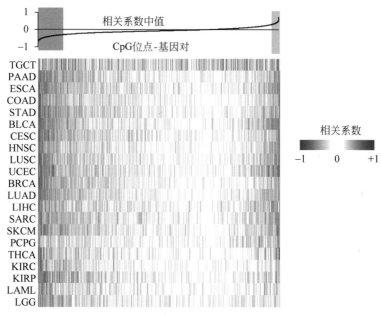

图 6.2 不同癌症的"CpG 位点-基因对"相关系数的比较

在超过一半的癌症类型中通过了 CpG 位点和基因的筛选的 33 748 个"CpG 位点-基因对"的斯皮尔曼相关系数。"CpG 位点-基因对"按照所有癌症种类中的相关系数的中值(在热图的上方展示)从左向右排序

6.2 启动子区 CpG 位点甲基化与基因表达的强相关性

6.2.1 强相关"CpG 位点-基因对"的鉴别及癌症间的比较

以 CpG 位点甲基化值与基因表达水平的斯皮尔曼相关系数绝对值 0.4 作为强相关的阈值,以−0.1～0.1 作为无相关性的范围,表 6.2 分别统计了每种癌症中强正相关、强负相关和无相关的对数,这个结果展示了泛癌症的、与基因表达呈强相关的非典型启动子区 CpG 位点。

表 6.2 每种癌症的高相关"CpG 位点-基因对"的数目统计

癌症种类	总对数	强正相关对数	强负相关对数	无相关对数
BLCA	42 933	2484	3699	13 129
BRCA	41 206	817	3781	14 330

续表

癌症种类	总对数	强正相关对数	强负相关对数	无相关对数
CESC	43 301	893	4857	13 243
COAD	37 104	725	3376	12 823
ESCA	45 574	1956	6358	12 592
HNSC	38 141	933	2952	13 164
KIRC	28 893	163	2059	11 767
KIRP	34 506	525	3918	12 222
LAML	28 557	248	2374	11 896
LGG	39 170	385	4469	14 660
LIHC	42 307	2359	3708	13 122
LUAD	35 723	1005	3056	11 889
LUSC	39 403	1553	3021	12 007
PAAD	33 561	688	4154	9891
PCPG	43 205	1028	2028	17 414
SARC	46 433	1464	3744	15 570
SKCM	44 288	1621	4562	14 631
STAD	50 788	989	6116	14 534
TGCT	53 930	10 713	9718	8810
THCA	25 667	306	1694	13 523
UCEC	41 993	1627	4305	13 008

　　由于一个基因往往对应多个启动子区 CpG 位点,因此一个基因参与形成的"CpG 位点-基因对"可能有不同的相关系数,甚至方向都不一致。对每一种癌症,取强相关的"CpG 位点-基因对",观察每一个基因与不同的 CpG 位点形成的配对中,方向是完全一致的还是有相反的,并统计这种癌症中两类基因的数目。如图 6.3 所示,对于绝大多数基因而言,其与配对的不同 CpG 位点的斯皮尔曼相关系数,要么都是正的,要么都是负的,说明 CpG 位点与基因的相关性倾向于是同向的。

6.2.2　正常组织中启动子区 CpG 位点甲基化与基因表达的相关性

　　对于配对正常组织中同时具有甲基化数据和基因表达数据的样本,计算甲基化值与基因表达水平的斯皮尔曼相关系数,图 6.4 比较了两种组织中相关系数的分布。学生氏 t 检验结果显示,有些癌症的肿瘤组织与正常组织的分布差别显著,而有些癌症中没有太大差别。

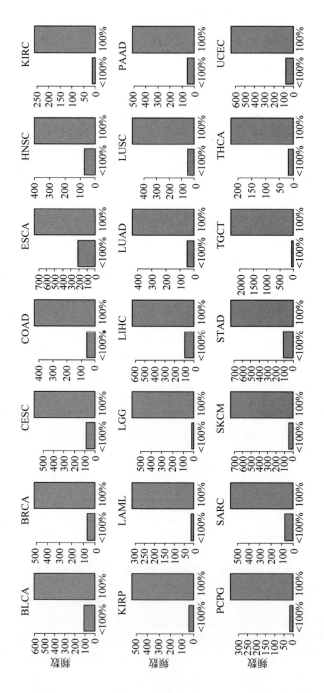

图 6.3　每种癌症中方向一致或相反的强相关的"CpG 位点-基因对"的数目统计

在每种癌症中，取强相关的"CpG 位点-基因对"（斯皮尔曼相关系数的绝对值大于 0.4），对每个至少与 3 个 CpG 位点形成配对的基因，观察不同配对的相关性的方向，如果是完全一致的，则记为 100%，如果有相反的，记为"<100%"。统计这种癌症中两类基因目并作柱状图

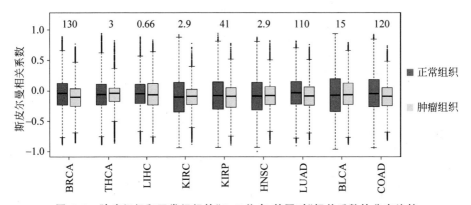

图 6.4　肿瘤组织和正常组织的"CpG 位点-基因对"相关系数的分布比较

对于配对样本数大于 20 的 10 种癌症,绘制肿瘤组织和正常组织的"CpG 位点-基因对"相关系数的箱线图。使用学生氏 t 检验推断两个分布的差异,并且将 $-\lg P$ 标记在箱图的上方

在第 5 章中,曾经比较过肿瘤组织和正常组织的启动子区 CpG 位点甲基化水平的变异程度,显示两者有一定的关联(图 5.5)。对于"CpG 位点-基因对"相关系数进行类似的分析,如图 6.5 所示,在一种组织中呈强正相关或强负相关的"CpG 位点-基因对",在另一种组织中的相关系数基本上是同一方向的,但是一般没有那么强。总的来说,这个分析没有像在 CpG 位点甲基化的变异程度上所做的分析那样(图 5.5),显示出明显的关联性。

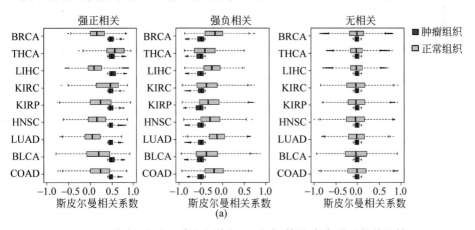

图 6.5　肿瘤组织和正常组织的"CpG 位点-基因对"相关系数的比较

肿瘤组织和正常组织中"CpG 位点-基因对"相关系数的箱线图比较。(a) 使用在肿瘤组织中强正相关(左)、强负相关(中)和无相关(右)的"CpG 位点-基因对",观察它们在正常组织中的相关系数分布;(b) 使用在正常组织中强正相关(左)、强负相关(中)和无相关(右)的"CpG 位点-基因对",观察它们在肿瘤组织中的相关系数分布

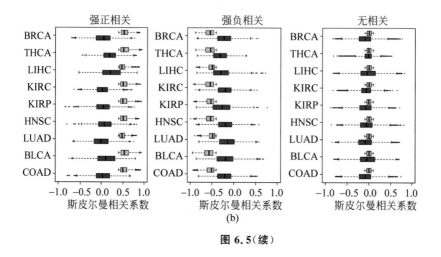

图 6.5(续)

6.3 不同相关性的"CpG 位点-基因对"的特征比较

6.3.1 与检测芯片上探针的固有特征无关

表 2.4 中提供了 HumanMethylation450 芯片所对应的 CpG 位点的重要信息,包括其所属的调控特征类型、探针设计类型、所检测的甲基化位点类型以及是否随机序列等。CpG 位点甲基化值与基因表达水平的相关性是否与这些特征有关呢? 图 6.6 将每个"CpG 位点-基因对"按照不同的特征标记颜色,结果这些颜色的排布都是分散的,说明不同相关性的配对并没有显著的特征差异。另外也绘制了不同特征的配对的相关系数分布的箱线图(图略),结果也没有明显的差异。因此,不同相关性的"CpG 位点-基因对"与 CpG 位点的固有特征无关。

6.3.2 与 CpG 位点的碱基保守性关系不明显

DNA 甲基化是基因表达的重要调控机制,很多调控元件在基因组中都具有保守性,因此很容易想到的假设是,CpG 位点的保守性是否与组成 CpG 的碱基保守性有关系? 如 2.3.1 节所介绍的,本研究采用了两套碱基保守性数据,结果大同小异,图 6.7 展示的是 phyloP 的结果,它对每个碱基独立衡量,既可以测定加速性(acceleration)又可以估计保守性(conservation)。由于 CpG 位点由一个胞嘧啶核苷酸和一个鸟嘌呤核苷酸

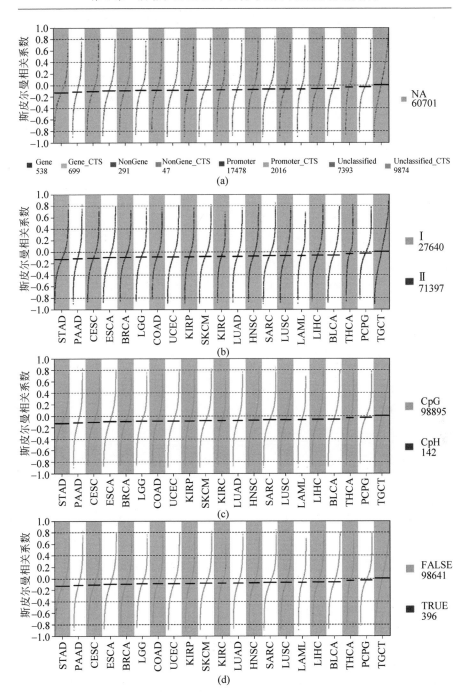

图 6.6　不同相关性的"CpG 位点-基因对"与芯片探针固有特征无关

对每种癌症的"CpG 位点-基因对"按照其所属的调控特征类型(a)、探针设计类型(b)、所检测的甲基化位点类型(c),以及是否是随机序列(d)来标记颜色

组成,因此其保守性应考虑两个值或它们的平均值。可以看到,与基因表达呈强正相关性的 CpG 位点(正相关 CpG 位点)的胞嘧啶核苷酸具有一定的保守性,且比鸟嘌呤核苷酸的保守性要强,而两者的加速性差不多;与基因表达无相关的 CpG 位点(无相关 CpG 位点)的保守性不如强正相关的;与基因表达呈强负相关(负相关 CpG 位点)的 CpG 位点的保守性最差。

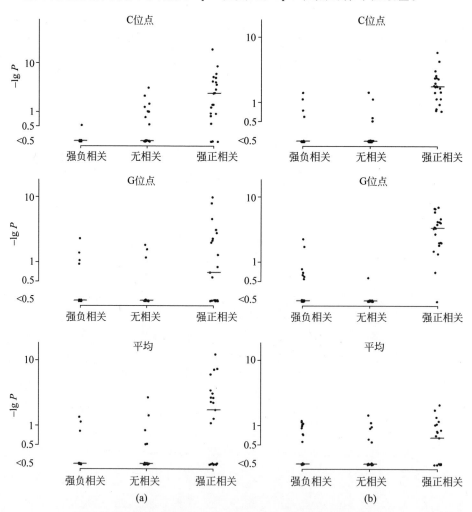

图 6.7 不同相关性的"CpG 位点-基因对"与碱基保守性的关系

与基因表达呈强正相关和强负相关的 CpG 位点的保守性与加速性衡量。(a) 保守性;(b) 加速性。每个圆点显示在每种癌症中与基因表达呈不同相关性的 CpG 位点的两个核苷酸对保守性和加速性碱基的富集情况,短横线指示在所有癌症种类中富集情况的中值

6.3.3　与 CpG 位点的甲基化变异程度的关系

与基因表达呈不同相关性的 CpG 位点,其本身的变异程度如何呢? 如图 6.8 所示,无相关 CpG 位点的甲基化值的标准差都很小,负相关 CpG 位点的标准差都比较大,而且跟无相关 CpG 位点的差异基本上很显著。正相关 CpG 位点的标准差在一部分癌症中介于负相关和无相关之间,且与负相关 CpG 位点的差异也比较显著,在另一部分癌症中则比负相关 CpG 位点的标准差更大。不论是哪种模式,都说明与基因表达呈不同相关性的 CpG 位点本身的变异程度也是有差异的。

6.3.4　与典型 CpG 岛的关系

检测与基因表达呈强正相关或强负相关的 CpG 位点与 CpG 岛的关系,图 6.9 显示,在大多数癌症种类中,负相关 CpG 位点更有可能位于 CpG 岛中,并且有统计学显著性。同样,在大多数癌症类型中,大量正相关 CpG 位点距离 CpG 岛更远,而更富集在 CpG 海中。如果用在超过一半的癌症种类中与基因表达呈强负相关或强正相关的 CpG 位点(一致性负相关 CpG 位点或一致性正相关 CpG 位点)进行比较,差距会更大(标记为 consensus 的点)。

6.3.5　对差异甲基化 CpG 位点的富集

第 5 章中,针对 10 种甲基化数据的肿瘤组织与正常组织的重合样本数超过 20 个的癌症,分别鉴别出每种癌症中的差异甲基化 CpG 位点。图 6.10 显示,有些癌症种类中,超甲基化 CpG 位点和欠甲基化 CpG 位点的“CpG 位点-基因对”斯皮尔曼相关系数的分布有些差异,例如 COAD 和 KIRC,其他癌症中两者的分布没有明显差别。

探索正相关 CpG 位点和负相关 CpG 位点对差异甲基化 CpG 位点的富集情况,负相关 CpG 位点显著富集超甲基化 CpG 位点,而正相关 CpG 位点显著富集欠甲基化 CpG 位点(图 6.11)。值得注意的是,相对于无相关 CpG 位点,另一种相关性的 CpG 位点也是有所富集的,只不过显著性略低。

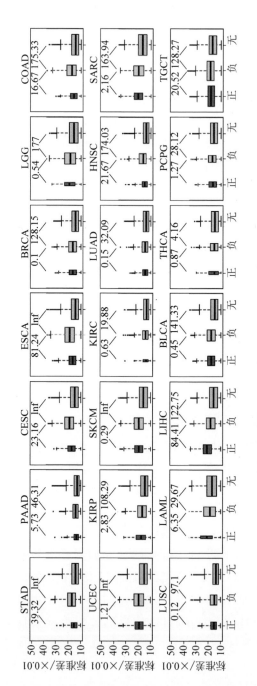

图 6.8　与基因表达呈不同相关性的 CpG 位点本身的变异程度

在每种癌症中，比较与基因表达呈不同相关性的 CpG 位点的标准差的分布，使用威尔科克森秩和检验来推断统计显著性并将 $-\lg P$ 标注在箱线图上方。箱线图的宽度与所代表的组中观测值数目的平方根成正比

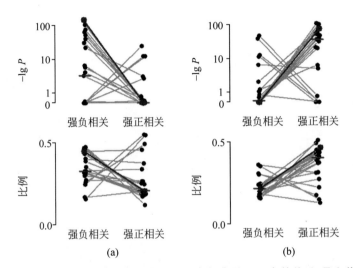

图 6.9　与基因表达呈不同相关性的 CpG 位点与典型 CpG 岛的关系（见文前彩图）
每种癌症（黑色圆点）及在一半以上癌症中（蓝色圆点）与基因表达呈强负相关与强正相关的 CpG 位点对于在典型 CpG 岛和在 CpG 海中的两群 CpG 位点的富集（-lg P）和比例。（a）CpG 岛；（b）CpG 海

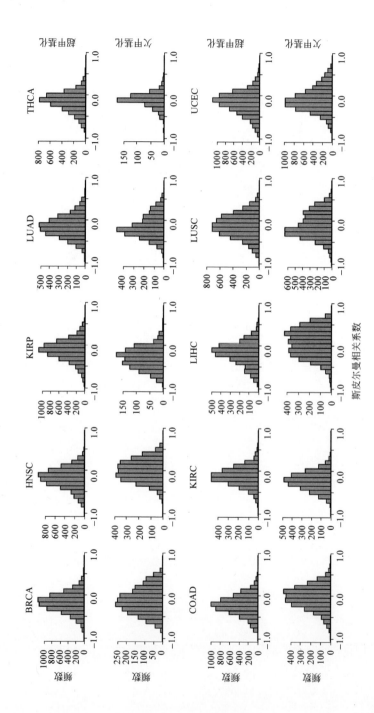

图 6.10　差异甲基化 CpG 位点的"CpG 位点-基因对"相关系数的分布

在 10 种配对癌症中，超甲基化 CpG 位点和大甲基化 CpG 位点的"CpG 位点-基因对"斯皮尔曼相关系数的分布直方图

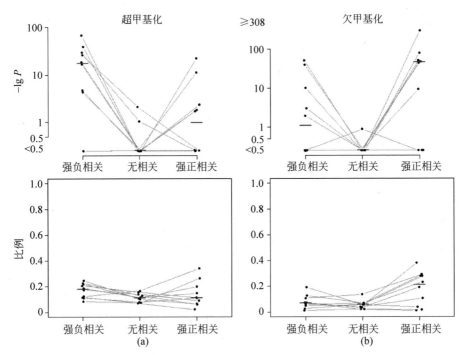

图 6.11　与基因表达呈不同相关性的 CpG 位点对差异甲基化 CpG 位点的富集

每种癌症中与基因表达呈强负相关与强正相关的 CpG 位点对在超甲基化 CpG 位点和欠甲基化 CpG 位点的富集（$-\lg P$）和比例。(a) 超甲基化；(b) 欠甲基化

6.4　与基因表达呈不同相关性的 CpG 位点的位置学模式差异

6.4.1　到转录起始位点的距离

比较正相关 CpG 位点和负相关 CpG 位点到最近的转录起始位点的距离（图 6.12），负相关 CpG 位点一般相对于正相关 CpG 位点距离转录起始位点更近。有研究发现，距离转录起始位点更近的 CpG 位点倾向于与基因表达有负相关性（Varley et al. , 2013），这与观察到的现象一致。然而，正相关 CpG 位点也位于启动子区域中（大部分与转录起始位点的距离都小于 2 kb），尽管这个距离比负相关 CpG 位点要大。

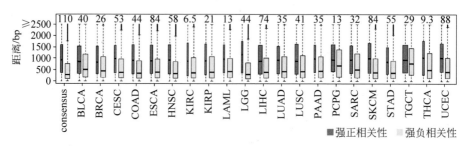

图 6.12 与基因表达呈不同相关性的 CpG 位点到转录起始位点的距离

在每种癌症中和在一半以上的癌症中(consensus)与基因表达呈强正相关和强负相关的 CpG 位点到转录起始位点的距离分布的箱线图。每种癌症的两个箱线图的差异的统计学显著性($-\lg P$)是由威尔科克森秩和检验推断出的,标在箱线图的上方,箱线图的宽度与所代表的组中观测值数目的平方根成正比

6.4.2 到转录因子结合位点的距离

染色质免疫共沉淀(chromatin immunoprecipitation,ChIP)技术产生的高通量测序数据可以用来推断蛋白质结合位点。本研究采用 ENCODE 项目对于 161 个转录因子所生成的峰型文件作为转录因子结合位点的数据。

6.4.2.1 与单个转录因子结合位点的关系

对每个转录因子蛋白质,比较正相关 CpG 位点和负相关 CpG 位点到最近的结合位点的距离,图 6.13(a)是每种癌症中统计检验的结果。绝大多数蛋白质的结合位点与负相关 CpG 位点的距离更近,表现在图中大部分折线都在 0 的上方;但有个别蛋白质与正相关 CpG 位点的距离更近,例如 EZH2 和 TSC22D4,见图 6.13(b)。前者是多梳抑制复合物(polycomb repressive complex)中的一个酶,能够招募 DNA 甲基转移酶,从而将多梳抑制复合物与 DNA 甲基化这两个表观遗传抑制系统联系起来;后者的报道则很少,尚不知道其与 DNA 甲基化的关系。

6.4.2.2 与转录因子结合位点的并集的关系

不区分转录因子,比较与基因表达呈强正相关和强负相关的 CpG 位点到最近的结合位点的距离,图 6.14 显示,正相关 CpG 位点一般来说距离转录因子结合位点比较远,而负相关 CpG 位点基本上位于结合位点内部或者

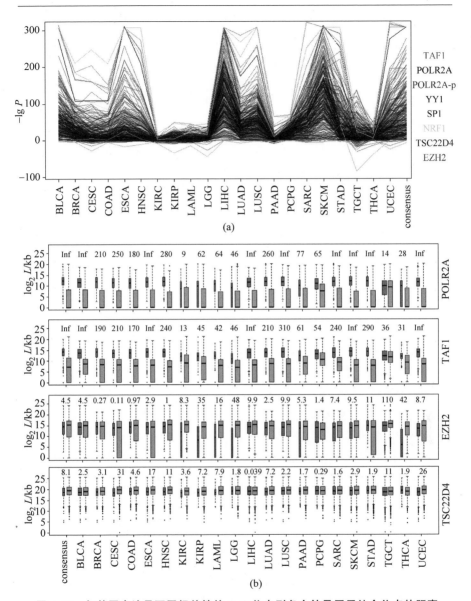

图 6.13　与基因表达呈不同相关性的 CpG 位点到各个转录因子结合位点的距离

（a）在每种癌症和在一半以上的癌症中（consensus）与基因表达呈强正相关和强负相关的 CpG 位点到转录因子结合位点的距离的统计学显著性，每条折线代表一个转录因子蛋白质；（b）使用箱线图展示正相关 CpG 位点和负相关 CpG 位点到 4 个典型蛋白质的最近的转录因子结合位点的距离，其中 POLR2A 和 TAF1 到负相关 CpG 位点的距离更近，EZH2 在大部分癌症中到正相关 CpG 位点的距离更近，而 TSC22D4 到正相关 CpG 位点的距离比到负相关的距离更近，不过差异不大。L 为距离

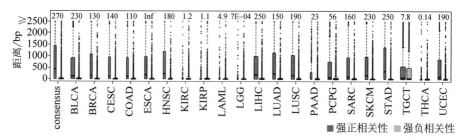

图 6.14　与基因表达呈不同相关性的 CpG 位点到转录因子结合位点的距离

在每种癌症中和在一半以上的癌症中(consensus)与基因表达呈强正相关和强负相关的 CpG 位点
到转录因子结合位点的距离分布的箱线图。转录因子结合位点是根据 161 个蛋白质整合得到的。
每种癌症的两个箱线图的差异的统计学显著性($-\lg P$)是由威尔科克森秩和检验推断出的,标在
箱线图的上方,箱线图的宽度与所代表的组中观测值数目的平方根成正比

距离很近。这与 6.4.2.1 节对单个转录因子蛋白质的分析结果是相吻合的。

6.4.3　与 DNaseⅠ超敏感位点的关系

6.4.3.1　与 DNaseⅠ超敏感位点的重合性

使用 DNaseⅠ处理染色质并结合高通量测序(DNaseⅠ-seq),能够帮助了解基因组中哪些位置是开放染色质区域及其中的蛋白质结合片段,前者是 DNaseⅠ超敏感位点(DNaseⅠ hypersensitive site,DHS),后者是 DNaseⅠ足迹(DNaseⅠ footprint)。图 6.15 展示了与基因表达呈不同相关性的 CpG 位点对位于 DNaseⅠ足迹中、DNaseⅠ超敏感位点中(DNaseⅠ足迹外)以及 DNaseⅠ超敏感位点区域外的三类 CpG 位点的富集情况。在所有的癌症种类中,大部分负相关 CpG 位点位于基因组 DNaseⅠ足迹内部(一般来说在 50% 左右或者更高),也就是说,DNaseⅠ足迹内部是可能的转录因子结合区域(Neph et al.,2012a,2012b);另外有大约 1/4 的位点位于 DNaseⅠ超敏感位点区域中。与此相反,正相关 CpG 位点主要位于 DNaseⅠ超敏感位点之外,且有更少的比例位于 DNaseⅠ足迹中。

以上分析是基于 41 种细胞的峰型文件合并之后的结果,对于某些癌症种类,表 6.3 列出了与基因表达呈不同相关性的 CpG 位点与相关的癌症细胞系或者正常细胞系中 DNaseⅠ足迹的重合性,重合的比例比图 6.15 偏低,由于表 6.3 中是单个细胞系的结果,DNaseⅠ的足迹较少,因此也属正常。尽管很少,但正相关 CpG 位点与 DNaseⅠ足迹的重合比例也是远低于

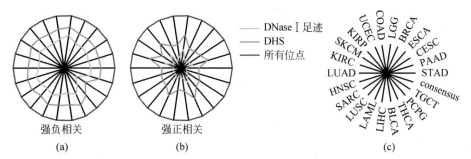

图 6.15　与基因表达呈不同相关性的 CpG 位点与 DNaseⅠ超敏感位点的重合性（见文前彩图）

在每种癌症中和在一半以上的癌症中（consensus）与基因表达呈（a）强正相关和（b）强负相关的
CpG 位点在 DNaseⅠ足迹、DNaseⅠ超敏感位点区域（DHS）以及 DHS 区域外（所有位点）的累积百
分比的雷达图；（c）图指示每一根辐射线所代表的癌症种类。以圆心开始计算，辐射线上的前两个
点分别表示启动子区 CpG 位点与 DNaseⅠ足迹重合的比例与 DNaseⅠ超敏感位点重合的比例。
最远端的点表示全部启动子区域的位点，也即累积到 100%

负相关 CpG 位点的，这与图 6.15 的结论一致。

表 6.3　与基因表达呈不同相关性的 CpG 位点与几种细胞系中 DNaseⅠ足迹的重合性

癌症种类	细胞系	细胞系类型	细胞系描述	无相关性	强负相关性	强正相关性
BRCA	HMF	正常	乳腺成纤维细胞	8.7%	9%	3.3%
ESCA	HEEpiC	正常	食管上皮细胞	6.6%	8.8%	2.3%
KIRC	HRCEpiC	正常	肾皮质上皮细胞	4.1%	6.9%	4.3%
LGG	HA-h	正常	星形胶质细胞-海马	10.5%	11.5%	6.9%
	NH-A	正常	星形胶质细胞	5.8%	5.8%	2.7%
LUAD	HPF	正常	从肺组织中分离出的肺部成纤维细胞	10.5%	9.5%	2.7%
	NHLF	正常	肺成纤维细胞	10.2%	9.7%	2.8%
LUSC	HPF	正常	从肺组织中分离出的肺部成纤维细胞	9.2%	11.3%	2.4%
	NHLF	正常	肺成纤维细胞	9.2%	11.3%	3%
	SAEC	正常	小气道上皮细胞	5.3%	6.7%	1.5%
SARC	HSMM	正常	骨骼肌成肌细胞	7.5%	10.9%	2.9%
	SKMC	正常	骨骼肌细胞	10.1%	15.7%	3.9%
SKCM	AG10803	正常	来自健康人的腹部皮肤成纤维细胞	7.1%	8.2%	1.5%
	NHDF-Ad	正常	成人真皮成纤维细胞	8.8%	10.4%	2%
	NHDF-neo	正常	新生儿真皮成纤维细胞	9.7%	12.2%	2.7%

续表

癌症 种类	细胞系	细胞系 类型	细胞系描述	无相 关性	强负 相关性	强正 相关性
LAML	NB4	癌症	急性早幼粒细胞白血病细 胞系	12.9%	10.4%	4%
LGG	SK-N-SH_RA	癌症	神经母细胞瘤细胞系	8.1%	8.9%	4.5%
LIHC	HepG2	癌症	肝细胞癌	5.3%	5.6%	0.8%

6.4.3.2 到 DNase I 足迹的距离

图 6.16 展示了与基因表达呈不同相关性的 CpG 位点到 DNase I 足迹的距离的分布。显然,正相关 CpG 位点大部分距离 DNase I 足迹很远,而大多数负相关 CpG 位点位于 DNase I 足迹内或者距离很近。如果使用一致性正相关 CpG 位点或者一致性负相关 CpG 位点,那么这个距离差异会更大(图中的标签为"consensus")。

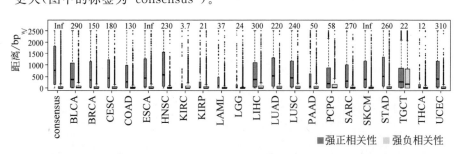

图 6.16 与基因表达呈不同相关性的 CpG 位点到 DNase I 足迹的距离

每种癌症和超过一半以上的癌症中(consensus),与基因表达呈强正相关和强负相关的 CpG 位点到 DNase I 足迹的距离的分布的箱线图。每种癌症的两组距离的统计学差异($-\lg P$)是由威尔科克森秩和检验推断,并且标记在箱线图的上方,箱线图的宽度与所代表的组中观测值数目的平方根成正比

6.4.4 与组蛋白修饰标记的共定位

比较与基因表达呈不同相关性的 CpG 位点周围的组蛋白修饰标记。从 ENCODE 获得的 12 种组蛋白标记,除了 H3K27me3 和 H3K9me3 这两个标记抑制转录,大部分是活跃转录的组蛋白修饰标记(Barski et al.,2007;Kellis et al.,2014)。大体上,活跃转录的标记显著地富集于负相关

CpG 位点周边,但是没有富集于正相关 CpG 位点或者无相关 CpG 位点周边(图 6.17)。事实上,即便与无相关 CpG 位点相比,正相关 CpG 位点与这些组蛋白修饰标记的重合也要更少,也就是说具有负向选择压力。另一方面,抑制转录组蛋白修饰标记在负相关 CpG 位点和正相关 CpG 位点都有富集。

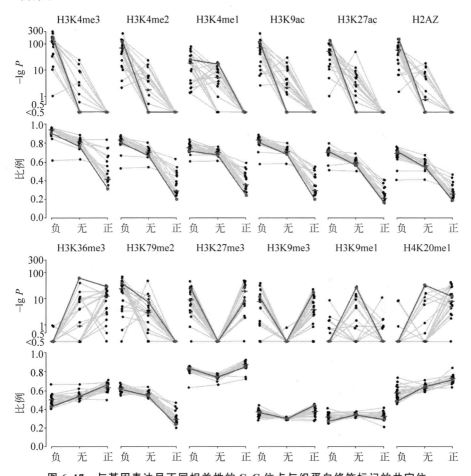

图 6.17　与基因表达呈不同相关性的 CpG 位点与组蛋白修饰标记的共定位

与基因表达呈强正相关或强负相关的 CpG 位点对 12 种组蛋白修饰标记的富集 P 值($-\lg P$)和比例。每个深色小圆点代表一种癌症中的结果,浅色大圆点代表保守性 CpG 位点的情况,短横线是 21 种癌症的结果的中值,“负”为负相关,“无”为无相关,“正”为正相关

6.4.5　与异常甲基化区域的关系

6.4.5.1　不完全甲基化区域

癌症甲基化组的一个特征是不完全甲基化区域(Partially Methylated Domain,PMD)中的广泛欠甲基化(Hon et al. ,2012；Shen et al. ,2013)。使用髓母细胞瘤和正常组织样本中不完全甲基化区域的信息(Hovestadt et al. ,2014)探索正相关 CpG 位点和负相关 CpG 位点的分布,结果表明,与一致性正相关 CpG 位点显著富集在肿瘤样本鉴别出来的不完全甲基化区域(P 值为 3.48E−05),而一致性负相关 CpG 位点没有在不完全甲基化区域富集。

图 6.18 显示,在 21 种癌症中,大多数癌症大约有 60%～70% 的正相关 CpG 位点位于肿瘤的不完全甲基化区域；然而,有 40%～50% 的负相关 CpG 位点同样也位于肿瘤不完全甲基化区域中。因此,尽管这些"非典型"的 CpG 位点的确某种程度上更偏好于肿瘤不完全甲基化区域,但它们在其中的比例仅仅比负相关 CpG 位点的比例(大约一半)略高一点,而 30%～40% 的非典型位点在肿瘤不完全甲基化区域之外。与此形成鲜明对比的是,绝大多数癌症中,正相关 CpG 位点都没有富集在正常组织的不完全甲基化区域中,负相关 CpG 位点的富集也很少,而且比例很低。

6.4.5.2　DNA 甲基化谷

DNA 甲基化谷(DNA Methylation Valley,DMV)是一类独特的基因组区域,有着大规模的 DNA 甲基化缺失,并且与转录因子基因和发育相关基因有很强的关联,而 DNA 甲基化谷中的基因在癌症中是超甲基化的(Xie et al. ,2013)。图 6.19 展示了正相关 CpG 位点和负相关 CpG 位点对 DNA 甲基化谷中的 CpG 位点的富集情况,这个模式是比较乱的,看不出癌症或者相关性方向的特异性。

6.4.6　到基因组重复序列的距离

分别检验每种癌症中正相关 CpG 位点和负相关 CpG 位点到 5 298 130 条重复序列的最近距离,比较两组距离的分布[图 6.20(a)],基本没有统计学差异。以重复序列家族为单位再进行这样的分析[图 6.20(b)],大部分家族中负相关 CpG 位点到重复序列的距离更近,而 LINE_L3 家族和 Satellites 家族在大部分癌症中都是正相关 CpG 位点到重复序列的距离更近。

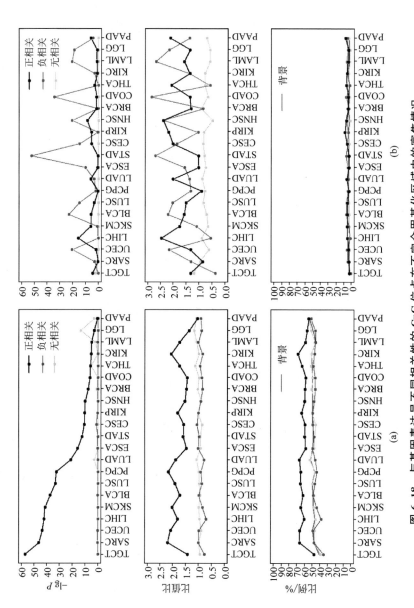

图 6.18 与基因表达呈不同相关性的 CpG 位点在不完全甲基化区域中的富集情况

每种癌症中与基因表达呈强正相关、强负相关与无相关的 CpG 位点对不完全甲基化区域中 CpG 位点的富集情况。上图是由超几何分布推断出的富集情况。中图是由费舍尔精确检验出的比值比。下图是处于不完全甲基化区域中的 CpG 位点的比例。(a) 髓母细胞瘤组织的不完全甲基化区域；(b) 正常组织的不完全甲基化区域

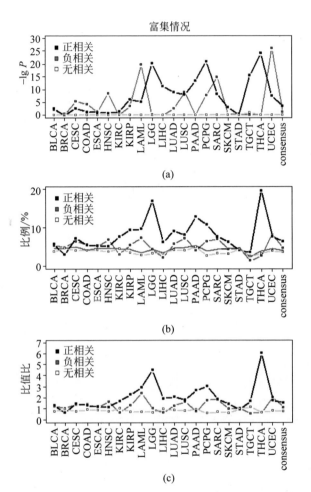

图 6.19 与基因表达呈不同相关性的 CpG 位点在 DNA 甲基化谷中的富集情况

每种癌症中与基因表达呈强正相关、强负相关与无相关性的 CpG 位点对 DNA 甲基化谷中 CpG 位点的富集情况。(a) 由超几何分布推断出的富集情况($-\lg P$);(b) 位于 DNA 甲基化谷中的 CpG 位点的比例;(c) 由费舍尔精确检验计算出的比值比

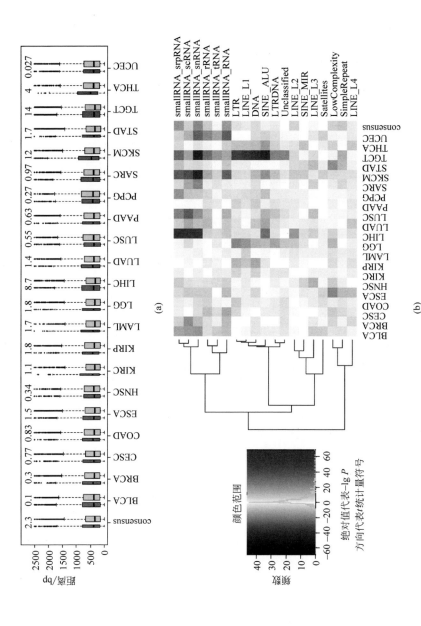

图 6.20 与基因表达呈不同相关性的 CpG 位点到基因组重复序列的距离比较（见文前彩图）

（a）每种癌症和超过一半以上的癌症中（consensus）与基因表达呈强正相关和强负相关的 CpG 位点到列最近的重复序列的距离分布的箱线图。每种癌症的两组距离的统计学差异（$-\lg P$）是由威尔克斯科克森秩和检验推断，并目标记在箱线图的上方，箱线图的宽度与所代表的组中观测值数目的平方根成正比；（b）不同的重复序列家族到两组 CpG 位距离的统计检验结果比较，统计量是由学生氏 t 检验的方向性符号指定

6.4.7　与核酸结构区域的关系

6.4.7.1　高通量染色体构象相互作用

接下来,关注与含有一致性正相关 CpG 位点或一致性负相关 CpG 位点的 DNA 区块在空间上有相互作用的区块,比较其所包含的基因特征的信息是否有差别。图 6.21 显示,两者的差别非常小。

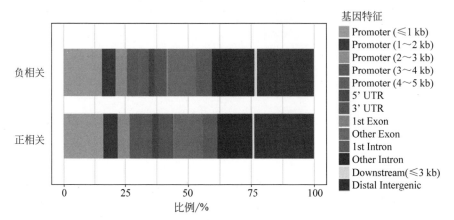

图 6.21　与不同相关性的 CpG 位点所在 DNA 区块的相互作用区块的基因特征

对于一致性正相关 CpG 位点或一致性负相关 CpG 位点所在的 DNA 区块,寻找高通量染色体构象捕获数据中,与它们在空间上有相互作用的 DNA 区块,使用 ChIPseeker 包检索这些区块所包含的基因特征

6.4.7.2　拓扑关联结构域

比较每种癌症中不同相关性的 CpG 位点在拓扑关联结构域(topologically associating domain,TAD)中的比例,以及在拓扑关联结构域内部和外部的相互作用信号值的中值,表 6.4 显示,强正相关 CpG 位点和强负相关 CpG 位点在这两项上都没有明显差别。

6.4.7.3　核纤层关联结构域

比较每种癌症中不同相关性的 CpG 位点在核纤层关联结构域(lamina-associated domain,LAD)中的富集情况,图 6.22 显示,部分癌症中正相关 CpG 位点富集在核纤层关联结构域,而负相关 CpG 位点的富集更少,不过两种 CpG 位点的比例都较低。

表 6.4　不同相关性的"CpG 位点-基因对"在拓扑关联结构域中的比例

癌症种类	强正相关"CpG 位点-基因对"					强负相关"CpG 位点-基因对"				
	在 TAD 中的对数	不在 TAD 中的对数	在 TAD 中的比例	在 TAD 中的信号号值中值	不在 TAD 中的信号号值中值	在 TAD 中的对数	不在 TAD 中的对数	在 TAD 中的比例	在 TAD 中的信号号值中值	不在 TAD 中的信号号值中值
BLCA	336	516	39.4%	174.89	1.05	574	950	37.7%	173.52	0.98
BRCA	90	154	36.9%	189.54	1.19	682	1121	37.8%	168.74	0.94
CESC	110	164	40.1%	187.03	1.06	759	1272	37.4%	168.12	1.02
COAD	91	161	36.1%	182.29	1.14	525	931	36.1%	171.89	1.06
ESCA	204	372	35.4%	181.51	1.18	878	1502	36.9%	169.24	1.01
HNSC	115	189	37.8%	170.83	0.97	465	788	37.1%	177.48	1.08
KIRC	26	42	38.2%	184.18	0.92	369	585	38.7%	172.50	0.99
KIRP	62	106	36.9%	191.39	1.16	740	1209	38.0%	171.59	1.01
LAML	35	53	39.8%	193.91	0.97	418	718	36.8%	167.86	1.03
LGG	58	86	40.3%	165.97	0.98	806	1330	37.7%	164.13	0.97
LIHC	308	532	36.7%	176.82	1.05	635	1003	38.8%	172.50	0.94
LUAD	117	223	34.4%	169.05	1.21	538	865	38.3%	168.02	0.97
LUSC	219	357	38.0%	171.52	1.12	530	830	39.0%	173.37	1.02
PAAD	71	108	39.7%	183.59	1.00	672	1166	36.6%	175.38	1.01
PCPG	157	258	37.8%	185.97	1.22	353	590	37.4%	180.08	1.00
SARC	178	281	38.8%	177.41	0.97	668	1071	38.4%	168.27	0.98
SKCM	227	391	36.7%	183.10	1.14	882	1413	38.4%	163.34	0.94
STAD	99	169	36.9%	182.80	1.07	940	1669	36.0%	168.20	1.06
TGCT	1812	2976	37.8%	177.33	1.02	1669	2722	38.0%	177.72	0.99
THCA	38	66	36.5%	183.43	1.22	291	491	37.2%	172.31	0.97
UCEC	206	355	36.7%	184.34	1.19	763	1199	38.9%	173.65	0.96

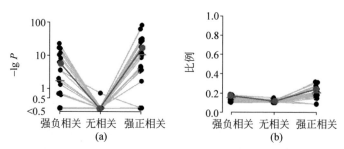

图 6.22　与基因表达呈不同相关性的 CpG 位点在纤层关联结构域中的富集情况

与基因表达呈强正相关或强负相关的 CpG 位点对核纤层关联结构域中的 CpG 位点的富
集 P 值(a)和比例(b)。每个深色小圆点代表一种癌症中的结果,浅色大圆点代表保守性
CpG 位点的情况,短横线是 21 种癌症的结果的中值

6.4.7.4　R 环

图 6.23 展示了在 NT2(多潜能畸胎瘤干细胞)、K562(慢性髓系白血
病细胞)和 MCF7(人乳腺癌细胞)三种细胞系中,与基因表达呈不同相关性
的 CpG 位点在 R 环中的富集情况,可以看到,三种细胞系中正相关 CpG 位
点和负相关 CpG 位点的富集情况不一致,并且富集程度都不高。

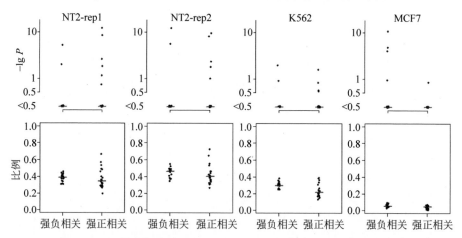

图 6.23　与基因表达呈不同相关性的 CpG 位点在 R 环中的富集情况

与基因表达呈强正相关或强负相关的 CpG 位点对 R 环中 CpG 位点的富集 P 值(上)和比例(下)。
每个圆点代表一种癌症中的结果,短横线是 21 种癌症的结果的中值。这里展示了三种细胞系的
结果,其中 NT2 细胞系有两个生物学重复

6.5　与 CpG 位点甲基化呈不同相关性的基因的表达及功能富集比较

6.5.1　与基因的表达水平关系不大

与 CpG 位点甲基化呈强正相关、强负相关和无相关的基因(下分别简称"正相关基因""负相关基因"和"无相关基因"),其本身的表达水平有没有差别呢? 图 6.24 展示了四种癌症中三组基因在肿瘤样本中表达水平的中值的分布,可以看到,虽然具体分布形状稍有不同,但值域非常相似。因此与 CpG 位点甲基化呈不同相关性的基因与基因本身的表达水平的关系不大。

6.5.2　对差异表达基因的富集

6.5.1 节的结果说明,"CpG 位点-基因对"的斯皮尔曼相关系数与基因在肿瘤样本中的表达分布关系不大,那么这个相关性与基因的差异表达关系如何呢?

针对 10 种基因表达数据的肿瘤组织与正常组织的重合样本数超过 20 个的癌症,分别采用学生氏 t 检验和 limma 包两种方法鉴别出每种癌症中的差异表达基因,图 6.25 展示了与 CpG 位点甲基化呈不同相关性的基因对差异表达基因的富集。在大部分癌症中,正相关基因和负相关基因都富集了有差异表达的基因,而无相关基因没有这样的富集,这个结果在两种方法鉴别出的差异表达基因中是一致的。

6.5.3　不同癌症种类的基因本体功能富集

在 21 种癌症中,分别对正相关基因、负相关基因和无相关基因进行基因本体功能富集分析,并比较每种癌症的结果。图 6.26 显示,不同癌症中同一相关性的基因的生物学通路富集结果相似度较大,如在 19 种负相关基因的有富集结果的癌症中,最多 15 种癌症中的富集条目有重合;在 12 种正相关基因的有富集结果的癌症中,最多 9 种癌症中的富集条目有重合;至于无相关基因,则在全部 21 种癌症中都富集了重合的条目。

表 6.5 列举了与 CpG 位点甲基化呈不同相关性的基因所最常富集的生物学过程条目。负相关基因中包含了在 15、14 和 13 种癌症中富集的条目,

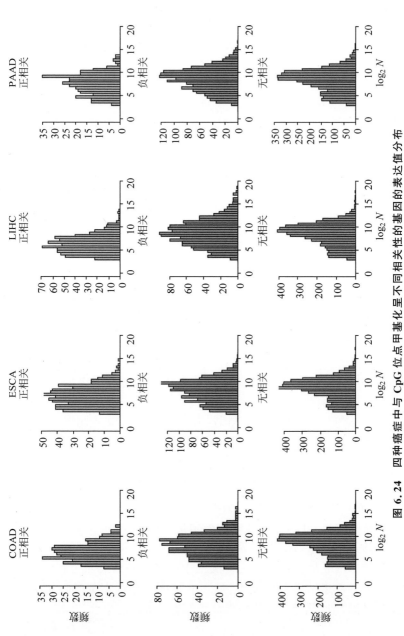

图 6.24 四种癌症中与 CpG 位点甲基化呈甲基化不同相关性的基因的表达值分布

在 COAD、ESCA、LIHC 和 PAAD 四种癌症中，选取与 CpG 位点呈甲基化强正相关、强负相关和无相关的基因，绘制其在肿瘤样本中归一化读段数（$\log_2 N$）的直方图。N 表示计数

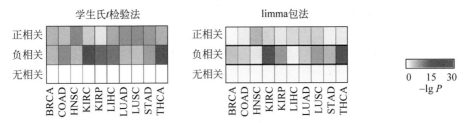

图 6.25　与 CpG 位点甲基化呈不同相关性的基因对差异表达基因的富集

与 CpG 位点甲基化呈正相关、负相关或无相关的基因对肿瘤与正常组织中差异表达的基因的富集程度。每个格子中颜色的深浅代表 $-\lg P$ 的大小，且在 30 处饱和

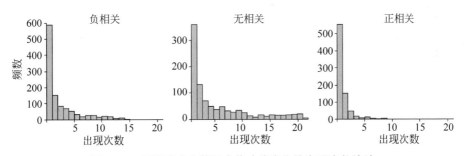

图 6.26　不同癌症中基因本体功能富集的出现次数统计

正相关基因中包含了在 9、8、7 和 6 种癌症中富集的条目，无相关基因中包含了在 21 和 20 种癌症中富集的条目。为了节约空间，相似的条目被合并。

表 6.5　与 CpG 位点呈不同相关性基因的基因本体功能富集整合结果

方向	基因本体功能富集条目（生物学过程）	出现次数
负相关	regulation of cell proliferation	15
负相关	regulation of multicellular organismal process	15
负相关	cell-cell adhesion	14
负相关	cell migration	14
负相关	cell motility	14
负相关	cell proliferation	14
负相关	cell surface receptor signaling pathway	14
负相关	localization of cell	14
负相关	positive regulation of cellular process	14
负相关	regulation of cellular component movement	14
负相关	cell activation	13
负相关	cell adhesion	13

续表

方向	基因本体功能富集条目（生物学过程）	出现次数
负相关	negative regulation of response to stimulus	13
正相关	multicellular organism development	9
正相关	nervous system development	9
正相关	neurogenesis	9
正相关	system development	9
正相关	anatomical structure development	8
正相关	generation of neurons	8
正相关	cell differentiation	7
正相关	neuron differentiation	7
正相关	single organism signaling	7
正相关	axon development	6
正相关	cell communication	6
正相关	cellular developmental process	6
正相关	regulation of cell development	6
正相关	regulation of neuron projection development	6
正相关	synapse organization	6
无相关	cellular component organization	21
无相关	cellular localization	21
无相关	establishment of localization in cell	21
无相关	intracellular transport	21
无相关	organelle organization	21
无相关	cellular component assembly	20
无相关	cellular component biogenesis	20
无相关	cellular metabolic process	20
无相关	positive regulation of cellular process	20
无相关	positive regulation of molecular function	20
无相关	regulation of cell communication	20
无相关	regulation of signaling	20

6.5.4　对癌症相关基因的富集

在 21 种癌症中，分别对正相关基因、负相关基因和无相关基因进行癌症相关基因的富集分析，如表 6.6 所示，13 种癌症中的负相关基因有富集（P 值小于 0.05，下同），4 种癌症中的正相关基因有富集，而所有癌症中的无相关基因都没有富集。说明一部分癌症相关基因与 CpG 位点的确呈强相关性。而一致性正相关基因和一致性负相关基因对癌症相关基因没有富集（数据未展示）。

表 6.6　与 CpG 位点呈不同相关性基因的对癌症相关基因的富集结果

癌症种类	负相关基因		无相关基因		正相关基因	
	富集 P 值	比例	富集 P 值	比例	富集 P 值	比例
BLCA	1.29E−04	11.21%	8.98E−01	5.13%	5.11E−01	7.58%
BRCA	2.49E−03	10.26%	8.12E−01	5.35%	1.05E−01	10.06%
CESC	8.81E−03	9.94%	7.81E−01	5.33%	9.47E−01	4.62%
COAD	1.22E−01	9.36%	5.75E−01	5.66%	7.70E−02	10.98%
ESCA	1.30E−04	10.88%	9.05E−01	5.23%	7.74E−01	6.63%
HNSC	7.82E−02	9.57%	8.60E−01	5.44%	7.42E−01	6.64%
KIRC	4.07E−02	9.68%	9.39E−01	5.27%	2.50E−02	18.18%
KIRP	3.82E−03	10.19%	9.74E−01	5.01%	3.26E−01	8.43%
LAML	6.25E−02	9.37%	8.97E−01	5.04%	4.41E−01	7.14%
LGG	3.14E−01	7.91%	8.98E−01	5.18%	6.79E−01	5.33%
LIHC	1.05E−01	8.86%	8.33E−01	5.32%	4.32E−02	10.00%
LUAD	1.35E−02	10.36%	9.07E−01	5.58%	5.42E−01	7.79%
LUSC	2.84E−02	9.72%	5.38E−01	5.59%	7.49E−01	6.74%
PAAD	1.63E−02	9.94%	8.39E−01	5.53%	4.34E−01	8.20%
PCPG	3.78E−01	8.01%	6.68E−01	5.46%	3.53E−02	10.74%
SARC	3.53E−03	10.37%	9.99E−01	4.76%	8.24E−01	6.00%
SKCM	8.40E−03	10.16%	9.93E−01	5.05%	5.55E−01	7.46%
STAD	6.28E−03	9.86%	7.18E−01	5.34%	5.94E−01	7.11%
TGCT	9.24E−01	6.66%	9.90E−01	4.32%	4.93E−03	8.56%
THCA	8.11E−03	10.67%	1.00E+00	4.88%	3.42E−01	8.00%
UCEC	6.10E−02	9.22%	7.89E−01	5.36%	7.78E−01	6.49%

6.5.5　与转录因子基因的关系

比较每种癌症中不同相关性的基因对转录因子基因的富集情况，图 6.27(a)显示，一些癌症中正相关基因富集了转录因子，另一些癌症中负相关基因富集了转录因子，在所有癌症中一致性高相关的基因对转录因子的富集程度不是很强。

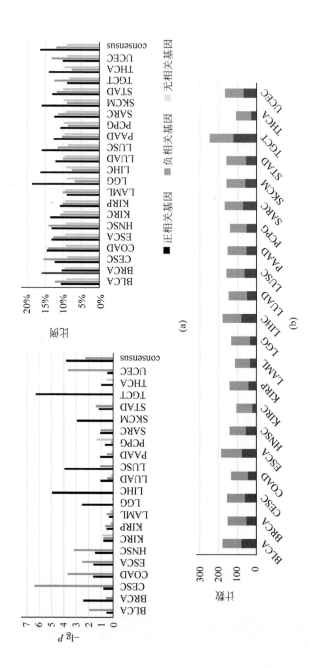

图 6.27　与 CpG 位点甲基化呈不同相关性的基因与转录因子基因的关系

（a）与 CpG 位点甲基化呈强正相关或强负相关的基因的富集 P 值（左）和比例（右）；（b）每种癌症中与“CpG 位点-基因对”的强相关性有关的转录因子基因的数目

为了鉴别与"CpG 位点-基因对"的高相关性有关的转录因子,将染色质免疫共沉淀测序得到的蛋白质结合区域与正相关或负相关的"CpG 位点-基因对"取交集,从而判断每种癌症中有多少个转录因子基因可能参与了CpG 位点对基因的调控。结果见图 6.27(b),大部分癌症中有 30～80 个转录因子与强正相关的"CpG 位点-基因对"有关,有 80～100 个转录因子与强负相关的"CpG 位点-基因对"有关。

6.6　启动子区 CpG 位点甲基化对基因表达调控作用的初探

6.6.1　启动子区 CpG 位点甲基化对基因表达的调控作用

转录主要是由转录因子蛋白质通过特定的顺式调控元件与靶基因DNA 的物理互作介导的,DNA 甲基化在其中起到重要的作用。那么与转录因子相比,启动子区 CpG 位点甲基化对基因表达的影响是更强还是更弱呢? 为了回答这个问题,首先使用 ARACNe 软件并基于每种癌症的基因表达谱来推断转录调控网络(transcriptional regulatory network,TRN),对于每一个"转录因子-靶基因对",都会报告一个互信息值。同时计算启动子区 CpG 位点甲基化与基因表达水平之间的互信息值,对于同一个基因,比较转录因子与其表达水平的互信息值和 CpG 位点与其表达水平的互信息值。以 COAD 为例,图 6.28 展示了两组互信息值的分布,可以看到,相对于转录因子,启动子区 CpG 位点与所属基因的互信息值要低得多。确实,在 9771 个表达水平超过阈值的靶基因中,CpG 位点与靶基因的互信息值更高的有 89 个基因,剩下的 9682 个基因都是转录因子与靶基因的互信息值更高。因此,CpG 位点甲基化对靶基因表达水平的预测能力不如对转录因子表达水平的预测能力,但可以作为转录调控的良好补充。

6.6.2　启动子区 CpG 位点甲基化对转录因子调控靶基因的介导作用

基于基因表达谱,6.6.1 节中已经使用反向工程手段推断了转录调控网络,并且证明启动子区 CpG 位点甲基化可以作为转录因子调控靶基因的有益补充。本节想要解决的问题是,在推断转录调控网络时,如果考虑CpG 位点甲基化,能够提高多少网络的准确性。对于任一"转录因子-靶基因对",考虑靶基因启动子区域的所有 CpG 位点,按照每个 CpG 位点的甲

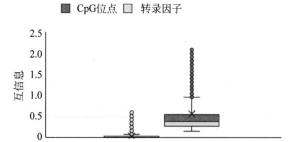

图 6.28 COAD 中 CpG 位点和转录因子与靶基因表达水平的平均互信息值的分布比较

在 COAD 中,对 9771 个表达水平超过阈值的靶基因,左边箱线图表示启动子区域所有
CpG 位点甲基化值与这个基因本身的表达水平的平均互信息值的分布,右边箱线图表示
所有可能的转录因子(由 ARACNe 软件推断的)表达水平与这个基因本身的表达水平的
平均互信息值的分布

基化值将样本分为高、中、低三组,分别计算高组和低组中转录因子与靶基因的互信息值,如果两个值的差超过某个阈值,则认为这个 CpG 位点介导了这个"转录因子-靶基因对"的调控关系。

图 6.29 所示是几个典型的启动子区 CpG 位点甲基化与"转录因子-靶基因对"关系的示意图。可以看出,对于 TCF4-cg25528121-FGD5 三元组,在 CpG 位点甲基化水平高的样本中,转录因子与靶基因的基因表达互信息值(mutual information,MI)很低,而在 CpG 位点甲基化水平低的样本中,两者关联性很高(MI 值很高),差别互信息(differential mutual information,DMI)为负值,如图 6.29(a)所示;而对于 ZEB2-cg07914866-IRAK3 三元组,情况则刚好相反,差别互信息为正值,如图 6.29(b)所示。在这两个例子中,CpG 位点甲基化水平对"转录因子-靶基因对"的调控关系产生了影响,而在 ZNF559-cg25560247-SLC44A4 三元组中,CpG 位点甲基化水平的高低与转录因子和靶基因的基因表达互信息值关系不大,差别互信息的绝对值很低,如图 6.29(c)所示。

6.6.3 启动子区 CpG 位点介导的转录调控网络的构建及特征比较

6.6.3.1 网络的可视化表示

6.6.2 节中介绍了几种典型的"转录因子-CpG 位点-靶基因"三元组,在每种癌症中,逐一计算以启动子区 CpG 位点甲基化水平为条件时转录因

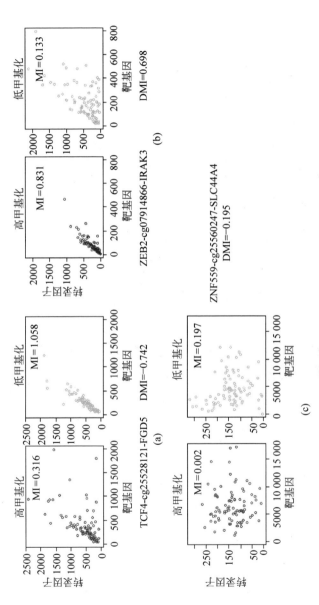

图 6.29　CpG 位点甲基化状态对"转录因子-靶基因对"调控关系的影响

(a) CpG 位点介导负向转录调控的例子；(b) CpG 位点介导正向转录调控的例子；(c) CpG 位点与转录调控关系不大的例子。每个分图中，左边表示 CpG 位点介导负向转录调控的靶基因的基因表达散点图；右边表示 CpG 位点甲基化水平最低的 35% 的样本中，转录因子与靶基因的基因表达散点图

子与靶基因之间互信息的差值,筛选差别互信息显著的"转录因子-CpG 位点-靶基因"三元组,得到的三元组集合便是这种癌症的 CpG 位点介导的转录调控网络。将这个网络中的转录因子、靶基因、CpG 位点以及它们之间的转录调控关系用 Circos 软件进行可视化,为了便于比较,对使用 ARACNe 软件构建的直接转录调控网络也进行了可视化表示(图 6.30)。

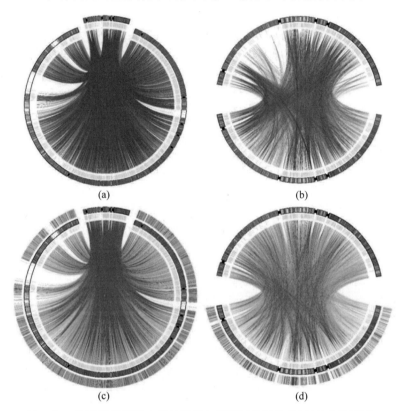

(a)　　　　　　　　　　　　　　(b)

(c)　　　　　　　　　　　　　　(d)

图 6.30　两种调控网络中转录因子与靶基因的调控关系(见文前彩图)

(a) 直接转录调控网络,靶基因是非转录因子;(b) 直接转录调控网络,靶基因也是转录因子;(c) CpG 位点介导的转录调控网络,靶基因是非转录因子;(d) CpG 位点介导的转录调控网络,靶基因也是转录因子,转录调控网络的 Circos 可视化,针对靶基因本身是否也是转录因子,两种网络分别画了两个子图,并对转录因子按照结构进行分组(详见表 2.12),对靶基因按照其功能进行分组(详见表 2.13)

这种 Circos 图能够展示直接转录调控网络与 CpG 位点介导的转录调控网络的整体布局,为了将起调控作用的转录因子和作为被调控的转录因子区分,对两种网络分别画了两个子图。在每个网络里面,上部分的圆环每条紫色的短线表示一个转录因子基因,颜色越深说明基因表达量越高,下部分的圆环每条蓝色的短线表示一个靶基因,颜色越深说明基因表达量越高,而圆环内侧的黄色短线则表示相应位置的基因是癌症相关基因。对于直接转录调控网络图来说[图 6.30(a)和(b)],每一条从转录因子到靶基因的线,都表示直接的转录调控,线的颜色越深说明两者之间的互信息值越高;对于 CpG 位点介导的转录调控网络图来说[图 6.30(c)和(d)],每一条从转录因子到靶基因的线,都表示以靶基因的启动子区 CpG 位点为条件,两者之间有转录调控关系,线的颜色越深说明介导这个调控关系的甲基化位点越多,而靶基因部分外圈的短线颜色越深说明介导所有对这个靶基因调控的 CpG 位点越多。

6.6.3.2　与直接转录调控网络的比较

对直接转录调控网络与 CpG 位点介导的转录调控网络进行比较,图 6.31 用韦恩图展示了比较结果。可以看出,直接转录调控网络的转录因子完全包含在 CpG 位点介导的转录调控网络中,两个网络的靶基因有一半以上的重合,而"转录因子-靶基因对"的调控关系的重合却不到 1/10。这

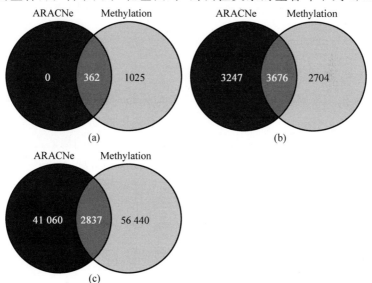

图 6.31　直接转录调控网络与 CpG 位点介导的转录调控网络的比较

(a) 转录因子;(b) 靶基因;(c) "转录因子-靶基因对"的调控关系。直接转录调控网络(以 ARACNe 表示)与 CpG 位点介导的转录调控网络(以 Methylation 表示)所涉及的特征的韦恩图比较

充分说明引入启动子区 CpG 位点之后,确实寻找到了新颖的转录调控关系。

6.6.3.3 与典型 CpG 岛的关系

检测在 CpG 位点介导的转录调控网络中涉及的 CpG 位点与 CpG 岛的关系,图 6.32 显示,在大多数癌症种类中,介导"转录因子-靶基因对"的调控关系的 CpG 位点更有可能位于 CpG 岛中,并且有统计学显著性。

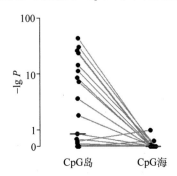

图 6.32 介导"转录因子-靶基因对"调控关系的 CpG 位点与典型 CpG 岛的关系
每种癌症的 CpG 位点介导转录调控网络中涉及的 CpG 位点对在典型 CpG 岛和在 CpG 海中的两群 CpG 位点的富集 P 值比较

6.6.3.4 与转录因子结构的关系

转录因子根据其蛋白质结构,可以分为五种类型(表 2.12)。不同类型的转录因子对靶基因的调控中,受 CpG 位点的影响如何呢?图 6.33 展示了在 CpG 位点介导的转录调控网络的转录因子对五种结构的富集和比例,可以看到,在网络中的转录因子富集锌配位 DNA 结合域(zinc-coordinating DNA-binding domains)结构域,不在网络中的转录因子富集螺旋-转角-螺旋(helix-turn-helix)结构域及略微富集具有小凹槽接触的 beta 支架因子(beta-scaffold factors with minor groove contacts)结构域。

6.6.4 *MLH*1 基因分析示例

在 COAD 的 CpG 位点介导的转录调控网络中,被最多调控的是 *MLH*1 基因,共有 195 个转录因子通过 42 个启动子区 CpG 位点对其进行调控,涉及 1215 个"转录因子-CpG 位点-靶基因"的调控关系;而在

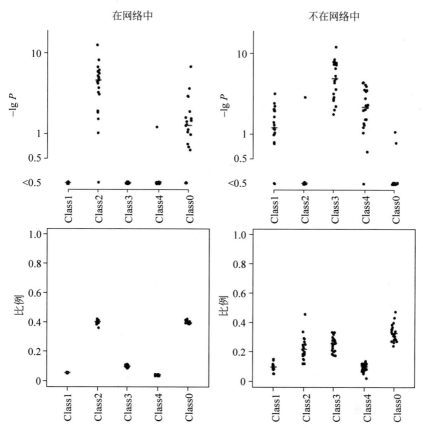

图 6.33　在或不在 CpG 位点介导的转录调控网络中的转录因子的结构差异

每种癌症中,在或不在 CpG 位点介导的转录调控网络里的转录因子对不同结构的转录因子的富集 *P* 值(上)和比例(下)。每个圆点代表一种癌症中的结果,短横线是 21 种癌症的结果的中值

ARACNe 软件所推断的直接转录调控网络中,没有任何一个转录因子对其进行调控。*MLH*1 基因是大肠杆菌中 DNA 错配修复基因 *mutL* 在人里面的同源物,在结肠癌中有很高频率发生突变。*MLH*1 基因作为肿瘤抑制基因,其失活是结肠癌中微卫星不稳定的分子基础(Mojarad et al.,2013),也有研究报道了 *MLH* 基因的超甲基化状态与结肠癌存活率的关系(Jensen et al.,2013)。为了对文献中报道的超甲基化状态进行验证,比较了 *MLH*1 基因的启动子区 CpG 位点的甲基化水平,如图 6.34 所示,与 PAAD 和 LUSC 相比,COAD 中 *MLH*1 基因的 CpG 位点的标准差明显更大,而较低

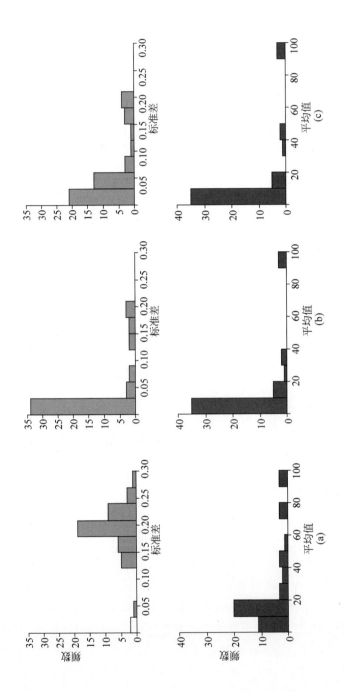

图 6.34 三种癌症中 *MLH1* 基因的启动子区 CpG 位点甲基化状态比较

(a) COAD; (b) PAAD; (c) LUSC。三种癌症中 *MLH1* 基因的启动子区 CpG 位点甲基化值的标准差和平均值的分布

甲基化水平的 CpG 位点所占的比例明显更低。特别是，COAD、PAAD 和 LUSC 中 $MLH1$ 的基因表达都很高（对数表达值：COAD 为 9.11，PAAD 为 9.65，LUSC 为 9.08），但在后两种癌症的 CpG 位点介导的转录调控网络中，很少或没有转录因子调控 $MLH1$ 基因（PAAD 为 0，LUSC 为 9），充分说明这个调控与基因表达没有关系，而完全是由 CpG 位点甲基化介导的。

第 7 章　总结与展望

第 3~6 章对本研究的结果进行了详细的阐述,本章将对上述工作做全面的总结梳理,并在此基础上结合前人已有的研究成果提出展望。

7.1　本书总结

本研究采用了整合基因组学的研究手法来分析 TCGA 中 21 种癌症的肿瘤组织和配对正常组织的 DNA 甲基化数据以及其他层次的组学数据。下面根据章节内容对本书的研究工作进行总结(第 6 章分两部分总结)。

(1) 第 3 章对每种癌症的启动子区 CpG 位点的甲基化模式进行描述,同一基因的大部分 CpG 位点之间的相似度很高,也存在不同 CpG 位点的模式差异。将 CpG 位点分组,不同组的甲基化值相似度和到最近的转录起始位点的距离有明显不同,序列特征分析也说明分组结果有生物学功能意义。癌症相关基因的 CpG 位点相似度分析说明 DNA 甲基化强有力地参与了它们的调控过程,并有几种显著的模式。启动子区 DNA 甲基化组的变异程度,在不同癌症中的分布不同。挑选高变异的启动子区 CpG 位点进行跨癌症比较,发现高变异 CpG 位点对基因的影响有汇聚作用;对这些 CpG 位点所属基因进行功能注释与富集,意外发现高变异启动子区 CpG 位点集中在转录因子基因。最后,分别检查了启动子区 DNA 甲基化和拷贝数目多态性对基因表达水平的影响,发现它们在一定程度上是呈互斥且互补的关系,并以 BRCA 为例,详细阐释了这种关系。

(2) 在证明 CpG 位点之间与样本之间均有合适的相关性和差异性后,开始准备进行泛癌症甲基化组的二维聚类。第 4 章将所有癌症的启动子区 DNA 甲基化组进行合并,首先挑选泛癌症变异程度最大的 CpG 位点,选择合适的数目(10 000 个)并去除性染色体上的 CpG 位点。接着经过迭代,确定采用皮尔逊距离和离差平方和法作为层次聚类的算法,并将聚簇数目设置为 26。针对重聚类的结果,比较不同聚簇的癌症样本组成、甲基化缺失值、低表达基因数、样本纯度和轮廓宽度,对每个聚簇鉴别特征 CpG 位点进行功能分析。在采用其他降维方法来进行可视化之后,分析了基于泛癌症 DNA 甲基化组聚类的癌症类型汇聚。最后,对由此定义的癌症亚型进行比较,包括样本纯度和预后差异等,并详细解读了 HNSC 的不同癌症亚型以及探索了其成癌机制。

(3) 为了了解癌症内部、肿瘤之间的异质性有多大程度上是由不同患者的甲基化背景差异导致的,第 5 章对肿瘤组织与正常组织的 DNA 甲基化水平进行了全面比较,分别检验了它们本身以及两者之差的变化范围,既包括所有 CpG 位点的宏分析,也以 BRCA 中几十个 CpG 位点为例进行了可视化。接下来对肿瘤组织与正常组织的 CpG 位点变异程度进行了直接比较与交叉比较,并发现变异程度与到转录起始位点的距离无关。肿瘤组织与正常组织相混合的聚类与降维分析说明癌症的 DNA 甲基化组与组织来源有关,但不完全由组织来源决定。接着,为了了解肿瘤组织的甲基化水平受遗传背景的影响有多大,分析了肿瘤组织与正常组织的 DNA 甲基化水平的相关性,并进一步鉴别出每种癌症的差异甲基化 CpG 位点。差异甲基化 CpG 位点所属基因富集了差异表达基因,对于癌症相关基因也有一定的偏向性。

(4) DNA 甲基化组的肿瘤间异质性使得对基因表达和启动子区 CpG 位点甲基化的关联进行定量分析成为可能。第 6 章的分析结果鉴别出大量的与基因表达呈强负相关的 CpG 位点,这是符合预期的;令人惊讶的是,有相同数量级的 CpG 位点与基因表达水平呈正相关。鉴别出每种癌症中强相关的“CpG 位点-基因对”后,发现同一基因的不同 CpG 位点与基因表达的相关性倾向于是同向的。而“CpG 位点-基因对”的相关性在正常组织与在肿瘤组织中并没有明显的关联性。不同相关性的“CpG 位点-基因对”与检测芯片上探针的固有特征无关,与 CpG 位点的碱基保守性关系不明显,而对 CpG 位点本身的变异程度有影响,对差异甲基化的 CpG 位点也有所富集。检测与基因表达呈强正相关或强负相关的 CpG 位点与 CpG 岛的关系,在大多数癌症种类中,负相关 CpG 位点更有可能位于 CpG 岛中,而正相关 CpG 位点则更倾向于位于 CpG 海中。进一步分析表明,负相关 CpG 位点到转录起始位点和转录因子结合位点的距离更近,更有可能落在开放染色质区域,并与活跃转录的组蛋白修饰标记的重合度更高,而正相关 CpG 位点都没有这些特征或者有相反方向的富集。针对这两类 CpG 位点与异常甲基化区域和核酸结构区域的位置关系以及到基因组重复序列的距离的分析都没有得出非常明确的结论,说明正相关 CpG 位点与基因表达的机制难以用现有理论解释(详见 7.2.4 节)。

(5) 另一方面,与 CpG 位点甲基化呈不同相关性的基因与表达水平关系不大,在两个方向上都富集了有差异表达的基因。第 6 章还对不同癌症种类的基因进行了基因本体功能富集,并检查了它们对癌症相关基因的富集和与转录因子基因的关系。最后,初步探索了启动子区 CpG 位点甲基化对基因表达的调控作用,在与转录因子调控关系进行比较的基础上,提出了启动子区 CpG 位点甲基化对转录因子调控靶基因的介导作用。构建出介导转录调控网络后,与直接转录调控网络进行比较,最后以 *MLH1* 基因为例,阐释了 CpG 位点介导的转录调控网络的意义。

综上所述,本研究对泛癌症 DNA 甲基化组进行了系统性研究,提供了关于癌症背景依赖的 DNA 甲基化图谱、肿瘤中的调控紊乱、肿瘤间异质性以及对基因表达的潜在调控功能的更多细节和证据,这些结果为更好地了解癌症中功能 DNA 甲基化组提供了新的资源和思路。

7.2　研　究　展　望

7.1 节总结了本研究已经开展的工作并简述了结果,同时,结合领域内相关文献进行分析,一些研究仍可以进一步扩展或值得深入探讨,下面予以阐述。

7.2.1　对基于启动子区 DNA 甲基化组的研究的探讨

本研究的对象是启动子区 CpG 位点。启动子(promoter)是起始特定基因转录的一段 DNA 序列,位于基因的转录起始位点的同链上游,大约 100～1000 bp 长。启动子为 RNA 聚合酶和转录因子提供了初始的结合位点,真核生物中启动子分为核心启动子(core promoter)、近端启动子(proximal promoter)和远端启动子(distal promoter)。由于不同基因的情况差别很大,因此本研究并没有在全基因组范围内准确定义启动子,也没有对不同范围的启动子进行区分,仅仅是按照学术界通常的定义,选择了相对来说宽泛但安全的范围,即将启动子定义为转录起始位点的上下游各 2.5 kb,位于此范围内的 CpG 位点即为"启动子区 CpG 位点"。

增强子(enhancer)是一段 50～1500 bp 长的 DNA 区域,能够被蛋白质结合而增加特定基因被转录的可能性。增强子是发育和细胞功能中调控基因表达的关键,一般位于 CpG 贫乏的区域;不同增强子到转录起始位点的位置差别很大,最远可达 1 Mb。绝缘子(insulator)则是隔绝增强子和启动子的互作的 DNA 元件。类似地,本研究也没有考虑增强子和绝缘子的 CpG 位点,因为它们一般是有细胞类型特异的,很难精确定位每个基因的增强子或绝缘子区域,并且所使用的 HumanMethylation450 芯片数据中这些区域的 CpG 位点的覆盖度远远比不上启动子中的 CpG 位点。

在第 3 章,针对每种癌症中 DNA 甲基化组的异质性的研究揭示了肿瘤间启动子区 CpG 位点甲基化的高变异性(图 3.6)。相对于正常组织,肿瘤组织的 DNA 甲基化组受到的调节是紊乱的(图 5.1),而这种调控紊乱更容易出现在转录因子基因上(图 3.10)。考虑到转录因子在决定基因表达谱方面的中心调控功能,一种可能性是,发生在转录因子上的这种表观遗传紊乱可能是癌症中转录异质性(Koontongkaew, 2013;Markwell et al., 2015)的主要来源。

针对已注释的癌症相关基因,3.5 节系统性地比较了启动子区 CpG 位点甲基化和拷贝数目多态性这两个基因表达的决定因素与基因表达的关联。结果显示,肿瘤中的这组表观遗传因素(DNA 甲基化)和遗传因素(拷贝数目多态性)似乎在基因表达水平的决定中是互补的,并且通常是互斥的(图 3.17)。这引发了一个非常有意思的问题:在进化中,不同的癌症相关基因是如何选择这些不同的机制的?为了弄清楚这个问题,需要细胞层面和分子层面的深入实验研究,来探索不同机制的实现功能的基因产物之间的关系。

7.2.2 对基于启动子区 DNA 甲基化组的泛癌症肿瘤重聚类的探讨

第 4 章中,针对泛癌症的高变异启动子区 DNA 甲基化组的层次聚类将 7055 个肿瘤样本分类到 26 个聚簇中(图 4.5)。泛癌症的多态性启动子区 CpG 位点子集复现了癌症的组织类型特异性,并且既能将癌症划分为亚型(图 4.30),也能将不同癌症的亚型汇聚(图 4.28)。这个分析与其他特定癌症的研究的不同点在于,利用了 DNA 甲基化组的异质性,评估单个肿瘤样本在泛癌症背景下的独特性和位置。这 21 种癌症的新分类有诊断学上的差异(图 4.32),说明其有生理学意义。这些聚类结果、特征甲基化组和癌症亚型提供了新的资源,是肿瘤 DNA 甲基化组和其在特定癌症亚型中角色的更进一步的机制研究的潜在基础。

使用在所有癌症样本中变异程度最大的 10 000 个位点的甲基化谱进

行泛癌症的层次聚类,有一小群 CpG 位点的内部非常相似,而与其他 CpG 位点的差别明显,分析得知这群 CpG 位点中绝大多数都位于 X 染色体上。男性和女性的性染色体组成不同、DNA 序列不同,因此性染色体上的一部分 CpG 位点可能只在一种性别中存在,另一部分 CpG 位点可能会由于剂量补偿(dosage compensation)效应(Brockdorff et al.,2015)而无法准确量度真实甲基化水平。一些文献中报道了性别对 DNA 甲基化值的影响,例如 Yousefi 等人使用 Illumina HumanMethylation450 BeadChip(也即本研究所用的甲基化数据来源平台)测定了 111 个墨西哥裔美国婴儿(58 个女孩,53 个男孩)的脐带血标本,鉴别出 8745 个有差异甲基化的 X 染色体 CpG 位点,其中 5622 个 CpG 位点在女孩中高甲基化、3123 个低甲基化,总计占 X 染色体上 CpG 位点的 74.3%,证明性别不同的确会影响 X 染色体 CpG 位点甲基化(Yousefi et al.,2015)。也有研究表明,X 染色体的甲基化值在男性中呈双峰分布,两个峰的中心分别在 0.1 和 0.8 处,而在女性中呈单峰,中心在 0.5 处(Moen et al.,2015),考虑到剂量补偿效应,这个单峰有可能也类似于男性中双峰的分布,但由于没能测量单条染色体的甲基化水平,因此也无法证明。Cotton 等人除了发现了这种性别相关的 X 染色体甲基化水平分布的不同模式,也详细比较了不同 CpG 位点密度区域的男性和女性甲基化水平的差异(Cotton et al.,2015)。在很多涉及 DNA 甲基化的研究中,会移除性染色体上的 CpG 位点,例如 Joo 等人(2018)的研究。因此,本研究在进行启动子区 DNA 甲基化组泛癌症肿瘤重聚类时,也将性染色体上的 CpG 位点排除了。

　　肿瘤纯度是与肿瘤生理和病理特征相关的重要特征,其形成与肿瘤微环境(tumor microenvironment)有关。肿瘤微环境指的是在肿瘤内部与周边的非肿瘤细胞,主要是免疫细胞,也有成纤维细胞以及血管支持细胞等,这些非肿瘤成分在癌症生物学中起到了重要作用。肿瘤的数据是从整个组织获得的,含有的非肿瘤细胞的类型与数目的多少与肿瘤的纯度反相关,可能会对肿瘤的各种数据产生影响。基于启动子区 DNA 甲基化组的泛癌症肿瘤重聚类中,26 个聚簇的样本纯度分布不一(图 4.20),不同癌症亚型的样本纯度也不尽相同(图 4.31)。C19 和 C21 这两个聚簇的多样性最强,也高度富集了低纯度的肿瘤样本。为了排除这些低纯度肿瘤是由于样本分离和处理过程中的技术误差对数据造成的影响,以 CpG 位点甲基化谱中缺失值的数目以及基因表达谱中低表达的 mRNA 转录本作为低数据质量的指征,检查 C19 和 C21 是否富集了具有更多缺失值的 CpG 位点或更多低表

达的基因的肿瘤样本。结果证明,这两个聚簇和其他聚簇并没有差别(图
4.18 和图 4.19),说明数据质量控制没有问题。再加上 TCGA 有一系列的
准则和标准操作程序来确保数据质量,因此可以确定 C19 和 C21 这两个多
样性聚簇的确是富集了低纯度肿瘤。考虑到癌症亚型往往代表着发病位
置、组织类型的差异,它们所含的非肿瘤细胞的比例也可能不同,因此能够
反映在纯度差异上,进而可以通过 DNA 甲基化组聚类而重现不同亚型。

7.2.3 对肿瘤组织与正常组织的 DNA 甲基化组比较的探究

第 5 章通过对肿瘤组织与正常组织的 DNA 甲基化组的系统比较,阐
释了肿瘤中的高度变化的 DNA 甲基化组和同一种癌症患者的正常组织中
相对稳定的甲基化组(5.1 节和 5.2 节)。结果显示,启动子区 DNA 甲基化
组经历了大规模的癌症种类特异性的、高动态性的改变,这与肿瘤的来源组
织有关,因为配对正常组织中有相对稳定的、组织类型依赖的 DNA 甲基化
标记;但癌症 DNA 甲基化组是大量癌症种类特异性失调的产物,不完全由
来源组织决定。

前人的研究表明,超甲基化的模式是癌症种类特异性的(Portela et al.,
2010),一种可能的解释是特定基因的失活带来了生长优势,导致了克隆选
择(clonal selection)(Esteller,2007b);另一种解释是,在肿瘤中,甲基化从
高甲基化的区域到周边序列的延伸更容易和常见。已有报道 DNA 甲基化
导致的表观遗传沉默可以跨越长达 1 Mb 的染色体区域(Frigola et al.,
2006),类似于经常在肿瘤中观察到的杂合性丧失(loss of heterozygosity)。
此外,这种 DNA 甲基化模式的全局性改变也可能是由于 DNA 甲基转移酶
(DNA methyltransferase,DNMT)表达的失调,DNMT1 和 DNMT3B 在很
多癌症种类中都有过表达(Miremadi et al.,2007)。另外,DNA 甲基转移酶
的表达也可以被 miRNA 调控,例如在白血病中,*miR-29* 家族可以直接靶
向和下调 DNMT3A 和 DNMT3B,以及间接靶向 DNMT1(Garzon et al.,
2009)。

鉴别出的差异甲基化位点(5.5 节)是进一步研究肿瘤中关键甲基化紊
乱以及解释癌症特异性或共同的基因表达失调的宝贵资源,而在多种癌症
中差异甲基化的 CpG 位点所属基因强烈富集了 G 蛋白偶联受体(G-
protein-coupled receptors,GPCR)信号通路的基因(图 5.14)。G 蛋白偶联
受体家族在癌症的发生发展过程中起到重要作用(Arakaki et al.,2018),
在精神疾病中的研究揭示了 DNA 甲基化对这个基因家族的广泛调节作用

(Dogra et al.,2016)。也有研究使用实验手段和生物信息手段在癌症基因组中筛选其甲基化对于肿瘤细胞系的生长所必须的区域,并没有发现任何已知的肿瘤抑制基因的序列,而是发现了 G 蛋白偶联受体家族的基因(De Carvalho et al.,2012)。这项研究和本研究的结果一起,说明 G 蛋白偶联受体家族的 DNA 甲基化组在癌症中的紊乱要比肿瘤抑制基因还要严重,可能也是它们在肿瘤中发挥作用的原因。

7.2.4　对启动子区 DNA 甲基化与基因表达相关性的探究

第 6 章报道的启动子区 CpG 位点甲基化与基因表达相关性的研究并不是特别独特的,事实上 DNA 甲基化被广泛认为是"基因沉默(gene silencing)"的表观遗传标记,这个认知早在在 20 世纪 70 年代就开始建立了(Jones,2012)。正如预期,本研究鉴别出大量的在 21 种癌症中与基因表达呈强负相关的 CpG 位点;然而,也发现了很多 CpG 位点与基因表达水平呈正相关,它们的数目稍少,但是与负相关 CpG 位点在一个数量级上(图 6.2)。这个发现与之前的一项研究略有分歧,那项研究显示距转录起始位点 2 kb 之内的启动子区 CpG 位点,不论是否在 CpG 岛中,绝大多数都与基因表达呈负相关(Varley et al.,2013)。不过,那项研究对于 CpG 位点甲基化谱和基因表达的相关性的定量是在多种细胞系和正常组织的数据中进行的,目的是重现不同组织类型或者癌症的有区别的 DNA 甲基化组。而本研究是基于同一个癌症种类的肿瘤间异质性带来的大的数据动态范围,来探求癌症类型特异的相关性。因此,这两种评估"CpG 位点甲基化-基因表达"相关性的策略从根本上是不同的。

第 6 章所展示的大量分析都是在比较与基因表达呈强正相关的 CpG 位点和强负相关的 CpG 位点,试图寻找二者特别是正相关 CpG 位点或者所属基因的合理解释。如上文所述,对于负相关 CpG 位点的报道更多、证据更强,相应地,本研究也发现负相关 CpG 位点确实是有开放染色质、蛋白质结合和活跃转录区域的证据支持。而与基因表达呈强正相关的 CpG 位点在多个特征上均与典型的负相关 CpG 位点具有显著不同,包括到转录起始位点(6.4.1 节)和转录因子结合区域(6.4.2 节)的位置更远、有更高的概率离开放染色质区域更远(6.5.3 节)、与转录激活标志和潜在增强子的组蛋白修饰标记的重合更小(6.4.4 节)等。因此,尽管有人报道了甲基化状态的 CpG 位点依赖的转录因子结合激活基因表达的机制(Hu et al.,2013; Liu et al.,2012; Yin et al.,2017; Zhu et al.,2016),本研究几乎没有发现证据能够支持这种机制的广泛性。换句话说,"CpG 位点-基因对"的负相关和正相关不是简单地由甲基化依赖的转录因子结合的抑制或促进导致的,需要更多的研究来阐释这种正相关的详细机制。

本研究所用的转录起始位点信息来自于 UCSC 的 Table Browser 数据库(见 2.1.2.2 节),然而,大部分基因有至少两个转录起始位点,所以下游的起始位点是在上游启动子的转录单元的"体区"内的。转录起始位点和基因体区(gene body)是两个不同的基因区段,并且它们的特征差异很大。因此,本研究涉及将基因表达和 CpG 位点甲基化联系起来的分析,这些可选的转录起始位点增加了解读难度,因为特定的细胞类型中可能只有一个转录起始位点是活跃的,而研究策略是对在任何一个可选转录位点的上下游 2.5 kb 范围内的 CpG 位点进行逐一分析。下游启动子的甲基化只能阻碍从那个启动子起始的转录,而会允许上游启动子起始的转录本的延伸(Nguyen et al.,2001)——这可能会导致 CpG 位点甲基化与基因表达之间正相关。的确,已经有研究证明基因体区甲基化在广泛表达的基因中很普遍,并且与基因表达呈正相关(Hellman et al.,2007);另有人提出基因体区甲基化或许可以阻止转录的散在起始,从而促进延伸效率(Zilberman et al.,2007)。

那么,本研究所鉴别出的与基因表达呈正相关的 CpG 位点,是否是因为位于下游转录起始位点周围才被选中,而实际是位于基因体区呢? 为了排除这种可能,6.2.1 节对每种癌症中方向一致或相反的强相关的"CpG 位点-基因对"的数目进行了统计,具体做法是,针对每个基因,观察其与不同的 CpG 位点形成的配对中,强正相关的和强负相关的各有几个,哪个方向的 CpG 位点多,就认为这是这个基因的主方向,因此主方向的 CpG 位点的比例一定在 50%~100%。比较 100% 的基因数目和不到 100% 的基因数目,图 6.3 显示,所有癌症中都是 100% 的基因要远多于不到 100% 的基因,也就是说多个 CpG 位点与基因的相关性倾向是同向的。如果说启动子区域的 CpG 位点与基因表达的负相关是常态,而正相关 CpG 位点的存在是因为位于基因体中,那么主方向为正向的基因一定有其他呈负相关的 CpG 位点,并且负相关 CpG 位点的比例要远远多于主方向为负向的基因中正相关的位点的比例,但实际情况不是这样的。以 UCEC 为例,在 723 个拥有超过 3 个强相关的 CpG 位点的基因里,有 546 个基因的主方向是负向的,171 个基因的主方向是正向的,剩余 6 个基因中正相关 CpG 位点和负相关 CpG 位点的数目是相等的,也即主方向 CpG 位点的比例为 50%。在

546 个主方向为负向的基因中,有 498 个基因全部为负向,比例为 91.2%;在 171 个主方向为正向的基因中,有 498 个基因全部为正向,比例为 85.4%;两者相差不大,并且这两类基因的非主向 CpG 位点的比例的分布也差不多(图未展示)。因此,这些证据不支持正相关 CpG 位点是由位于基因体区导致的。

进一步分析发现,两种类型的 CpG 位点定位在相对于 CpG 岛的不同位置(图 6.9)。在多种癌症中与基因表达有保守的强负相关的 CpG 位点富集在 CpG 岛中,这种负相关在很多研究中都被报道过(Illingworth et al.,2010;Jones et al.,2002;Varley et al.,2013)。而与传统的负相关 CpG 位点相反的是,与基因表达呈非典型而保守的正相关的启动子区 CpG 位点不但与 CpG 岛的重合度很低,而且富集在离 CpG 岛很远的、CpG 位点很稀疏的区域,比如 CpG 海(距任何典型 CpG 岛的距离都在 4 kb 以上)。由于本研究所涉及的 CpG 位点都是在启动子区域,至少到一个转录起始位点的距离在 2.5 kb 以内,因此这些正相关 CpG 位点一定是位于 CpG 贫乏的启动子(CpG-poor promoter)中。如果能够考虑启动子准确的位置和是否 CpG 贫乏的信息,这个分析将会更加完善和有说服力。

除普遍的全基因组范围内高甲基化的模式外,正常组织和疾病组织的基因组中还有一些区域是甲基化紊乱的,其中的代表有不完全甲基化区域(partially methylated domain,PMD)和 DNA 甲基化谷(DNA methylation valley,DMV)。不完全甲基化区域的概念是在 2009 年伴随着第一篇人类全基因组重亚硫酸盐测序(Whole Genome Bisulfite Sequencing,WGBS)的研究被提出来的(Lister et al.,2009),指的是基因组上长度在几百 kb 到几 Mb 的欠甲基化区域,一般覆盖了基因贫乏和转录不活跃的部分,在常染色体上占据了很大的比例。这项研究测定了人胚胎干细胞 H1 细胞系和胎儿肺成纤维细胞 IMR90 细胞系,只有后者存在不完全甲基化区域,并且与 H3K27me3 异染色质组蛋白修饰标记有很好的对应关系,而且与不完全甲基化区域有关的基因的表达水平与甲基化水平是正相关的。那么,本研究所鉴别出的大量与基因表达呈强正相关的 CpG 位点,是否位于不完全甲基化区域呢? 在 6.4.5.1 节,使用髓母细胞瘤的不完全甲基化区域的数据(Hovestadt et al.,2014)来探索正相关 CpG 位点和负相关 CpG 位点的分布,结果表明,那些非典型的"CpG 位点甲基化-基因表达"的正相关性只是在一定程度上与不完全甲基化区域有关,而癌症中仍有相当数目的 CpG 位点与基因表达呈正相关,但不位于不完全甲基化区域中(图 6.18)。

不过,以上结论的得出其实受限于现有的研究基础,下面来一一叙述。首先,为了检验这个假设,应当寻找优质的不完全甲基化区域的数据集。然而,还没有哪篇文献或者项目对多种肿瘤或者癌症细胞系大规模鉴别了不完全甲基化区域,因此只能用其他细胞系的数据来代替。其次,关于不同细胞系的不完全甲基化区域的关系,早期有一篇文献报道它们之间的保守性很高(Gaidatzis et al.,2014),然而,最近的一项研究认为它们是细胞特异性表观遗传组学的标志(Salhab et al.,2018)。也就是说,关于不完全甲基化区域的定义和基本特征,学术界还没有达成一致。最后,本研究针对IMR90 细胞系的不完全甲基化区域进行了两次尝试,分别来自文献(Lister et al.,2009)和(Hovestadt et al.,2014),两者采用的是同一套原始数据,而得到的分析结果是不同的(数据未展示),说明对于不完全甲基化区域的鉴别也尚未有统一的流程。因此,这些缺陷都限制了不完全甲基化区域的研究的准确度。

顺便提一下,有研究表明结直肠癌基因组中不完全甲基化区域与核纤层关联结构域是一致的,这两种基因沉默机制是相关联的。然而,本研究没有发现与基因表达呈不同相关性的 CpG 位点跟核纤层关联结构域以及其他核酸结构区域(如拓扑关联结构域、R 环等)的关系有明显差异(6.4.7 节)。

DNA 甲基化谷是基因组上相对较短的区域,也存在 DNA 甲基化的缺失,这种特征首先是在人类胚胎发育中被鉴别出来的,并且与转录因子基因及发育相关基因有很强的关联(Xie et al.,2013)。有一种模型能够解释这种正相关:在异染色质状态时,基因没有表达,DNA 也没法被甲基化;而当染色质变得正常化时,甲基化状态、组蛋白修饰标记以及基因表达都恢复了正常(Hovestadt et al.,2014)。那么,本研究所鉴别出的正相关的 CpG 位点是否与 DNA 甲基化谷有关呢? 第一,不同于不完全甲基化区域多位于基因贫乏区域,DNA 甲基化谷处于基因旁边、大部分 DNA 甲基化谷都包括基因的;而本研究的 CpG 位点位于启动子区,这条证据支持关联性。第二,DNA 甲基化谷邻近区域或内部的基因富集了转录因子和发育调控基因,本研究结果显示,在一半以上癌症中,与 CpG 位点甲基化呈正相关的基因的确是富集了发育相关的基因(结果未展示),而在 9 种癌症中正相关基因与发育相关,另外有 8 种癌症富集了转录因子基因,不过显著程度一般。第三,大部分 DNA 甲基化谷都包含 CpG 岛,本研究结果中,一致性正相关CpG 位点不富集 CpG 岛,单独看每种癌症的话,也有个别的存在富集。第四,DNA 甲基化谷的序列保守性高于周边位点,本研究结果中,正相关

CpG 位点、负相关 CpG 位点和无相关的 CpG 位点的保守性没有太大差别。因此,这些结果不能明确支持与基因表达呈强正相关的 CpG 位点与 DNA 甲基化谷的关联性。可能在个别癌症中,某一些正相关 CpG 位点的确是位于 DNA 甲基化谷,但总之这不是一个普适的原因。

在 6.4.2.1 节,对单个 DNA 结合蛋白质,比较不同相关性的 CpG 位点到最近的结合位点的距离,大部分蛋白质的结合位点距离负相关 CpG 位点更近,只有 EZH2 和 TSC22D4 这两个蛋白质在多数癌症中都是距离正相关 CpG 位点更近(图 6.13)。EZH2 的全称是 Enhancer of zeste homolog 2,是组蛋白赖氨酸 N 端甲基转移酶,它是多梳抑制复合物(polycomb repressive comple)中亚基,能够导致转录抑制,最终加快细胞的增殖和原癌转化。在很多癌症中,由于 miR-101 的缺失,EZH2 的表达出现了上调(Varambally et al. ,2008)。此外,EZH2 还通过与 DNA 甲基转移酶互作来直接调控 DNA 甲基化(Vire et al.,2006),这很可能是其结合位点附近的 CpG 位点与基因表达呈正相关的原因。与此相对,对于 TSC22D4 蛋白质的报道还很少,更无法了解其与 DNA 甲基化的关系,因此这项发现提示对于 TSC22D4 的研究或许能够加深对 DNA 甲基化的机制的理解。

对于基因组重复序列的类似的分析发现,大部分重复序列家族都是到负相关 CpG 位点的距离更近,而 LINE_L3 家族和 Satellites 家族是到正相关 CpG 位点的距离更近(图 6.20)。前人的研究表明,基因组中重复性 DNA 序列一般是甲基化状态的(Feng et al. ,2010;Zemach et al. ,2010),DNA 甲基化的作用是阻止这些元素的进一步延伸(Lippman et al. ,2004;Walsh et al. ,1998),同时允许宿主基因的转录通过它们。而在癌症中,重复序列会发生全局低甲基化,能够促进染色质不稳定性、转位、基因断裂和内寄生序列的重新激活(Gaudet et al. ,2003;Goelz et al. ,1985),例如 LINE 家族成员 L1,在包括乳腺癌、肺癌、膀胱癌和肝癌在内的很多种癌症中都存在低甲基化(Wilson et al.,2007)。相关的研究还有不少,不过,一是多为关于重复序列本身的甲基化与否的,而没有将重复序列与不同相关性的 CpG 位点相联系;二是没有指出 L3 家族和 Satellites 家族与其他重复相比的特殊性。因此,关于重复序列与"CpG 位点甲基化-基因表达"的相关性,特别是 L3 家族和 Satellites 家族的情况,值得进一步挖掘分析。

总之,本研究大规模地在 21 种癌症中鉴别了高相关的"CpG 位点-基因对",并从 CpG 位点和基因的角度分别对多种特征进行了比较分析,报道了很多以前从未发现的差异。特别是,正相关 CpG 位点的规模不能完全被现有机制所解释,其与负相关 CpG 位点在基因组定位上的差异如何解释这种相反的相关性是非常值得进一步探究的。

7.2.5 对 DNA 甲基化的转录调控介导作用的展望

细胞是一个复杂、动态、精密的系统,众多生物过程每时每刻都在发生,而细胞内的调控系统确保它们都有条不紊、互不干扰又相互协作。基因调控网络调控了整个系统的基因产物丰度,其中最核心的一环是转录调控 (transcription regulation),基因表达既是转录调控的原动力,也是反映出来的终结果(Blais et al.,2005)。转录主要是由转录因子蛋白质通过特定的顺式调控元件与靶基因 DNA 的物理互作介导的,受到多方面的因素的影响,例如染色质结构、组蛋白修饰、转录因子的翻译后修饰、蛋白质降解、蛋白质-DNA 互作、转录共激活因子的结合、RNA 的转录后加工和转录本的降解,等等,而 DNA 甲基化在其中也起到重要的作用。以基因表达谱为基础,反向工程手段可以利用模型来推断转录调控网络(transcriptional regulatory network,TRN),比如基于互信息(mutual information,MI)理论构建出的网络(6.6.1 节)。

在比较与基因表达呈强相关的 CpG 位点对差异甲基化 CpG 位点的富集分析中,负相关 CpG 位点显著富集超甲基化 CpG 位点,而正相关 CpG 位点显著富集欠甲基化 CpG 位点(6.3.5 节)。与后一项结果类似的现象已有报道(Nagae et al.,2011),而对于前一项结果可以这样解释:这类 CpG 位点在癌症中高甲基化,其甲基化基团通过阻碍转录因子结合到启动子区域而引起转录抑制,从而扰乱了细胞中正常的转录调控机制,导致癌症的发生发展。这个结果支持如下观点,甲基化基团与转录因子的互作使得 DNA 甲基化发挥了调控作用。然而,目前还没有在泛癌症的背景下将全基因组的特定启动子区 CpG 位点与特定的从转录因子到靶基因的转录调控元件联系起来的研究。

在 6.6.2 节,简单地将样本依据 CpG 位点的甲基化状态进行分组,比较两组中转录因子基因与靶基因的互信息值,鉴别出了差值超过阈值的"转录因子-CpG 位点-靶基因"三元组。在 6.6.4 节,以 COAD 的 CpG 位点介导的转录调控网络中被最多调控的 *MLH*1 基因为例展示了其启动子区 CpG 位点的甲基化状态的特殊性。*MLH*1 基因的功能是修复 DNA,它的启动子超甲基化使得转录起始位点区域被核小体所占位,因此被转录抑制 (Lin et al.,2007)。这个结果证实,以 *MLH*1 基因的甲基化状态为条件,存在转录因子对它进行转录调控。而在直接转录调控网络里面,由于各种不同状态的细胞相互混杂,导致这种转录调控关系被掩盖。

相对于推断转录调控网络的软件,本研究所用的方法还是太粗糙和理想化,模型有待更新,实现有待完善,也需要更系统地验证。然而,独立于先验知识找到了 $MLH1$ 基因的调控关系,充分说明在全基因组范围内搜寻功能性 CpG 位点并构建 DNA 甲基化的介导的转录调控网络的可行性和意义。相信利用 TCGA 的大规模、多组学测定数据,能够重现癌症背景依赖的转录调控通路的表观遗传模式,这些网络是更好地了解肿瘤中基因调控紊乱的新架构和宝贵资源。

参 考 文 献

AMIR R E,VAN DEN VEYVER I B,WAN M,et al. ,1999. Rett syndrome is caused by mutations in X-linked MECP2,encoding methyl-CpG-binding protein 2[J]. Nature Genetics,23(2): 185-188.

ARAKAKI A, PAN W A, TREJO J, 2018. GPCRs in cancer: protease-activated receptors,endocytic adaptors and signaling[J]. International Journal of Molecular Sciences,19(7): 1886.

ARAN D, SIROTA M, BUTTE A J, 2015. Systematic pan-cancer analysis of tumour purity[J]. Nature Communications,6(1): 8971.

ARBER W,DUSSOIX D,1962. Host specificity of DNA produced by *Escherichia coli* [J]. Journal of Molecular Biology,5(1): 18-36.

BAEK D,DAVIS C,EWING B,et al. ,2007. Characterization and predictive discovery of evolutionarily conserved mammalian alternative promoters[J]. Genome Research, 17(2): 145-155.

BAHAR HALPERN K, VANA T, WALKER M D, 2014. Paradoxical role of DNA methylation in activation of FoxA2 gene expression during endoderm development [J]. Journal of Biological Chemistry,289(34): 23882-23892.

BARRERA L O,LI Z,SMITH A D,et al. ,2008. Genome-wide mapping and analysis of active promoters in mouse embryonic stem cells and adult organs [J]. Genome Research,18(1): 46-59.

BARSKI A,CUDDAPAH S,CUI K, et al. , 2007. High-resolution profiling of histone methylations in the Human Genome[J]. Cell,129(4): 823-837.

BAUER D F,1972. Constructing confidence sets using rank statistics[J]. Journal of the American Statistical Association,67(339): 687-690.

BENJAMINI Y,HOCHBERG Y,1995. Controlling the false discovery rate: a practical and powerful approach to multiple testing [J]. Journal of the Royal Statistical Society: Series B(Methodological),57(1): 289-300.

BEROUKHIM R,MERMEL C H,PORTER D,et al. ,2010. The landscape of somatic copy-number alteration across human cancers[J]. Nature,463(7283): 899-905.

BESTOR T H,EDWARDS J R,BOULARD M,2015. Notes on the role of dynamic DNA methylation in mammalian development[J]. Proceedings of the National Academy of Sciences,112(22): 6796-6799.

BETTSTETTER M, WOENCKHAUS M, WILD P J, et al. , 2005. Elevated nuclear maspin expression is associated with microsatellite instability and high tumour grade in colorectal cancer[J]. The Journal of Pathology, 205(5): 606-614.

BHUTANI N, BRADY J J, DAMIAN M, et al. , 2010. Reprogramming towards pluripotency requires AID-dependent DNA demethylation[J]. Nature, 463(7284): 1042-1047.

BLACKLEDGE N P, ZHOU J C, TOLSTORUKOV M Y, et al. , 2010. CpG islands recruit a histone H3 lysine 36 demethylase[J]. Molecular Cell, 38(2): 179-190.

BLAIS A, DYNLACHT B D, 2005. Constructing transcriptional regulatory networks[J]. Genes & Development, 19(13): 1499-1511.

BLATTLER A, FARNHAM P J, 2013. Cross-talk between site-specific transcription factors and DNA methylation states[J]. Journal of Biological Chemistry, 288(48): 34287-34294.

BOSTICK M, KIM J K, ESTÈVE P O, et al. , 2007. UHRF1 plays a role in maintaining DNA methylation in mammalian cells[J]. Science, 317(5845): 1760-1764.

BOURC'HIS D, XU G L, LIN C S, et al. , 2001. Dnmt3L and the establishment of maternal genomic imprints[J]. Science, 294(5551): 2536-2539.

BRANCO M R, FICZ G, REIK W, 2012. Uncovering the role of 5-hydroxymethylcytosine in the epigenome[J]. Nature Reviews Genetics, 13(1): 7-13.

BRANDEIS M, FRANK D, KESHET I, et al. , 1994. Sp1 elements protect a CpG island from de novo methylation[J]. Nature, 371(6496): 435-438.

BRENNAN C W, VERHAAK R G W, MCKENNA A, et al. , 2013. The somatic genomic landscape of glioblastoma[J]. Cell, 155(2): 462-477.

BROCKDORFF N, TURNER B M, 2015. Dosage compensation in mammals[J]. Cold Spring Harbor Perspectives in Biology, 7(3): a019406.

BUENROSTRO J D, GIRESI P G, ZABA L C, et al. , 2013. Transposition of native chromatin for fast and sensitive epigenomic profiling of open chromatin, DNA-binding proteins and nucleosome position[J]. Nature Methods, 10(12): 1213-1218.

CAIRNS B R, 2009. The logic of chromatin architecture and remodelling at promoters [J]. Nature, 461(7261): 193-198.

CARNINCI P, SANDELIN A, LENHARD B, et al. , 2006. Genome-wide analysis of mammalian promoter architecture and evolution [J]. Nature Genetics, 38 (6): 626-635.

CHALLEN G A, SUN D, JEONG M, et al. , 2012. Dnmt3a is essential for hematopoietic stem cell differentiation[J]. Nature Genetics, 44(1): 23-31.

CHARI R, COE B P, VUCIC E A, et al. , 2010. An integrative multi-dimensional genetic and epigenetic strategy to identify aberrant genes and pathways in cancer[J]. BMC Systems Biology, 4(1): 67.

CHATTERJEE R, VINSON C, 2012. CpG methylation recruits sequence specific transcription factors essential for tissue specific gene expression[J]. Biochimica et Biophysica Acta(BBA) - Gene Regulatory Mechanisms,1819(7): 763-770.

CHEN T, HEVI S, GAY F, et al. , 2007. Complete inactivation of DNMT1 leads to mitotic catastrophe in human cancer cells[J]. Nature Genetics,39(3): 391-396.

CHEN T, UEDA Y, DODGE J E, et al. , 2003. Establishment and maintenance of genomic methylation patterns in mouse embryonic stem cells by Dnmt3a and Dnmt3b[J]. Molecular and Cellular Biology,23(16): 5594-5605.

CHEN Z, MANN J R, HSIEH C, et al. , 2005. Physical and functional interactions between the human DNMT3L protein and members of the de novo methyltransferase family[J]. Journal of Cellular Biochemistry,95(5): 902-917.

CHODAVARAPU R K,FENG S,BERNATAVICHUTE Y V,et al. ,2010. Relationship between nucleosome positioning and DNA methylation[J]. Nature,466(7304): 388-392.

CHRISTENSEN B C, HOUSEMAN E A, MARSIT C J, et al. , 2009. Aging and environmental exposures alter tissue-specific DNA methylation dependent upon CpG island context[J]. PLoS Genetics,5(8): e1000602.

CHUANG L S H, IAN H I, KOH T W, et al. , 1997. Human DNA-(Cytosine-5) methyltransferase-PCNA complex as a target for p21 WAF1 [J]. Science, 277 (5334): 1996-2000.

COKUS S J,FENG S,ZHANG X,et al. ,2008. Shotgun bisulphite sequencing of the Arabidopsis genome reveals DNA methylation patterning[J]. Nature,452(7184): 215-219.

CONERLY M L,TEVES S S,DIOLAITI D,et al. ,2010. Changes in H2A. Z occupancy and DNA methylation during B-cell lymphomagenesis[J]. Genome Research, 20 (10): 1383-1390.

COOPER D N, YOUSSOUFIAN H, 1988. The CpG dinucleotide and human genetic disease[J]. Human Genetics,78(2): 151-155.

CORCES-ZIMMERMAN M R,HONG W J,WEISSMAN I L,et al. ,2014. Preleukemic mutations in human acute myeloid leukemia affect epigenetic regulators and persist in remission [J]. Proceedings of the National Academy of Sciences, 111 (7): 2548-2553.

CORTÁZAR D, KUNZ C, SELFRIDGE J, et al. , 2011. Embryonic lethal phenotype reveals a function of TDG in maintaining epigenetic stability[J]. Nature,470(7334): 419-423.

CORTELLINO S, XU J, SANNAI M, et al. , 2011. Thymine DNA glycosylase is essential for active DNA demethylation by linked deamination-base excision repair [J]. Cell,146(1): 67-79.

COTTON A M,PRICE E M,JONES M J,et al. ,2015. Landscape of DNA methylation on the X chromosome reflects CpG density, functional chromatin state and X-chromosome inactivation[J]. Human Molecular Genetics,24(6): 1528-1539.

CUI K,ZHAO K,2012. Genome-wide approaches to determining nucleosome occupancy in metazoans using MNase-Seq[M/OL]//MORSE R H. Chromatin Remodeling: volume 833. Totowa, NJ: Humana Press: 413-419 [2024-02-21]. https://link. springer. com/10. 1007/978-1-61779-477-3_24.

DAUJAT S,ZEISSLER U,WALDMANN T,et al. ,2005. HP1 binds specifically to Lys26-methylated histone H1. 4, whereas simultaneous Ser27 phosphorylation blocks HP1 binding[J]. Journal of Biological Chemistry,280(45): 38090-38095.

DAWLATY M M,BREILING A,LE T,et al. ,2013. Combined deficiency of Tet1 and Tet2 causes epigenetic abnormalities but is compatible with postnatal development [J]. Developmental Cell,24(3): 310-323.

DEATON A M,BIRD A,2011. CpG islands and the regulation of transcription[J]. Genes & Development,25(10): 1010-1022.

DE CARVALHO D D,SHARMA S,YOU J S,et al. ,2012. DNA methylation screening identifies driver epigenetic events of cancer cell survival[J]. Cancer Cell,21(5): 655-667.

DEEP CONSORTIUM,SALHAB A,NORDSTRÖM K,et al. ,2018. A comprehensive analysis of 195 DNA methylomes reveals shared and cell-specific features of partially methylated domains[J]. Genome Biology,19(1): 150.

DI CROCE L,RAKER V A,CORSARO M,et al. ,2002. Methyltransferase recruitment and DNA hypermethylation of target promoters by an oncogenic transcription factor [J]. Science,295(5557): 1079-1082.

DOGRA S, SONA C, KUMAR A, et al. , 2016. Epigenetic regulation of G protein coupled receptor signaling and its implications in psychiatric disorders [J]. The International Journal of Biochemistry & Cell Biology,77: 226-239.

DOI A,PARK I H,WEN B,et al. ,2009. Differential methylation of tissue- and cancer-specific CpG island shores distinguishes human induced pluripotent stem cells, embryonic stem cells and fibroblasts[J]. Nature Genetics,41(12): 1350-1353.

ESPADA J,BALLESTAR E, SANTORO R, et al. , 2007. Epigenetic disruption of ribosomal RNA genes and nucleolar architecture in DNA methyltransferase 1 (Dnmt1) deficient cells[J]. Nucleic Acids Research,35(7): 2191-2198.

ESTELLER M,2002. CpG island hypermethylation and tumor suppressor genes: a booming present,a brighter future[J]. Oncogene,21(35): 5427-5440.

ESTELLER M,2007a. Cancer epigenomics: DNA methylomes and histone-modification maps[J]. Nature Reviews Genetics,8(4): 286-298.

ESTELLER M,2007b. Epigenetic gene silencing in cancer: the DNA hypermethylome

[J]. Human Molecular Genetics,16(R1)：R50-R59.

ESTÈVE P O,CHIN H G,BENNER J,et al. ,2009. Regulation of DNMT1 stability through SET7-mediated lysine methylation in mammalian cells[J]. Proceedings of the National Academy of Sciences,106(13)：5076-5081.

FABREGAT A, JUPE S, MATTHEWS L, et al. , 2018. The reactome pathway knowledgebase[J]. Nucleic Acids Research,46(D1)：D649-D655.

FARTHING C R,FICZ G,NG R K,et al. ,2008. Global mapping of DNA methylation in mouse promoters reveals epigenetic reprogramming of pluripotency genes[J]. PLoS Genetics,4(6)：e1000116.

FELDMANN A,IVANEK R,MURR R,et al. ,2013. Transcription factor occupancy can mediate active turnover of DNA methylation at regulatory regions [J]. PLoS Genetics,9(12)：e1003994.

FENG S, COKUS S J, ZHANG X, et al. , 2010. Conservation and divergence of methylation patterning in plants and animals [J]. Proceedings of the National Academy of Sciences,107(19)：8689-8694.

FICZ G, BRANCO M R, SEISENBERGER S, et al. , 2011. Dynamic regulation of 5-hydroxymethylcytosine in mouse ES cells and during differentiation[J]. Nature,473(7347)：398-402.

FIGUEROA M E,ABDEL-WAHAB O,LU C,et al. ,2010. Leukemic IDH1 and IDH2 mutations result in a hypermethylation phenotype, disrupt TET2 function, and impair hematopoietic differentiation[J]. Cancer Cell,18(6)：553-567.

FRIGOLA J,SONG J,STIRZAKER C,et al. ,2006. Epigenetic remodeling in colorectal cancer results in coordinate gene suppression across an entire chromosome band[J]. Nature Genetics,38(5)：540-549.

FUKS F,HURD P J,WOLF D,et al. ,2003. The Methyl-CpG-binding protein MeCP2 links DNA methylation to histone methylation[J]. Journal of Biological Chemistry,278(6)：4035-4040.

FUTSCHER B W, OSHIRO M M, WOZNIAK R J, et al. , 2002. Role for DNA methylation in the control of cell type-specific maspin expression [J]. Nature Genetics,31(2)：175-179.

GAIDATZIS D,BURGER L,MURR R,et al. ,2014. DNA sequence explains seemingly disordered methylation levels in partially methylated domains of mammalian genomes[J]. PLoS Genetics,10(2)：e1004143.

GAL-YAM E N,EGGER G,INIGUEZ L,et al. ,2008. Frequent switching of Polycomb repressive marks and DNA hypermethylation in the PC3 prostate cancer cell line [J]. Proceedings of the National Academy of Sciences,105(35)：12979-12984.

GARZON R, LIU S, FABBRI M, et al. , 2009. MicroRNA-29b induces global DNA hypomethylation and tumor suppressor gene reexpression in acute myeloid leukemia

by targeting directly DNMT3A and 3B and indirectly DNMT1[J]. Blood,113(25):
6411-6418.

GAUDET F,HODGSON J G,EDEN A,et al.,2003. Induction of tumors in mice by
genomic hypomethylation[J]. Science,300(5618): 489-492.

GOELZ S E,VOGELSTEIN B,HAMILTON S R,et al.,1985. Hypomethylation of
DNA from benign and malignant human colon neoplasms[J]. Science,228(4696):
187-190.

GOLL M G,KIRPEKAR F,MAGGERT K A,et al.,2006. Methylation of tRNA Asp by
the DNA methyltransferase homolog Dnmt2[J]. Science,311(5759): 395-398.

GU T P, GUO F, YANG H, et al.,2011. The role of Tet3 DNA dioxygenase in
epigenetic reprogramming by oocytes[J]. Nature,477(7366): 606-610.

GUELEN L, PAGIE L, BRASSET E, et al.,2008. Domain organization of human
chromosomes revealed by mapping of nuclear lamina interactions[J]. Nature,453
(7197): 948-951.

GUTIERREZ-ARCELUS M,LAPPALAINEN T,MONTGOMERY S B,et al.,2013a.
Correction: passive and active DNA methylation and the interplay with genetic
variation in gene regulation[J]. eLife,2: e01045.

GUTIERREZ-ARCELUS M,LAPPALAINEN T,MONTGOMERY S B,et al.,2013b.
Passive and active DNA methylation and the interplay with genetic variation in gene
regulation[J]. eLife,2: e00523.

HAHN M A, WU X, LI A X, et al.,2011. Relationship between gene body DNA
methylation and intragenic H3K9me3 and H3K36me3 chromatin marks[J]. PLoS
ONE,6(4): e18844.

HAN H,CORTEZ C C,YANG X,et al.,2011. DNA methylation directly silences genes
with non-CpG island promoters and establishes a nucleosome occupied promoter
[J]. Human Molecular Genetics,20(22): 4299-4310.

HAN L,LIN I G,HSIEH C L,2001. Protein binding protects sites on stable episomes
and in the chromosome from de novo methylation[J]. Molecular and Cellular
Biology,21(10): 3416-3424.

HANTUSCH B,KALT R,KRIEGER S,et al.,2007. Sp1/Sp3 and DNA-methylation
contribute to basal transcriptional activation of human podoplanin in MG63 versus
Saos-2 osteoblastic cells[J]. BMC Molecular Biology,8(1): 20.

HARRINGTON D P,FLEMING T R,1982. A class of rank test procedures for censored
survival data[J]. Biometrika,69(3): 553-566.

HAWKINS R D, HON G C, REN B, 2010. Next-generation genomics: an integrative
approach[J]. Nature Reviews Genetics,11(7): 476-486.

HE X,FÜTTERER J,HOHN T,2001. Sequence-specific and methylation-dependent and
independent binding of rice nuclear proteins to a rice tungro bacilliform virus

vascular bundle expression element[J]. Journal of Biological Chemistry, 276(4): 2644-2651.

HE Y F, LI B Z, LI Z, et al. , 2011. Tet-mediated formation of 5-Carboxylcytosine and its excision by TDG in mammalian DNA[J]. Science, 333(6047): 1303-1307.

HEINZ S, BENNER C, SPANN N, et al. , 2010. Simple combinations of lineage-determining transcription factors prime cis-regulatory elements required for macrophage and B cell identities[J]. Molecular Cell, 38(4): 576-589.

HELLMAN A, CHESS A, 2007. Gene body-specific methylation on the active X chromosome[J]. Science, 315(5815): 1141-1143.

HENDRICH B, TWEEDIE S, 2003. The methyl-CpG binding domain and the evolving role of DNA methylation in animals[J]. Trends in Genetics, 19(5): 269-277.

HINTZE J L, NELSON R D, 1998a. Violin plots: a box plot-density trace synergism [J]. The American Statistician, 52(2): 181-184.

HINTZE J L, NELSON R D, 1998b. Violin plots: a box plot-density trace synergism [J]. The American Statistician, 52(2): 181.

HITCHINS M P, RAPKINS R W, KWOK C T, et al. , 2011. Dominantly inherited constitutional epigenetic silencing of MLH1 in a cancer-affected family is linked to a single nucleotide variant within the 5'UTR[J]. Cancer Cell, 20(2): 200-213.

HO L, CRABTREE G R, 2010. Chromatin remodelling during development[J]. Nature, 463(7280): 474-484.

HOADLEY K A, YAU C, WOLF D M, et al. , 2014. Multiplatform analysis of 12 cancer types reveals molecular classification within and across tissues of origin[J]. Cell, 158 (4): 929-944.

HODGES E, MOLARO A, DOS SANTOS C O, et al. , 2011. Directional DNA methylation changes and complex intermediate states accompany lineage specificity in the adult hematopoietic compartment[J]. Molecular Cell, 44(1): 17-28.

HOLLIDAY R, PUGH J E, 1975. DNA modification mechanisms and gene activity during development: developmental clocks may depend on the enzymic modification of specific bases in repeated DNA sequences. [J]. Science, 187(4173): 226-232.

HOLZINGER E R, RITCHIE M D, 2012. Integrating heterogeneous high-throughput data for meta-dimensional pharmacogenomics and disease-related studies [J]. Pharmacogenomics, 13(2): 213-222.

HOLZ-SCHIETINGER C, REICH N O, 2010. The inherent processivity of the human de novo methyltransferase 3A(DNMT3A) is enhanced by DNMT3L[J]. Journal of Biological Chemistry, 285(38): 29091-29100.

HON G C, HAWKINS R D, CABALLERO O L, et al. , 2012. Global DNA hypomethylation coupled to repressive chromatin domain formation and gene silencing in breast cancer[J]. Genome Research, 22(2): 246-258.

HON G C,RAJAGOPAL N,SHEN Y,et al. ,2013. Epigenetic memory at embryonic enhancers identified in DNA methylation maps from adult mouse tissues[J]. Nature Genetics,45(10): 1198-1206.

HORIKE S,CAI S,MIYANO M,et al. ,2005. Loss of silent-chromatin looping and impaired imprinting of DLX5 in Rett syndrome[J]. Nature Genetics,37(1): 31-40.

HOVESTADT V,JONES D T W,PICELLI S,et al. ,2014. Decoding the regulatory landscape of medulloblastoma using DNA methylation sequencing[J]. Nature,510 (7506): 537-541.

HU S,WAN J,SU Y,et al. ,2013. DNA methylation presents distinct binding sites for human transcription factors[J]. eLife,2: e00726.

HUANG D W,SHERMAN B T,LEMPICKI R A,2009. Systematic and integrative analysis of large gene lists using DAVID bioinformatics resources [J]. Nature Protocols,4(1): 44-57.

ILLINGWORTH R S,GRUENEWALD-SCHNEIDER U,WEBB S,et al. ,2010. Orphan CpG islands identify numerous conserved promoters in the mammalian genome[J]. PLoS Genetics,6(9): e1001134.

INOUE A,ZHANG Y,2011. Replication-dependent loss of 5-hydroxymethylcytosine in mouse preimplantation embryos[J]. Science,334(6053): 194.

IQBAL K,JIN S G,PFEIFER G P,et al. ,2011. Reprogramming of the paternal genome upon fertilization involves genome-wide oxidation of 5-methylcytosine [J]. Proceedings of the National Academy of Sciences,108(9): 3642-3647.

IRIZARRY R A,LADD-ACOSTA C,WEN B,et al. ,2009. The human colon cancer methylome shows similar hypo- and hypermethylation at conserved tissue-specific CpG island shores[J]. Nature Genetics,41(2): 178-186.

ITO S,SHEN L,DAI Q,et al. ,2011. Tet proteins can convert 5-methylcytosine to 5-formylcytosine and 5-carboxylcytosine[J]. Science,333(6047): 1300-1303.

ITO Y, KOESSLER T, IBRAHIM A E K, et al. , 2008. Somatically acquired hypomethylation of IGF2 in breast and colorectal cancer[J]. Human Molecular Genetics,17(17): 2633-2643.

JACKSON-GRUSBY L,BEARD C,POSSEMATO R,et al. ,2001. Loss of genomic methylation causes p53-dependent apoptosis and epigenetic deregulation[J]. Nature Genetics,27(1): 31-39.

JAENISCH R,BIRD A,2003. Epigenetic regulation of gene expression: how the genome integrates intrinsic and environmental signals [J]. Nature Genetics, 33 (S3): 245-254.

JASKOWIAK P A,CAMPELLO R J G B,COSTA I G,2013. Proximity measures for clustering gene expression microarray data: a validation methodology and a comparative analysis[J]. IEEE/ACM Transactions on Computational Biology and

Bioinformatics,10(4): 845-857.

JENSEN L H, RASMUSSEN A A, BYRIEL L, et al., 2013. Regulation of *MLH1* mRNA and protein expression by promoter methylation in primary colorectal cancer: a descriptive and prognostic cancer marker study[J]. Cellular Oncology,36 (5): 411-419.

JEONG S, LIANG G, SHARMA S, et al., 2009. Selective anchoring of DNA methyltransferases 3A and 3B to nucleosomes containing methylated DNA[J]. Molecular and Cellular Biology,29(19): 5366-5376.

JI H, EHRLICH L I R, SEITA J, et al., 2010. Comprehensive methylome map of lineage commitment from haematopoietic progenitors[J]. Nature,467(7313): 338-342.

JONES P A,1999. The DNA methylation paradox[J]. Trends in Genetics,15(1): 34-37.

JONES P A,2012. Functions of DNA methylation: islands, start sites, gene bodies and beyond[J]. Nature Reviews Genetics,13(7): 484-492.

JONES P A, BAYLIN S B,2002. The fundamental role of epigenetic events in cancer[J]. Nature Reviews Genetics,3(6): 415-428.

JONES P A, LIANG G,2009. Rethinking how DNA methylation patterns are maintained [J]. Nature Reviews Genetics,10(11): 805-811.

JOO J E, DOWTY J G, MILNE R L, et al., 2018. Heritable DNA methylation marks associated with susceptibility to breast cancer [J]. Nature Communications, 9 (1): 867.

KACEM S, FEIL R,2009. Chromatin mechanisms in genomic imprinting[J]. Mammalian Genome,20(9-10): 544-556.

KANDOTH C, MCLELLAN M D, VANDIN F, et al., 2013. Mutational landscape and significance across 12 major cancer types[J]. Nature,502(7471): 333-339.

KARLIĆ R, CHUNG H R, LASSERRE J, et al., 2010. Histone modification levels are predictive for gene expression[J]. Proceedings of the National Academy of Sciences, 107(7): 2926-2931.

KARLSSON Q H, SCHELCHER C, VERRALL E, et al., 2008. Methylated DNA recognition during the reversal of epigenetic silencing is regulated by cysteine and serine residues in the epstein-barr virus lytic switch protein[J]. PLoS Pathogens,4 (3): e1000005.

KASOWSKI M, KYRIAZOPOULOU-PANAGIOTOPOULOU S, GRUBERT F, et al., 2013. Extensive variation in chromatin states across humans [J]. Science, 342 (6159): 750-752.

KELLIS M, WOLD B, SNYDER M P, et al., 2014. Defining functional DNA elements in the human genome[J]. Proceedings of the National Academy of Sciences,111(17): 6131-6138.

KELLY T K, MIRANDA T B, LIANG G, et al., 2010. H2A. Z maintenance during mitosis reveals nucleosome shifting on mitotically silenced genes[J]. Molecular Cell,39(6): 901-911.

KHERADPOUR P, KELLIS M, 2014. Systematic discovery and characterization of regulatory motifs in ENCODE TF binding experiments[J]. Nucleic Acids Research, 42(5): 2976-2987.

KILPINEN H, WASZAK S M, GSCHWIND A R, et al. , 2013. Coordinated effects of sequence variation on DNA binding, chromatin structure, and transcription[J]. Science,342(6159): 744-747.

KO M, HUANG Y, JANKOWSKA A M, et al. , 2010. Impaired hydroxylation of 5-methylcytosine in myeloid cancers with mutant TET2[J]. Nature, 468 (7325): 839-843.

KOONTONGKAEW S, 2013. The tumor microenvironment contribution to development, growth, invasion and metastasis of head and neck squamous cell carcinomas[J]. Journal of Cancer,4(1): 66-83.

KOUZARIDES T,2007. Chromatin modifications and their function[J]. Cell, 128(4): 693-705.

KULESHOV M V, JONES M R, ROUILLARD A D, et al. , 2016. Enrichr: a comprehensive gene set enrichment analysis web server 2016 update[J]. Nucleic Acids Research,44(W1): W90-W97.

KURODA A, RAUCH T A, TODOROV I, et al. , 2009. Insulin gene expression is regulated by DNA methylation[J]. PLoS ONE,4(9): e6953.

LAURENT L,WONG E,LI G,et al. ,2010. Dynamic changes in the human methylome during differentiation[J]. Genome Research,20(3): 320-331.

LEY T J,DING L,WALTER M J,et al. ,2010. DNMT3A mutations in acute myeloid leukemia[J]. New England Journal of Medicine,363(25): 2424-2433.

LI B,CAREY M,WORKMAN J L,2007. The role of chromatin during transcription[J]. Cell,128(4): 707-719.

LI B,DEWEY C N,2011. RSEM: accurate transcript quantification from RNA-Seq data with or without a reference genome[J]. BMC Bioinformatics,12(1): 323.

LI E,BEARD C,JAENISCH R,1993. Role for DNA methylation in genomic imprinting [J]. Nature,366(6453): 362-365.

LI E, BESTOR T H, JAENISCH R, 1992. Targeted mutation of the DNA methyltransferase gene results in embryonic lethality[J]. Cell,69(6): 915-926.

LI M,CHEN W,PAPADOPOULOS N,et al. ,2009. Sensitive digital quantification of DNA methylation in clinical samples[J]. Nature Biotechnology,27(9): 858-863.

LIN J C, JEONG S, LIANG G, et al. , 2007. Role of nucleosomal occupancy in the epigenetic silencing of the MLH1 CpG island[J]. Cancer Cell,12(5): 432-444.

LIPPMAN Z,GENDREL A V,BLACK M,et al. ,2004. Role of transposable elements in heterochromatin and epigenetic control[J]. Nature,430(6998): 471-476.

LISTER R,PELIZZOLA M,DOWEN R H,et al. ,2009. Human DNA methylomes at base resolution show widespread epigenomic differences[J]. Nature,462(7271): 315-322.

LIU Y,TOH H,SASAKI H,et al. ,2012. An atomic model of Zfp57 recognition of CpG methylation within a specific DNA sequence[J]. Genes & Development,26(21): 2374-2379.

LOCK L F,TAKAGI N,MARTIN G R,1987. Methylation of the Hprt gene on the inactive X occurs after chromosome inactivation[J]. Cell,48(1): 39-46.

LONG H K,BLACKLEDGE N P,KLOSE R J,2013a. ZF-CxxC domain-containing proteins, CpG islands and the chromatin connection [J]. Biochemical Society Transactions,41(3): 727-740.

LONG H K,SIMS D,HEGER A, et al. , 2013b. Epigenetic conservation at gene regulatory elements revealed by non-methylated DNA profiling in seven vertebrates [J]. eLife,2: e00348.

LOPEZ-SERRA L, ESTELLER M, 2008. Proteins that bind methylated DNA and human cancer: reading the wrong words[J]. British Journal of Cancer,98(12): 1881-1885.

LUIJSTERBURG M S,ACS K,ACKERMANN L,et al. ,2012. A new non-catalytic role for ubiquitin ligase RNF8 in unfolding higher-order chromatin structure: RNF8-induced chromatin decondensation[J]. The EMBO Journal,31(11): 2511-2527.

LUJAMBIO A,CALIN G A,VILLANUEVA A, et al. , 2008. A microRNA DNA methylation signature for human cancer metastasis[J]. Proceedings of the National Academy of Sciences,105(36): 13556-13561.

LUJAMBIO A,ROPERO S,BALLESTAR E, et al. ,2007. Genetic unmasking of an epigenetically silenced microRNA in human cancer cells[J]. Cancer Research,67(4): 1424-1429.

LYNCH M D,SMITH A J H,DE GOBBI M, et al. ,2012. An interspecies analysis reveals a key role for unmethylated CpG dinucleotides in vertebrate Polycomb complex recruitment: an interspecies analysis of chromatin bivalency [J]. The EMBO Journal,31(2): 317-329.

MACLEOD D,CHARLTON J,MULLINS J,et al. ,1994. Sp1 sites in the mouse aprt gene promoter are required to prevent methylation of the CpG island. [J]. Genes & Development,8(19): 2282-2292.

MARGOLIN A A,NEMENMAN I,BASSO K,et al. ,2006. ARACNE: an algorithm for the reconstruction of gene regulatory networks in a mammalian cellular context[J]. BMC Bioinformatics,7(S1): S7.

MARKWELL S, WEED S, 2015. Tumor and stromal-based contributions to head and neck squamous cell carcinoma invasion[J]. Cancers,7(1)：382-406.

MARUSYK A, ALMENDRO V, POLYAK K, 2012. Intra-tumour heterogeneity： a looking glass for cancer[J]. Nature Reviews Cancer,12(5)：323-334.

MARUSYK A,POLYAK K,2010. Tumor heterogeneity：causes and consequences[J]. Biochimica et Biophysica Acta(BBA) - Reviews on Cancer,1805(1)：105-117.

MATSUO K, 1998. An embryonic demethylation mechanism involving binding of transcription factors to replicating DNA [J]. The EMBO Journal, 17 (5)： 1446-1453.

MCVICKER G,VAN DE GEIJN B,DEGNER J F,et al. ,2013. Identification of genetic variants that affect histone modifications in human cells[J]. Science,342(6159)： 747-749.

MIECZKOWSKI J, COOK A, BOWMAN S K, et al. , 2016. MNase titration reveals differences between nucleosome occupancy and chromatin accessibility[J]. Nature Communications,7(1)：11485.

MIKKELSEN T S,KU M,JAFFE D B,et al. ,2007. Genome-wide maps of chromatin state in pluripotent and lineage-committed cells[J]. Nature,448(7153)：553-560.

MIREMADI A,OESTERGAARD M Z,PHAROAH P D P,et al. ,2007. Cancer genetics of epigenetic genes[J]. Human Molecular Genetics,16(R1)：R28-R49.

MOAREFI A H,CHÉDIN F,2011. ICF syndrome mutations cause a broad spectrum of biochemical defects in DNMT3B-Mediated de novo DNA methylation[J]. Journal of Molecular Biology,409(5)：758-772.

MOEN E L,LITWIN E,ARNOVITZ S,et al. ,2015. Characterization of CpG sites that escape methylation on the inactive human X-chromosome[J]. Epigenetics,10(9)： 810-818.

MOHN F,WEBER M,REBHAN M,et al. ,2008. Lineage-specific polycomb targets and de novo DNA methylation define restriction and potential of neuronal progenitors [J]. Molecular Cell,30(6)：755-766.

MOSHER R A,MELNYK C W,2010. SiRNAs and DNA methylation：seedy epigenetics [J]. Trends in Plant Science,15(4)：204-210.

MUMMANENI P, YATES P, SIMPSON J, et al. , 1998. The primary function of a redundant Sp1 binding site in the mouse aprt gene promoter is to block epigenetic gene inactivation[J]. Nucleic Acids Research,26(22)：5163-5169.

NAGAE G,ISAGAWA T,SHIRAKI N,et al. ,2011. Tissue-specific demethylation in CpG-poor promoters during cellular differentiation[J]. Human Molecular Genetics, 20(14)：2710-2721.

NEPH S,STERGACHIS A B,REYNOLDS A,et al. ,2012a. Circuitry and dynamics of human transcription factor regulatory networks[J]. Cell,150(6)：1274-1286.

NEPH S, VIERSTRA J, STERGACHIS A B, et al. , 2012b. An expansive human regulatory lexicon encoded in transcription factor footprints[J]. Nature,489(7414): 83-90.

NGUYEN C T,2001. Altered chromatin structure associated with methylation-induced gene silencing in cancer cells: correlation of accessibility, methylation, MeCP2 binding and acetylation[J]. Nucleic Acids Research,29(22): 4598-4606.

NIESEN M I,OSBORNE A R, YANG H, et al. , 2005. Activation of a methylated promoter mediated by a sequence-specific DNA-binding protein,RFX[J]. Journal of Biological Chemistry,280(47): 38914-38922.

OGATA H,GOTO S,SATO K, et al. ,1999. KEGG: kyoto encyclopedia of genes and genomes[J]. Nucleic Acids Research,27(1): 29-34.

OHM J E,MCGARVEY K M,YU X,et al. ,2007. A stem cell-like chromatin pattern may predispose tumor suppressor genes to DNA hypermethylation and heritable silencing[J]. Nature Genetics,39(2): 237-242.

OKANO M,BELL D W, HABER D A, et al. ,1999. DNA methyltransferases Dnmt3a and Dnmt3b are essential for de novo methylation and mammalian development[J]. Cell,99(3): 247-257.

ONKEN M D,WINKLER A E,KANCHI K L,et al. ,2014. A surprising cross-species conservation in the genomic landscape of mouse and human oral cancer identifies a transcriptional signature predicting metastatic disease[J]. Clinical Cancer Research, 20(11): 2873-2884.

OOI S K T,QIU C,BERNSTEIN E, et al. , 2007. DNMT3L connects unmethylated lysine 4 of histone H3 to de novo methylation of DNA[J]. Nature,448(7154): 714-717.

PAVLIDIS P,NOBLE W S,2003. Matrix2png: a utility for visualizing matrix data[J]. Bioinformatics,19(2): 295-296.

POPP C,DEAN W,FENG S,et al. ,2010. Genome-wide erasure of DNA methylation in mouse primordial germ cells is affected by AID deficiency[J]. Nature,463(7284): 1101-1105.

PORTELA A,ESTELLER M, 2010. Epigenetic modifications and human disease[J]. Nature Biotechnology,28(10): 1057-1068.

PROKHORTCHOUK A, HENDRICH B, JØRGENSEN H, et al. , 2001. The p120 catenin partner Kaiso is a DNA methylation-dependent transcriptional repressor[J]. Genes & Development,15(13): 1613-1618.

QUENNEVILLE S,VERDE G,CORSINOTTI A,et al. ,2011. In embryonic stem cells, ZFP57/KAP1 recognize a methylated hexanucleotide to affect chromatin and DNA methylation of imprinting control regions[J]. Molecular Cell,44(3): 361-372.

RAMIREZ-CARROZZI V R,BRAAS D,BHATT D M,et al. ,2009. A unifying model for the selective regulation of inducible transcription by CpG islands and nucleosome remodeling[J]. Cell,138(1): 114-128.

RANDO O J,CHANG H Y, 2009. Genome-wide views of chromatin structure[J]. Annual Review of Biochemistry,78(1): 245-271.

REIK W,LEWIS A,2005. Co-evolution of X-chromosome inactivation and imprinting in mammals[J]. Nature Reviews Genetics,6(5): 403-410.

RIDEOUT W M,COETZEE G A,OLUMI A F,et al. ,1990. 5-Methylcytosine as an endogenous mutagen in the human LDL receptor and p53 genes[J]. Science,249 (4974): 1288-1290.

RIGGS A D,1975. X inactivation,differentiation,and DNA methylation[J]. Cytogenetic and Genome Research,14(1): 9-25.

RITCHIE M D,HOLZINGER E R,LI R,et al. ,2015. Methods of integrating data to uncover genotype-phenotype interactions[J]. Nature Reviews Genetics, 16 (2): 85-97.

ROADMAP EPIGENOMICS CONSORTIUM,KUNDAJE A,MEULEMAN W,et al. , 2015. Integrative analysis of 111 reference human epigenomes[J]. Nature, 518 (7539): 317-330.

ROBERTSON K D, 2005. DNA methylation and human disease[J]. Nature Reviews Genetics,6(8): 597-610.

ROUNTREE M R,SELKER E U,1997. DNA methylation inhibits elongation but not initiation of transcription in Neurospora crassa[J]. Genes &. Development,11(18): 2383-2395.

ROUSSEEUW P J,1987. Silhouettes: a graphical aid to the interpretation and validation of cluster analysis[J]. Journal of Computational and Applied Mathematics, 20: 53-65.

RUBIO-PEREZ C, TAMBORERO D, SCHROEDER M P, et al. , 2015. In silico prescription of anticancer drugs to cohorts of 28 tumor types reveals targeting opportunities[J]. Cancer Cell,27(3): 382-396.

SAITO M,ISHIKAWA F,2002. The mCpG-binding domain of human MBD3 does not bind to mCpG but interacts with NuRD/Mi2 components HDAC1 and MTA2[J]. Journal of Biological Chemistry,277(38): 35434-35439.

SAITO Y,LIANG G,EGGER G,et al. ,2006. Specific activation of microRNA-127 with downregulation of the proto-oncogene BCL6 by chromatin-modifying drugs in human cancer cells[J]. Cancer Cell,9(6): 435-443.

SANZ L A,HARTONO S R,LIM Y W,et al. ,2016. Prevalent,dynamic,and conserved R-Loop structures associate with specific epigenomic signatures in mammals[J]. Molecular Cell,63(1): 167-178.

SAXONOV S, BERG P, BRUTLAG D L, 2006. A genome-wide analysis of CpG dinucleotides in the human genome distinguishes two distinct classes of promoters

[J]. Proceedings of the National Academy of Sciences,103(5): 1412-1417.

SCHLESINGER Y, STRAUSSMAN R, KESHET I, et al. , 2007. Polycomb-mediated methylation on Lys27 of histone H3 pre-marks genes for de novo methylation in cancer[J]. Nature Genetics,39(2): 232-236.

SCHONES D E,CUI K,CUDDAPAH S,et al. ,2008. Dynamic regulation of nucleosome positioning in the human genome[J]. Cell,132(5): 887-898.

SCHÜBELER D, 2015. Function and information content of DNA methylation[J]. Nature,517(7534): 321-326.

SCHULTZ M D,HE Y,WHITAKER J W,et al. ,2015. Human body epigenome maps reveal noncanonical DNA methylation variation[J]. Nature,523(7559): 212-216.

SHACKLETON M, QUINTANA E, FEARON E R, et al. , 2009. Heterogeneity in cancer: cancer stem cells versus clonal evolution[J]. Cell,138(5): 822-829.

SHEN H,LAIRD P W,2013. Interplay between the cancer genome and epigenome[J]. Cell,153(1): 38-55.

SHLUSH L I, ZANDI S, MITCHELL A, et al. ,2014. Identification of pre-leukaemic haematopoietic stem cells in acute leukaemia[J]. Nature,506(7488): 328-333.

SMALLWOOD S A,TOMIZAWA S,KRUEGER F,et al. ,2011. Dynamic CpG island methylation landscape in oocytes and preimplantation embryos[J]. Nature Genetics, 43(8): 811-814.

SMITH Z D,MEISSNER A,2013. DNA methylation: roles in mammalian development [J]. Nature Reviews Genetics,14(3): 204-220.

SMYTH G K,YANG Y H,SPEED T,2003. Statistical issues in cDNA microarray data analysis[M/OL]//BROWNSTEIN M J,KHODURSKY A. Functional Genomics: volume 224. New Jersey: Humana Press: 111-136 [2024-02-21]. http://link. springer. com/10. 1385/1-59259-364-X: 111.

SONG C X, SZULWACH K E, DAI Q, et al. , 2013. Genome-wide profiling of 5-Formylcytosine reveals its roles in epigenetic priming[J]. Cell,153(3): 678-691.

SONG J,RECHKOBLIT O,BESTOR T H,et al. ,2011. Structure of DNMT1-DNA complex reveals a role for autoinhibition in maintenance DNA methylation[J]. Science,331(6020): 1036-1040.

SPRINGER N M,KAEPPLER S M,2005. Evolutionary divergence of monocot and dicot methyl-CpG-binding domain proteins[J]. Plant Physiology,138(1): 92-104.

STEIN R, RAZIN A, CEDAR H, 1982. In vitro methylation of the hamster adenine phosphoribosyltransferase gene inhibits its expression in mouse L cells. [J]. Proceedings of the National Academy of Sciences,79(11): 3418-3422.

STORK C T,BOCEK M,CROSSLEY M P,et al. ,2016. Co-transcriptional R-loops are the main cause of estrogen-induced DNA damage[J]. eLife,5: e17548.

STRAUSSMAN R, NEJMAN D, ROBERTS D, et al. , 2009. Developmental programming of CpG island methylation profiles in the human genome[J]. Nature Structural & Molecular Biology,16(5): 564-571.

STROUD H,FENG S,MOREY KINNEY S,et al. ,2011. 5-Hydroxymethylcytosine is associated with enhancers and gene bodies in human embryonic stem cells[J]. Genome Biology,12(6): R54.

TABERLAY P C,KELLY T K,LIU C C,et al. ,2011. Polycomb-repressed genes have permissive enhancers that initiate reprogramming[J]. Cell,147(6): 1283-1294.

TACHIBANA M,MATSUMURA Y,FUKUDA M,et al. ,2008. G9a/GLP complexes independently mediate H3K9 and DNA methylation to silence transcription[J]. The EMBO Journal,27(20): 2681-2690.

TAKAI D, JONES P A, 2002. Comprehensive analysis of CpG islands in human chromosomes 21 and 22[J]. Proceedings of the National Academy of Sciences,99 (6): 3740-3745.

TANAY A,O'DONNELL A H,DAMELIN M,et al. ,2007. Hyperconserved CpG domains underlie polycomb-binding sites[J]. Proceedings of the National Academy of Sciences,104(13): 5521-5526.

The Cancer Genome Atlas Research Network, 2008. Comprehensive genomic characterization defines human glioblastoma genes and core pathways[J]. Nature, 455(7216): 1061-1068.

The Cancer Genome Atlas Research Network,2011. Integrated genomic analyses of ovarian carcinoma[J]. Nature,474(7353): 609-615.

The Cancer Genome Atlas Network,2012a. Comprehensive molecular portraits of human breast tumours[J]. Nature,490(7418): 61-70.

The Cancer Genome Atlas Research Network, 2012b. Comprehensive genomic characterization of squamous cell lung cancers[J]. Nature,489(7417): 519-525.

The Cancer Genome Atlas Research Network,2014. Comprehensive molecular profiling of lung adenocarcinoma[J]. Nature,511(7511): 543-550.

The Cancer Genome Atlas Network,2015. Comprehensive genomic characterization of head and neck squamous cell carcinomas[J]. Nature,517(7536): 576-582.

THOMSON J P, SKENE P J, SELFRIDGE J, et al. , 2010. CpG islands influence chromatin structure via the CpG-binding protein Cfp1[J]. Nature,464(7291): 1082-1086.

THURMAN R E, RYNES E, HUMBERT R,et al. ,2012. The accessible chromatin landscape of the human genome[J]. Nature,489(7414): 75-82.

TSUMURA A,HAYAKAWA T,KUMAKI Y,et al. ,2006. Maintenance of self-renewal ability of mouse embryonic stem cells in the absence of DNA methyltransferases Dnmt1,Dnmt3a and Dnmt3b[J]. Genes to Cells,11(7): 805-814.

VARAMBALLY S,CAO Q,MANI R S,et al. ,2008. Genomic loss of microRNA-101 leads to overexpression of histone methyltransferase EZH2 in cancer[J]. Science, 322(5908): 1695-1699.

VARDIMON L, KRESSMANN A, CEDAR H, et al. , 1982. Expression of a cloned adenovirus gene is inhibited by in vitro methylation. [J]. Proceedings of the National Academy of Sciences,79(4): 1073-1077.

VARLEY K E, GERTZ J, BOWLING K M, et al. , 2013. Dynamic DNA methylation across diverse human cell lines and tissues[J]. Genome Research,23(3): 555-567.

VAVOURI T, LEHNER B, 2012. Human genes with CpG island promoters have a distinct transcription-associated chromatin organization [J]. Genome Biology, 13 (11): R110.

VIRÉ E, BRENNER C, DEPLUS R, et al. , 2006. The polycomb group protein EZH2 directly controls DNA methylation[J]. Nature,439(7078): 871-874.

VRBSKY J, AKIMCHEVA S, WATSON J M, et al. , 2010. siRNA-Mediated methylation of arabidopsis telomeres[J]. PLoS Genetics,6(6): e1000986.

WADE P A, 2001. Methyl CpG binding proteins: coupling chromatin architecture to gene regulation[J]. Oncogene,20(24): 3166-3173.

WALSH C P, CHAILLET J R, BESTOR T H, 1998. Transcription of IAP endogenous retroviruses is constrained by cytosine methylation[J]. Nature Genetics, 20(2): 116-117.

WANG B, MEZLINI A M, DEMIR F, et al. , 2014. Similarity network fusion for aggregating data types on a genomic scale[J]. Nature Methods,11(3): 333-337.

WANG J, HEVI S, KURASH J K, et al. ,2009. The lysine demethylase LSD1(KDM1) is required for maintenance of global DNA methylation[J]. Nature Genetics,41(1): 125-129.

WEBER M, DAVIES J J, WITTIG D, et al. , 2005. Chromosome-wide and promoter-specific analyses identify sites of differential DNA methylation in normal and transformed human cells[J]. Nature Genetics,37(8): 853-862.

WEBER M, HELLMANN I, STADLER M B, et al. , 2007. Distribution, silencing potential and evolutionary impact of promoter DNA methylation in the human genome[J]. Nature Genetics,39(4): 457-466.

WIDSCHWENDTER M, FIEGL H, EGLE D, et al. ,2007. Epigenetic stem cell signature in cancer[J]. Nature Genetics,39(2): 157-158.

WILLIAMS K, CHRISTENSEN J, HELIN K, 2012. DNA methylation: TET proteins-guardians of CpG islands[J]. EMBO reports,13(1): 28-35.

WILSON A S, POWER B E, MOLLOY P L, 2007. DNA hypomethylation and human diseases[J]. Biochimica et Biophysica Acta(BBA)-Reviews on Cancer, 1775(1): 138-162.

WION D, CASADESÚS J, 2006. N6-methyl-adenine: an epigenetic signal for DNAprotein interactions[J]. Nature Reviews Microbiology,4(3): 183-192.

WITTE T,PLASS C,GERHAUSER C,2014. Pan-cancer patterns of DNA methylation [J]. Genome Medicine,6(8): 66.

WOLFFE A P, 2001. Chromatin remodeling: why it is important in cancer [J]. Oncogene,20(24): 2988-2990.

WOSSIDLO M,NAKAMURA T,LEPIKHOV K,et al. ,2011. 5-Hydroxymethylcytosine in the mammalian zygote is linked with epigenetic reprogramming [J]. Nature Communications,2(1): 241.

WU H, ZHANG Y, 2011. Mechanisms and functions of Tet protein-mediated 5-methylcytosine oxidation[J]. Genes & Development,25(23): 2436-2452.

WU J, TZANAKAKIS E S,2013. Deconstructing stem cell population heterogeneity: Single-cell analysis and modeling approaches[J]. Biotechnology Advances,31(7): 1047-1062.

WU S C,ZHANG Y,2010. Active DNA demethylation: many roads lead to Rome[J]. Nature Reviews Molecular Cell Biology,11(9): 607-620.

XIE W,SCHULTZ M D,LISTER R,et al. ,2013. Epigenomic analysis of multilineage differentiation of human embryonic stem cells[J]. Cell,153(5): 1134-1148.

YAMAGUCHI S,HONG K,LIU R,et al. ,2012. Tet1 controls meiosis by regulating meiotic gene expression[J]. Nature,492(7429): 443-447.

YIN Y,MORGUNOVA E,JOLMA A,et al. ,2017. Impact of cytosine methylation on DNA binding specificities of human transcription factors[J]. Science,356(6337): eaaj2239.

YODER J A,WALSH C P,BESTOR T H,1997. Cytosine methylation and the ecology of intragenomic parasites[J]. Trends in Genetics,13(8): 335-340.

YOU J S, KELLY T K, DE CARVALHO D D, et al. ,2011. OCT4 establishes and maintains nucleosome-depleted regions that provide additional layers of epigenetic regulation of its target genes[J]. Proceedings of the National Academy of Sciences, 108(35): 14497-14502.

YOUSEFI P, HUEN K, DAVÉ V, et al. ,2015. Sex differences in DNA methylation assessed by 450 K BeadChip in newborns[J]. BMC Genomics,16(1): 911.

YU M, HON G C, SZULWACH K E, et al. , 2012. Base-resolution analysis of 5-Hydroxymethylcytosine in the mammalian genome[J]. Cell,149(6): 1368-1380.

ZACK T I,SCHUMACHER S E,CARTER S L,et al. ,2013. Pan-cancer patterns of somatic copy number alteration[J]. Nature Genetics,45(10): 1134-1140.

ZEMACH A, MCDANIEL I E, SILVA P, et al. , 2010. Genome-wide evolutionary analysis of eukaryotic DNA methylation[J]. Science,328(5980): 916-919.

ZHANG L,LU X,LU J,et al. ,2012. Thymine DNA glycosylase specifically recognizes 5-carboxylcytosine-modified DNA[J]. Nature Chemical Biology,8(4): 328-330.

ZHANG Y,NG H H,ERDJUMENT-BROMAGE H,et al. ,1999. Analysis of the NuRD subunits reveals a histone deacetylase core complex and a connection with DNA methylation[J]. Genes & Development,13(15): 1924-1935.

ZHAO Q,RANK G,TAN Y T,et al. ,2009. PRMT5-mediated methylation of histone H4R3 recruits DNMT3A,coupling histone and DNA methylation in gene silencing [J]. Nature Structural & Molecular Biology,16(3): 304-311.

ZHAO Z, TAVOOSIDANA G, SJÖLINDER M, et al. , 2006. Circular chromosome conformation capture(4C) uncovers extensive networks of epigenetically regulated intra- and interchromosomal interactions[J]. Nature Genetics,38(11): 1341-1347.

ZHU H,WANG G,QIAN J,2016. Transcription factors as readers and effectors of DNA methylation[J]. Nature Reviews Genetics,17(9): 551-565.

ZILBERMAN D,COLEMAN-DERR D,BALLINGER T,et al. ,2008. Histone H2A. Z and DNA methylation are mutually antagonistic chromatin marks[J]. Nature,456 (7218): 125-129.

ZILBERMAN D, GEHRING M, TRAN R K, et al. , 2007. Genome-wide analysis of Arabidopsis thaliana DNA methylation uncovers an interdependence between methylation and transcription[J]. Nature Genetics,39(1): 61-69.

ZILLER M J,GU H,MÜLLER F,et al. ,2013. Charting a dynamic DNA methylation landscape of the human genome[J]. Nature,500(7463): 477-481.

致　谢

　　"泛癌症启动子区 DNA 甲基化组的深度整合分析"项目是我在攻读博士学位期间的主要研究项目之一,本书是该项目的系统完整的学术研究工作的总结,能够反映出我的学术水平,体现出我在所属学科领域做出的学术成果。

　　该项目是在我的导师杨雪瑞老师的悉心指导下完成的。他对这个项目有着全盘的把握,在每一个关键节点都发挥着巨大作用。这个项目成立之时,实验室刚刚建立一年半,我也才确定导师一年,一切都很稚嫩,而导师在这个项目上可以说是手把手地带我们做。通过这个项目,我深切体会了导师的工作习惯和学术思想,浸染了学术界研究人员的风格和气质。除了项目本身,导师对我的训练刻画了我的技能集,影响了我的职业发展方向。在此,我想摘录博四时给导师写的"良师益友"推荐语作为感谢词:他是良师,高屋建瓴、聪明勤奋,无论计算、实验,均能信手拈来,提出最贴切的指导和建议,实验室成员无不折服于他的学识;他是益友,轻松幽默、公正平等,工作时认真严肃,生活中和蔼亲和,为我们树立了工作生活两不误的好榜样。他是我的导师——杨雪瑞。

　　本工作的完成还离不开我的亲密合作者:黄荣耀师弟、刘昱师弟和肖正涛博士。刘昱和肖正涛在项目伊始与我一起承担,后来随着项目调整,他们在这一部分的参与逐渐减少,本书最后一部分"启动子区 CpG 位点甲基化对于基因表达调控作用的初探"其实是刘昱的博士论文工作的雏形,并采用了部分肖正涛的数据。黄荣耀从最初跟着我学习的本科生,成长为可以独当一面的硕士生,本书中有几张图表是在他工作的基础上整理改进的。在此要对他们三位表示真挚的谢意,项目紧张的时候和他们一起在实验室熬夜工作的场景是我博士阶段难忘的回忆之一。

　　还要感谢董晟成师妹、杨洋师妹、宋婉璐师妹、王雨亭师妹,她们在本项目中做出了或多或少的贡献,提高了我的工作效率。也要感谢实验室其他师弟师妹们,无论课题相关与否,和他们的讨论都令我受益匪浅。

　　在《清华大学研究生学位论文写作指南》中，将致谢对象限定为"对完成学位论文在学术上有较重要帮助的团体和人士"，然而，对于博士生而言，把人生最美好的二十多岁奉献给了学术，生活就是学术，学术即为生活。我要感谢我的父母对我的支持，在得意与失意之时都做我坚强的后盾；也要感谢自己，在多么困难的时刻都坚持了下来，终于守得云开见月明。C'est la vie.